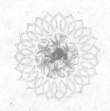

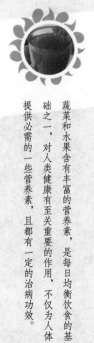

蔬菜和水果含有丰富的营养素，是每日均衡饮食的基础之一，对人类健康有至关重要的作用，不仅为人体提供必需的一些营养素，且都有一定的治病功效。

蔬果汁养生大全

芊蔚 编著

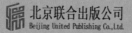
北京联合出版公司
Beijing United Publishing Co.,Ltd.

图书在版编目（CIP）数据

蔬果汁养生大全 / 芊蔚编著 . — 北京：北京联合出版公司，2013.11（2022.3 重印）
ISBN 978–7–5502–2109–3

Ⅰ . ①蔬… Ⅱ . ①芊… Ⅲ . ①果汁饮料 – 食物养生 ②蔬菜 – 饮料 – 食物养生
Ⅳ . ① R247.1

中国版本图书馆 CIP 数据核字（2013）第 250642 号

蔬果汁养生大全

编　　著：芊　蔚
责任编辑：李　征
封面设计：韩　立
内文排版：刘欣梅

北京联合出版公司出版
（北京市西城区德外大街 83 号楼 9 层　100088）
北京德富泰印务有限公司印刷　新华书店经销
字数 400 千字　720 毫米 × 1020 毫米　1/16　20 印张
2014 年 1 月第 1 版　2022 年 3 月第 3 次印刷
ISBN 978–7–5502–2109–3
定价：68.00 元

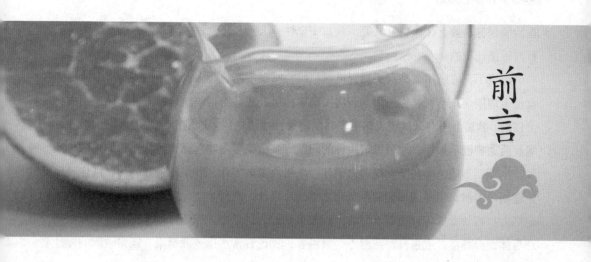

雪梨苹果汁，缓解咳嗽症状。

莲藕甘蔗汁，治疗腹泻。

姜枣橘子汁，改善月经不调。

莴苣苹果汁，有效对抗失眠症状。

　　也许你想不到，普普通通的蔬菜水果，一经巧妙搭配，榨成蔬果汁，竟然有神奇的养生治病功效！营养专家分析称，每天一杯鲜榨蔬果汁，可以帮助人们清除体内毒素，滋养肠胃，调养身体，增强免疫力，预防和调理各种生活习惯病如高血压、糖尿病、高血脂等，远离感冒发烧等各种常见疾病。对于生活在种种环境毒素和食物毒素之中的现代人而言，每天喝杯鲜榨蔬果汁，无疑是对自身健康的一种拯救方式。

　　蔬菜和水果含有丰富的营养素，是每日均衡饮食的基础之一，对人类健康有至关重要的作用，不仅为人体提供必需的一些营养素，且都有一定的治病功效。在注重"药食同源"的传统中医食疗文化中，许多蔬菜水果的治病功效早就得到发现并运用，如《本草纲目》所载："山楂，可化饮食，消肉积，症瘕，痰饮"，梨"生者清六腑之热，熟者滋五脏之阴"，西瓜可"利小便、降血压"。在现代营养学研究中，也证明了各种蔬菜水果治病保健的科学性，并探究了其中所含成分的治病机制。而蔬果汁是摄入蔬菜水果营养的一种绝佳方式，能最大限度地保留蔬菜水果的营养素，比之烹饪后的药膳，在治病保健功效上往往更胜一筹。就其安全性、天然和环保这一点而言，远不是医药、营养补剂所能比拟的。

感冒了，你还用去药房买感冒灵颗粒吗？咳嗽不断、痰多，你还用去药房拿沐舒坦吗？女性生理期疼痛难忍，你还用去药房买乌鸡白凤丸或芬必得吗？考前滋补，你还用去药房买蛋白粉、脑黄金吗？试试更天然更温和的蔬果汁疗法吧！多进厨房，便可少去药房。感冒了，喝些菠菜柳橙苹果汁，就可以解决你的问题。咳嗽痰多喝些莲藕荸荠汁，帮你止咳化痰。痛经、生理期不适，喝些圣女果圆白菜汁、苹果菠萝老姜汁，就是你最好的药，帮你轻松度过生理期。考前，喝些诸如葡萄果醋汁之类的蔬果汁，清清爽爽，就可以缓解紧张情绪，提升记忆力！巧妙发挥各种蔬菜水果的治病养生功效，科学搭配榨成蔬果汁，只要对症饮用，调理身体，或补益，或强身，或解毒，或滋养，无论日常小疾或亚健康，还是顽固的慢性病，都可见效，堪称防病治病不用药的良方。

每天榨杯新鲜蔬果汁，防病治病，做好日常养生，不同人群，根据自身体质需要，喝不同的蔬果汁，且遵循季节变化，做好四季养生。春季里，一杯大蒜甜菜根芹菜汁，杀菌消毒，预防感冒。夏季里，一杯雪梨西瓜香瓜汁，清热解暑，除烦去燥。秋季里，蜂蜜柚子雪梨汁，补充营养，清热解燥。冬季里，一杯南瓜红枣汁，润肠益肝，暖身驱寒。确保自身和家人一年四季身体健康。

本书堪称一部集调理、补身、防病、治病、减肥、美容于一体的自制蔬果汁百科全书，用通俗的文字介绍了近500道有利于身体健康的蔬果汁制作方法，教你通过蔬菜、水果的巧妙搭配，制作出色香味俱佳的养生蔬果汁，涵盖果汁、蔬菜汁、蔬果汁、花草药茶，将市面上最流行的以及养生效果最佳的蔬果汁配方一网打尽。无论是忙碌的学生、生活不规律的上班族，还是代谢减缓的中老年人、急需营养补给的孕产妇都能找到自己喜欢与适合的，是一部家庭必备的养生工具书，堪称全家人的蔬果汁使用手册。

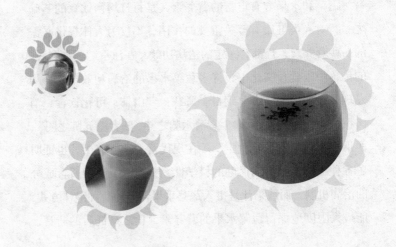

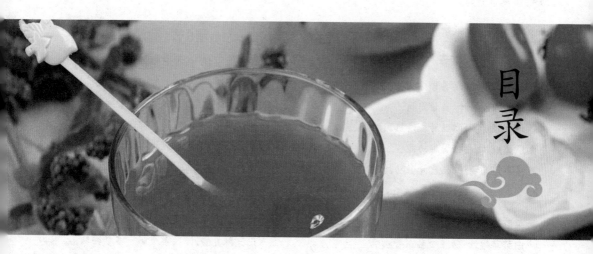

目录

第三章
对症喝蔬果汁，健康百分百

第1节 预防生活习惯病

第2节 治疗肠胃、肝脏疾病

胃炎、胃溃疡

肠炎

肝炎、酒精性肝病

便秘、腹泻

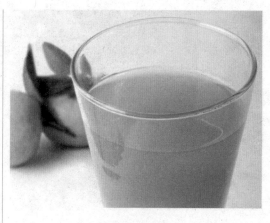

食欲不振

第3节 治疗女性疾病

贫血

畏寒

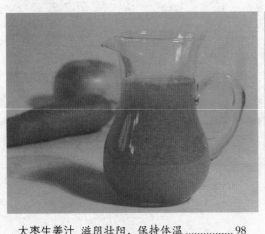

第4节 预防中老年疾病

更年期综合征

骨质疏松

胸闷郁结

第5节 锻造抗癌体质

第6节 预防其他常见疾病

咳嗽

第四章
不同人群，喝对蔬果汁不生病

第1节 孕产妇

第2节 儿童

第3节 学生

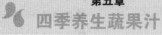

第五章
四季养生蔬果汁

第六章
特色蔬果汁，特效养生法

第七章
瘦身养颜蔬果汁，健康美丽不求人

第1节 消脂瘦身

第2节 排毒纤体

第3节 防止水肿

第4节 丰胸美体

第5节 腹部消脂

第6节 纤细腰部

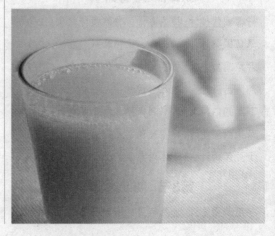

第一章

让榨汁机成为你的药房

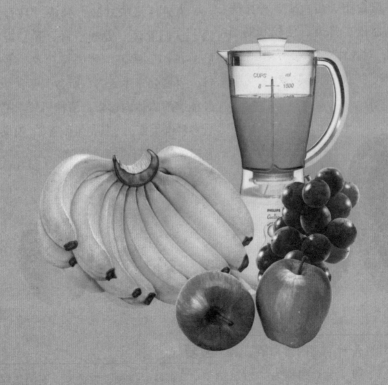

常见蔬果的保健功效

西瓜

　　西瓜性寒味甘，归心、胃、膀胱经；具有清热解暑、生津止渴、利尿除烦的功效；主治胸膈气壅，满闷不舒，小便不利，口鼻生疮，暑热，中暑，解酒毒等症，因此有"天然白虎汤"之称。西瓜富含维生素C以及钙、磷、铁等矿物质，能够增强皮肤弹性，减少皱纹。

> 产季：5~10月。

木瓜

　　木瓜性平微寒，味甘，含有丰富的木瓜酶，维生素C、B族维生素，钙、磷等矿物质，胡萝卜素、蛋白质、蛋白酶、柠檬酶等，具有防治高血压、肾炎、便秘和助消化、治胃病之功，对人体有促进新陈代谢、抗衰老、美容丰胸、护肤养颜的功效。

> 产季：全年。

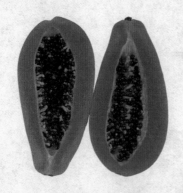

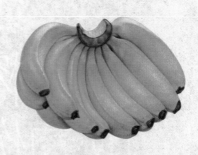

解毒、润肠通便、润肺止咳、降低血压的作用。另外，香蕉含有的色氨酸有安神、抵抗抑郁的作用。

> 产季：全年。

苹果

　　苹果性平味甘酸，微咸，具有生津止渴、润肺除烦、健脾益胃、养心益气、润肠、止泻、解暑、醒酒等功效。苹果富含锌，可增强学生智力，所含的膳食纤维和果胶能够清除体内毒素，清洁口腔。苹果中富含多种维生素，尤其是维生素C，有助于淡化色斑，使皮肤保持红润细嫩。

> 产季：7~11月。

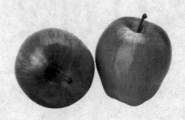

香蕉

　　香蕉性寒味甘，含有丰富的蛋白质、膳食纤维、维生素A、维生素C和称为"智慧之盐"的磷，其营养高、热量低，具有清热

菠萝

　　菠萝味甘微酸，性微寒，有清热解暑、生津止渴、利小便的功效，主治身热烦渴、腹中

痞闷、消化不良、小便不利、头昏眼花等症。菠萝含有大量的果糖、葡萄糖、维生素A、B族维生素、维生素C，磷、柠檬酸和蛋白酶等物，具有解暑止渴、消食止泻之功效。菠萝对于减肥也有很好的作用。

产季：全年。

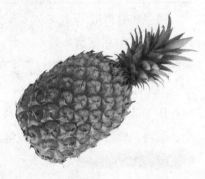

葡萄

葡萄性平味甘酸，含有矿物质钙、钾、磷、铁，蛋白质以及维生素B_1、维生素B_2、维生素B_6，具有补肝肾、益气血、开胃、生精液和利小便之功效。葡萄中含的类黄酮是一种强力抗氧化剂，可抗衰老，并可清除体内自由基。

产季：7~10月。

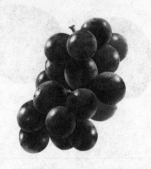

橙子

橙子性凉味酸，富含丰富的维生素C、β-胡萝卜素、钙、磷、钾、柠檬酸、橙皮苷以及醛、醇、烯等物质，具有行气化痰、

健脾暖胃、帮助消化、增强食欲、解酒等功效，被称为"疗疾佳果"。

产季：10月至次年2月。

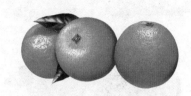

橘子

橘子性温味甘酸，具有开胃理气、润肺止咳的功效；主治胸膈结气、呕逆少食、胃阴不足、口中干渴、肺热咳嗽及饮酒过度等症。橘子富含维生素C和柠檬酸，具有很强的抗氧化、美容养颜、消除疲劳、降低血脂、抵抗动脉硬化、预防心脑血管疾病等功效。

产季：9月至次年3月。

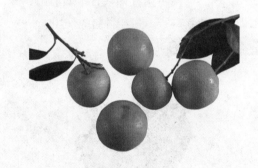

石榴

石榴性平味甘，可谓全身是宝，果皮、根、花皆可入药。其果皮中含有苹果酸、鞣质、生物碱等成分。据有关实验表明，石榴皮有明显的抑菌和收敛功能，能使肠黏膜收敛，使肠黏膜的分泌物减少，有效地治疗腹泻、痢疾等症，对痢疾杆菌、大肠杆菌有较好的抑制作用。另外，石榴的果皮

3

中含有碱性物质，有驱虫功效；石榴花则有止血功能，且石榴花泡水洗眼，还有明目的效果。

产季：9~10月。

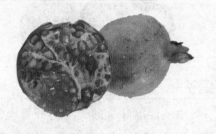

草莓

草莓性凉味甘酸，能润燥生津、利尿健脾、清热解酒、补血化脂，对肠胃病和心血管病有一定防治作用。富含的维生素C、葡萄糖、果糖、柠檬酸、苹果酸、胡萝卜素、核黄素，对动脉硬化、冠心病、心绞痛、脑溢血、高血压、高血脂等疾病有积极的预防作用。所含的碳水化合物具有帮助消化、巩固齿龈、清新口气、强壮骨骼的作用。

产季：2~5月。

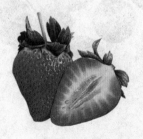

李子

李子性平味甘酸，具有生津止渴、清肝除热、利水消肿、消除疲劳的功效。李子能促进胃酸和胃消化酶的分泌，有增加肠胃蠕动的作用，因而食李能促进消化，增加食欲，为胃酸缺乏、食后饱胀、大便秘结者的食疗良品。

产季：3~9月。

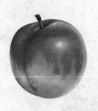

鸭梨

鸭梨味甘微酸、性凉，入肺、胃经。明代李时珍《本草纲目》载："梨，生者清六腑之热，熟者滋五脏之阴。"近代医界常用梨汤水治疗肺炎、呼吸道疾病、肺心病、高血压等症，疗效显著。梨还可以加工为罐头、梨脯、梨酒等高级食品和饮料。

产季：7~9月。

柠檬

柠檬性平味甘酸，具有清热化痰、止咳消肿、生津润喉、健脾开胃等功效。柠檬中富含维生素C、碳水化合物、钙、磷、铁、维生素B_1、维生素B_2、柠檬酸等物质，能够抗菌消炎、淡化色斑、延缓衰老。

产季：全年。

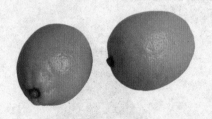

雪梨

雪梨性平味甘酸，具有抗氧化、美容养颜的功效。雪梨富含多种维生素、多种矿物质元素、食用植物纤维，其脂肪中不饱和脂肪酸含量高达80%，为高能低糖水果，有降低胆固醇和血脂，保护心血管和肝脏系统等重要生理功能。

产季：6~9月。

樱桃

樱桃性温味甘酸，具健脾开胃、滋养肝肾、调中养颜的功效。樱桃所含蛋白质、碳水化合物、磷、胡萝卜素、维生素C等均比苹果、梨高，尤其含铁量高，有助于肾脏排毒，预防贫血和癌症。常用樱桃汁涂擦面部及皱纹处，能使面部皮肤红润嫩白，去皱消斑。

产季：4~5月。

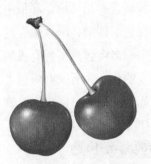

香瓜

香瓜性寒味甘，具有清热消暑、生津解渴、安神除烦的功效。香瓜中的转化酶可将不溶性蛋白质转变成可溶性蛋白质，能帮助肾脏病人吸收营养。香瓜所含的苹果酸、葡萄糖、氨基酸、甜菜茄、维生素C等丰富营养，对感染性高烧、口渴等都具有很好的疗效。

产季：5~10月。

柚子

柚子性寒味甘酸，有止咳平喘、清热化痰、健脾消食、解酒除烦、调节心情的作用。柚子含有生理活性物质皮苷，对预防脑血栓、中风等心脑血管疾病有很好作用。鲜

柚肉含有类似胰岛素的成分，有降血糖、降血脂、减肥、美肤养容等功效。柚子中的叶酸可以预防孕妇贫血和促进胎儿发育。

产季：8~10月。

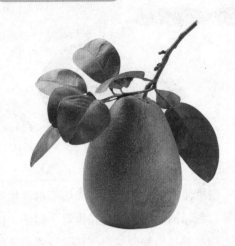

桑葚

桑葚性微寒，味甘酸，为养心益智、补肝益肾、生津润肠、乌发明目、止渴消毒的佳果，对于阴血不足而致的头晕目眩、耳鸣心悸、烦躁失眠、腰膝酸软、须发早白、消渴口干、大便干结等症有很好的疗效。常吃桑葚能显著提高人体免疫力，具有延缓衰老、美容养颜的功效，因而又被称为"民间圣果"。

产季：4~6月。

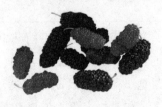

杧果

杧果性温味甘酸，具有益胃止呕、解渴利尿、清热生津的功效。杧果中的维生素A

含量居水果之首，有保护视力、防癌抗癌、防止动脉硬化及高血压的作用。因其果肉细腻，风味独特，深受人们喜爱，素有"热带果王"之称。

产季：全年。

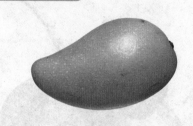

柿子能够预防乳房肿块。

产季：9~10月。

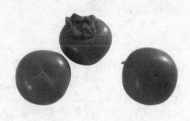

杨桃

杨桃性寒味甘酸，具有清热解毒、生津润肺、利尿消肿的作用。杨桃对于口疮、慢性头痛、跌打伤肿痛的治疗有很好的功效。杨桃所含的有机酸能够提高胃液酸度，有促进食物消化的作用。另外，杨桃对于疟虫有抗生作用。

产季：全年。

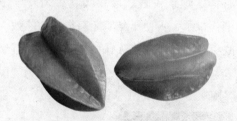

柿子

柿子性寒味甘涩，具有清热润肺、止咳降压的作用。柿子含有丰富的蔗糖、葡萄糖、果糖、蛋白质、胡萝卜素、维生素C等物质，有清热去燥、润肺化痰、软坚散结、止渴生津、健脾、治痢、止血等功能，可以缓解大便干结、痔疮疼痛或出血、干咳、喉痛、高血压等症。女性多吃

乌梅

乌梅又被称为酸梅、黄仔、合汉梅、干枝梅。据现代研究表明，乌梅当中含钾多而含钠较少，因此，需要长期服用排钾性利尿药者比较适合食用乌梅；乌梅中含有的儿茶酸能够促进肠蠕动，所以比较适合便秘的人食用。乌梅当中含有多种有机酸，具有改善肝脏功能的作用，所以肝病患者比较适合食用。乌梅中的梅酸可以软化血管，推迟血管硬化，具有防老抗衰的作用。

产季：5~6月。

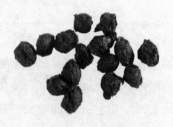

杏子

杏是中国北方的主要栽培果树品种之一，其果实又名甜梅、叭达杏，杏果和杏仁都含有丰富的营养物质。杏果色泽鲜艳、果肉多汁、风味甜美、酸甜适口、营养丰富，含有多种有机成分和人体必需的维生素及无机盐类，是一种营养价值较高的水果。杏仁在中草药中居重要地位，能够生津止渴，促

消化，润肺化痰，清热解毒，可以用来治疗风寒肺病。

产季：5~6月。

山楂

山楂中含有多种维生素、山楂酸、柠檬酸、酒石酸以及苹果酸等，还含有黄酮类、内酯、碳水化合物、蛋白质、脂肪以及钙、磷、铁等矿物质，其所含的解脂酶可以促进胃液分泌和增加胃内酶素等功能，从而加速人体对脂肪类食物的消化。中医认为，山楂具有消积化滞、收敛止痢、活血化瘀等功效。可以用来治疗饮食积滞、胸膈脾满、疝气以及血瘀闭经等症。

产季：9~10月。

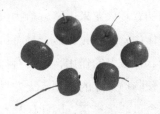

荸荠

荸荠富含黏液质，具有清肺热、生津润肺、化痰利肠、通淋利尿、消痈解毒、凉血化湿、消食除胀的功效。儿童和发烧病人最宜食用，咳嗽多痰、咽干喉痛、消化不良、大小便不利、癌症患者也可多食；对于高血压、便秘、糖尿病尿多者、小便淋沥涩通者、尿路感染患者均有一定功效，而且还可

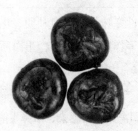

预防流脑及流感的传播。

产季：10月至次年2月。

桂圆

桂圆味甘性平，能补脾益胃，补心长智，养血安神。桂圆含葡萄糖、蔗糖、蛋白质、脂肪、B族维生素、维生素C、磷、钙、铁、酒石酸、腺嘌呤、胆碱等成分，对于脾胃虚弱、食欲不振、气血不足、体虚乏力、心脾血虚、失眠健忘、惊悸不安等症有很好效果。

产季：7~8月。

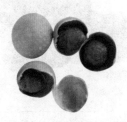

大枣

大枣味甘性温，含有多种生物活性物质，如大枣多糖、黄酮类、皂苷类、三萜类、生物碱类等，对人体有多种保健治病功效。大枣中丰富的维生素C有很强的抗氧化活性及促进胶原蛋白合成的作用，可参与组织细胞的氧化还原反应，与体内多种物质的代谢有关，充足的维生素C能够促进生长发育、增强体力、减轻疲劳。大枣多糖是大枣中重要的活性物质，其有明显的补体活性和促进淋巴细胞增殖作用，可提高机体免疫力。

产季：7~9月。

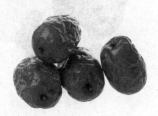

莲雾

莲雾味甘，性平，这种果实当中富含蛋白质、膳食纤维、糖类、B族维生素、维生素C等，带有特殊的香味，是天然的解热剂。由于含有许多水分，在食疗上有解热、利尿、宁心安神的作用。可以用来泻火解毒；燥湿止痒。对于口舌生疮、鹅口疮、疮疡湿烂、阴痒等症具有一定的疗效。

产季：5~9月。

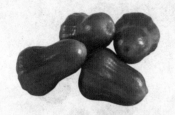

山竹

山竹性寒味甘酸，山竹含有一种特殊物质，具有降燥、清凉解热的作用，这使山竹能克榴莲之燥热。在泰国，人们将榴莲、山竹视为"夫妻果"。如果吃了过多榴莲上了火，吃几个山竹就能缓解。山竹含有丰富的蛋白质和脂类，对机体有很好的补养作用，对体弱、营养不良、病后都有很好的调养作用。山竹不但具备抗氧化能力，也有助增进免疫系统健康，令人身心舒畅。

产季：全年。

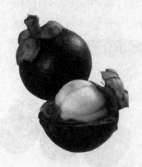

猕猴桃

猕猴桃性寒味甘酸，富含膳食纤维，能清热生津、健脾止泻、止渴利尿、润肠通便，排除毒素，降低胆固醇，改善尿路结石。猕猴桃富含维生素C，具有很强的抗氧化、抗衰老作用。

产季：8~10月。

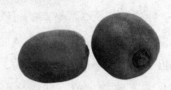

火龙果

火龙果性平味甘，有预防便秘、保护眼睛、预防贫血、降低胆固醇、美白皮肤、淡化色斑的功效。火龙果中富含植物蛋白，能起到解毒作用；所含花青素，具有抗氧化、抗自由基、抗衰老的作用，还具有抑制脑细胞变性，预防痴呆症的作用。火龙果水溶性膳食纤维含量非常丰富，因此还具有减肥、润肠、预防大肠癌等功效。

产季：4~11月。

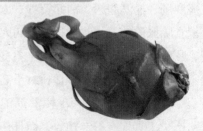

哈密瓜

哈密瓜性寒味甘，具有利便、止渴、除烦热、防暑气等作用。哈密瓜含蛋白质、膳食纤维、胡萝卜素、果胶、碳水化合物、维生素A、B族维生素、维生素C、磷、钠、钾等，可治发烧、中暑、口渴、尿路感染、口鼻生疮等症状并且有清凉消暑、除烦热、生津止渴的作用，同时哈密瓜对人体造血功能有显著的促进作用，可以用来作为贫血的食疗之品。另外，哈密瓜能够增强细胞抗晒能力，减少皮肤黑色素形成。

产季：全年。

水蜜桃

水蜜桃性温味甘，肉甜汁多，含丰富铁质，能增加人体血红蛋白数量。蜜桃还能够滋阴补血，增加皮肤弹性，使皮肤细嫩光滑。此外，桃仁有活血化瘀、平喘止咳的作用。

产季：4~9月。

葡萄柚

葡萄柚性寒味甜，略冲鼻，清新，能够滋养组织细胞，增加体力，舒缓支气管炎，利尿，改善肥胖、水肿及淋巴腺系统之疾病，抗感染。治疗毛孔粗大，调理油腻不洁皮肤。振奋精神，舒缓压力，催眠。抗沮丧、抗菌、开胃、消毒，使病理现象消散。深层净化油性暗疮和充血的皮肤，促进毛发生长，紧实皮肤和组织。

产季：8~12月。

无花果

无花果又名天生子、文仙果、密果、奶浆果等，为桑科植物。味甘，性平。能补脾益胃，润肺利咽，润肠通便。无花果含有苹果酸、柠檬酸、脂肪酶、蛋白酶、水解酶等，能帮助人体对食物的消化，促进食欲，又因其含有多种脂类，故具有润肠通便的效果。无花果所含的脂肪酶、水解酶等有降低血脂和分解血脂的功能，可减少脂肪在血管内的沉积，进而起到降血压、预防冠心病的

作用。

产季：8~11月。

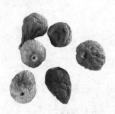

圣女果

圣女果，味甘，性平。在国外又有"小金果""爱情之果"之称。它既是蔬菜又是水果，圣女果中含有谷胱甘肽和番茄红素等特殊物质，可促进人体的生长发育，增加人体抵抗力，延缓衰老。另外，番茄红素可保护人体不受香烟和汽车废气中致癌毒素的侵害，并可提高人体的防晒功能。对于防癌、抗癌，特别是前列腺癌，可以起到有效的治疗和预防。

产季：全年。

番茄

番茄性微寒味甘酸，具有生津止渴、健胃消食、凉血平肝、清热解毒的功效。番茄富含维生素A、维生素C、维生素B_1、维生素B_2、胡萝卜素和多种矿物质，具有美白祛斑的功效，还含有蛋白质、碳水化合物、有机酸、纤维素等，能够降低血压。

产季：全年。

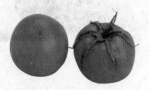

生菜

生菜，凉性，味清凉而甘甜。生菜是最适合生吃的蔬菜。生菜含有丰富的营养成分，其纤维和维生素C比白菜多，有消除多余脂肪的作用。生菜除生吃、清炒外，还能与蒜蓉、蚝油、豆腐、菌菇同炒，不同的搭配，生菜所发挥的功效是不一样的。

产季：全年。

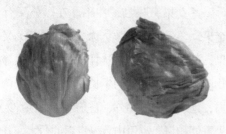

油菜

油菜性凉，味甘。油菜中含有丰富的钙、铁和维生素C，胡萝卜素也很丰富，是人体黏膜及上皮组织维持生长的重要营养源，对于抵御皮肤过度角化大有裨益。爱美人士不妨多摄入一些油菜，一定会收到意想不到的美容效果。油菜还有促进血液循环、散血消肿的作用。孕妇产后瘀血腹痛、丹毒、肿痛脓疮可通过食用油菜来辅助治疗。美国国立癌症研究所发现，十字花科蔬菜如油菜可降低胰腺癌发病的危险。

产季：全年。

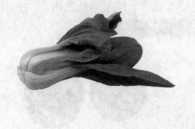

茄子

茄子味甘、性凉，入脾、胃、大肠经。茄子是少有的紫色蔬菜，营养价值也是独一无二。它含多种维生素以及钙、磷、铁等矿物质元素。特别是茄子皮中含较多的维生素P，其主要成分是芸香苷及儿茶素、橙皮苷等。常吃茄子（连皮）对防治高血压、动脉硬化、脑血栓、老年斑等有一定功效。

产季：全年。

香菜

传统中医认为，香菜性温味甘，能健胃消食，发汗透疹，利尿通便，祛风解毒。香菜营养丰富，内含维生素C、胡萝卜素、维生素B$_1$、维生素B$_2$等，同时还含有丰富的矿物质，如钙、铁、磷、镁等。香菜内还含有苹果酸钾等。香菜中含的维生素C的量比普通蔬菜高得多，一般人食用7~10克香菜叶就能满足人体对维生素C的需求量。

产季：4~11月。

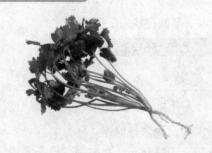

黄瓜

黄花性凉味甘，能够清热利水，解毒消肿，生津止渴，预防糖尿病和心血管疾病。黄瓜中含有丰富的维生素E，可起到延年益寿、抗衰老的作用；黄瓜中的黄瓜酶，有很强的生物活性，能有效地促进机体的新陈代谢。用黄瓜捣汁涂擦皮肤，有润肤、舒展皱纹功效。黄瓜含有维生素B_1，对改善大脑和神经系统功能有利，能安神定志，辅助治疗失眠症。

产季：全年。

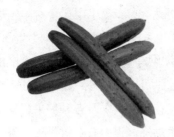

芹菜

芹菜性凉味甘，清热除烦，平肝，利水消肿，凉血止血。芹菜富含矿物质、维生素和膳食纤维，能够增进食欲、健脑、改善肤色和发质，并且增强骨骼，对于高血压、头痛、头晕、水肿、小便热涩不利，妇女月经不调，赤白带等病症也有显著疗效。

产季：全年。

西芹

西芹性凉、味甘，含有芳香油、多种维生素及多种游离氨基酸等物质，有促进食欲、降低血压、健脑、清肠利便、解毒消肿、促进血液循环等功效。实验表明，西芹有明显的降压作用，其持续时间随食量增加而延长。并且还有镇静和抗惊厥的功效。

产季：全年。

西蓝花

西蓝花性凉、味甘。营养丰富，含有蛋白质、脂肪、磷、铁、胡萝卜素、维生素B_1、维生素B_2、维生素C、维生素A等，尤以维生素C丰富，每100克含88毫克，仅次于辣

椒，是蔬菜中维生素C含量最高的之一。其质地细嫩，味甘鲜美，容易消化，对保护血液有益。儿童食用有利于健康成长。

产季：10月至次年3月。

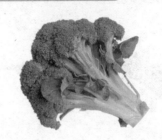

白菜

白菜性微寒味甘，有清热去烦、养胃生津、通肠温胃、解毒的功效，也可防治感冒和发热咳嗽。白菜含有丰富的维生素C、维生素E，有护肤和养颜的作用，白菜中的粗纤维，能起到润肠，促进排毒，刺激肠胃蠕动，促进大便排泄，帮助消化的作用，同时，对预防肠癌有良好作用。

产季：全年。

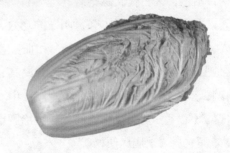

苦瓜

苦瓜性寒味苦，具有清热消暑、养血益气、补肾健脾、滋肝明目的功效。苦瓜的维生素C含量很高，具有预防坏血病、保护细胞膜、防止动脉粥样硬化、提高机体应激能力、保护心脏等作用。苦瓜所含的皂苷，具

有降血糖、降血脂、抗肿瘤、预防骨质疏松、调节内分泌、抗氧化、抗菌以及提高人体免疫力等药用和保健功能。

> 产季：5~10月。

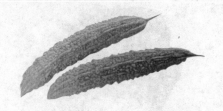

山药

山药性平味甘，具有固肾益精、聪耳明目、强健筋骨、延年益寿、改善产后少乳的功效。山药含有黏液蛋白，有降低血糖的作用，可用于治疗糖尿病，是糖尿病人的食疗佳品。

> 产季：11月至次年1月。

红薯

红薯味甘，性平。《本草纲目》、《本草纲目拾遗》等古代文献记载，红薯有"补虚乏，益气力，健脾胃，强肾阴"的功效，使人"长寿少疾"。还能补中、和血、暖胃、肥五脏等。当代《中华本草》说其："味甘，性平。归脾、肾经。""补中和血、益气生津、宽肠胃、通便秘。主治脾虚水肿、疮疡肿毒、肠燥便秘。"

> 产季：1~4月。

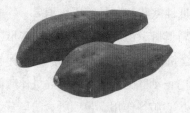

花生

花生味甘，微苦、性平。花生是一种高营养的食品，里面含有蛋白质25%~36%，脂肪含量可达40%。花生中还含有丰富的维生素B_2、维生素PP、维生素A、维生素D、维生素E、钙和铁等。花生是100多种食品的重要原料。它除可以榨油外，还可以炒、炸、煮食，制成花生酥，以及各种糖果、糕点等。因为花生烘烧过程中有二氧化碳、香草醛、氨、硫化氢以及一些其他醛类挥发出来，构成花生果仁特殊的香气。

> 产季：8~9月。

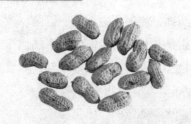

黑豆

黑豆性味甘平、无毒。有活血、利水、祛风、清热解毒、滋养健血、补虚乌发的功能。《本草纲目》说："能治水、消胀、下气、制风热而活血解毒。"研究表明，黑豆中的异黄酮是一种植物性雌激素，能有效抑制乳腺癌、前列腺癌和结肠癌，对防治中老年骨质疏松也很有帮助。在豆皮和豆渣中含有纤维素、半纤维素等物质，具有预防便秘

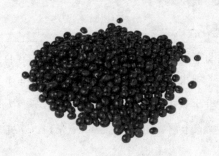

和增强胃肠功能的作用。

产季：12月至次年3月。

土豆

土豆味甘，性平。土豆含有大量碳水化合物，同时含有蛋白质、矿物质（磷、钙等）、维生素等。可以做主食，也可以作为蔬菜食用，或做辅助食品如薯条、薯片等，也用来制作淀粉、粉丝等。土豆所含的膳食纤维是植物细胞的坚韧壁层，吃进人体后，不被吸收，也不提供热量，但因在新陈代谢中的作用不可或缺，所以继碳水化合物、蛋白质、脂肪、水、矿物质和维生素之后，被列为"第7类营养素"。

产季：全年。

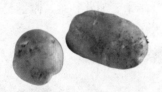

芦荟

芦荟性寒味苦，明目清心、润肠通便、抗菌杀菌、修复皮肤组织损害。芦荟多糖和所含维生素有消炎杀菌、清热消肿、软化皮肤、保持细胞活力的功能。芦荟中的异柠檬酸钙等具有强心、促进血液循环、软化硬化动脉、降低胆固醇含量、扩张毛细血管的作用。

产季：全年。

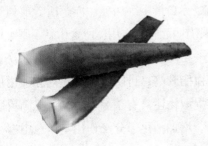

菠菜

菠菜性凉味甘，具有止血养血、滋阴润燥的作用。菠菜中含有丰富的胡萝卜素、维生素C、钙、磷及铁、维生素E等成分，能促进人体新陈代谢，降低中风的发病率。菠菜中所含铁质，对缺铁性贫血有较好的辅助治疗作用，常吃能够使面色红润。

产季：全年。

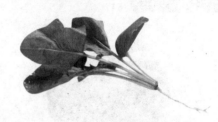

甜椒

甜椒性平味甘，含有丰富的蛋白质、钙、铁及维生素C、B族维生素及胡萝卜素，有抗氧化的功效。常吃甜椒对于牙龈出血、视网膜出血、免疫力低下者，以及糖尿病患者有利。

产季：全年。

莲藕

莲藕性寒味甘，有清热凉血、解渴生津、止血健胃、抗氧化的功效。富含铁、钙等微量元素，植物蛋白质、维生素以及淀粉含量也很丰富，有明显的补益气血，增强人体免疫力作用。女性常吃莲藕能够改善月经不调、白带过多的症状。

产季：全年。

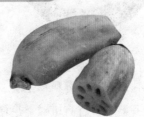

南瓜

　　南瓜性温味甘，南瓜中含有南瓜多糖、氨基酸及多种微量元素等，能提高机体免疫力，促进骨骼发育；南瓜中所含的矿物元素有利于预防骨质疏松和高血压；南瓜中的脂类物质对于前列腺炎有预防作用；其所含的胡萝卜素有增强视力、改善肤质、防止感冒的功效。

　　产季：7~9月。

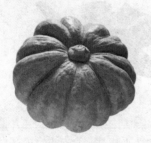

冬瓜

　　冬瓜性微寒，味甘淡。冬瓜肉及瓤有利尿、清热、化痰、解渴等功效，亦可治疗水肿、痰喘、暑热、痔疮等症。冬瓜如带皮煮汤喝，可达到消肿利尿、清热解暑的作用；冬瓜含有的丙醇二酸，对防止人体发胖、增进健美具有重要作用。

　　产季：全年。

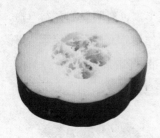

芥蓝

　　芥蓝味甘，性辛，有利水化痰、解毒祛风的功效。芥蓝中含有有机碱，这使它带有一定的苦味，能刺激人的味觉神经，增进食欲，还可加快胃肠蠕动，有助消化。芥蓝中另一种独特的苦味成分是金鸡纳霜，能抑制过度兴奋的体温中枢，起到消暑解热作用。它还含有大量膳食纤维，能防止便秘，也有降低胆固醇、软化血管、预防心脏病等功效。

　　产季：全年。

花菜

　　花菜性凉味甘，是很普通的一种蔬菜，本身无多大味道，所以烹饪时常加荤菜或大蒜等调味品提味。但从养生角度看，它却是难得的食疗佳品，有强肾壮骨、补脑填髓、健脾养胃、清肺润喉作用。它所含的多种维生素、纤维素、胡萝卜素、微量元素硒都对抗癌、防癌有益。

　　产季：10~12月。

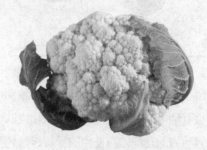

洋葱

　　洋葱性温，味辛甘。有祛痰、利尿、健胃润肠、解毒杀虫等功能。可治肠炎、虫积腹痛、赤白带下等病症。洋葱所含前列腺素A，具有明显降压作用。所含甲磺丁脲类似物质有一定降血糖功效，能抑制高脂肪饮食引起的血脂升高，可防止和治疗动脉硬化症。洋葱提取物还具有杀菌作用，可提高胃肠道张力，增加消化道分泌作用。洋葱中有一种肽物质，可减少癌的发生率。

> 产季：5~6月。

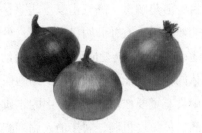

生姜

生姜性味辛辣，有温暖、兴奋、发汗、止呕、解毒、温肺止咳等作用，特别对于鱼蟹毒，半夏、天南星等药物中毒有解毒作用。适用于外感风寒、头痛、痰饮、咳嗽、胃寒呕吐。在遭受冰雪、水湿、寒冷侵袭后，急以姜汤饮之，可增进血行，驱散寒邪。

> 产季：全年。

莴苣

莴苣味甘，性凉、苦，入肠、胃经。莴苣味道清新且略带苦味，可刺激消化酶分泌，增进食欲。其乳状浆液，可增强胃液、消化腺的分泌和胆汁的分泌，从而促进各消化器官的功能。莴苣钾含量大大高于钠含量，有利于体内的水电解质平衡，促进排尿和乳汁的分泌。

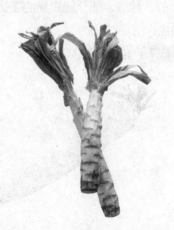

莴苣的热水提取物对某些癌细胞有很高的抑制率，故又可用来防癌抗癌。

> 产季：3~5月，10~11月。

芦笋

芦笋性凉，味平，以嫩茎供食用，质地鲜嫩，风味鲜美，柔嫩可口。除了能佐餐、增食欲、助消化、补充维生素和矿物质外，因含有较多的天门冬酰胺、天门冬氨酸及其他多种皂苷物质，对心血管病、水肿、膀胱等疾病均有疗效。天门冬酰胺酶是治疗白血病的药物。经常食用芦笋对心脏病、高血压、心率过速、疲劳症、水肿、膀胱炎、排尿困难等病症有一定的疗效。同时芦笋对心血管病、血管硬化、肾炎、胆结石、肝功能障碍和肥胖均有益。

> 产季：全年。

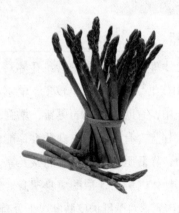

小白菜

小白菜性平，味甘。可治疗肺热咳嗽、便秘、丹毒、漆疮等疾病。小白菜富含维生素A、维生素C、B族维生素、钾、硒等，小白菜有利于预防心血管疾病，降低患癌症危险性，并能通肠利胃，促进肠管蠕动，保持大便通畅。还能健脾利尿，促进吸收，而且

15

有助于荨麻疹的消退。小白菜含维生素B_1、维生素B_6、泛酸等，具有缓解精神紧张的功能。考试前多吃小白菜，有助于保持心态的平静。

产季：全年。

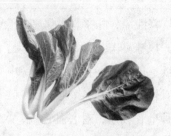

圆白菜

圆白菜性平味甘，可补骨髓、润脏腑、益心力、壮筋骨、利脏器、祛结气、清热止痛。圆白菜所含的果胶和维生素能清除人体过多的脂肪，有很好的减肥作用。圆白菜还富含叶酸，孕妇、贫血患者应多吃。

产季：全年。

紫甘蓝

紫甘蓝性凉味甘，富含维生素C，维生素E和B族维生素的含量也较多，能够起到抗氧化作用，有助于细胞的更新，增强人体活力。紫甘蓝含有大量的膳食纤维，能促进肠道蠕动，降低胆固醇。所含的铁元素，能够帮助消耗体内脂肪，帮助瘦身塑身。紫甘蓝所含的硫元素对于维护皮肤健康十分有益。

产季：全年。

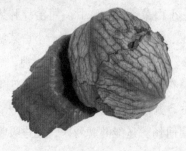

胡萝卜

胡萝卜性温味甘，能够健脾消食、补肝明目、清热解毒、降气止咳。胡萝卜含有大量胡萝卜素，有补肝明目的作用，可治疗夜盲症；胡萝卜素转变成维生素A，有助于增强机体的免疫功能，在预防上皮细胞癌变的过程中具有重要作用。胡萝卜中的木质素也能提高机体免疫机制，间接消灭癌细胞；所含的胡萝卜素可滋润皮肤、消除色素沉着、减少脸部皱纹。

产季：10~12月。

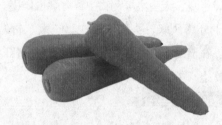

白萝卜

白萝卜性凉味甘辛，具有通气导滞、宽胸舒膈、健胃消食、止咳化痰、除燥生津、解毒散瘀、利尿止渴、消脂减肥的功效。其所含的维生素C和微量元素锌，有助于增强机体的免疫功能，提高抗病能力。此外，萝卜所含的多种酶，能分解致癌的亚硝酸胺，具有防癌作用。

产季：10~12月。

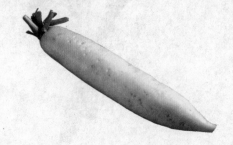

天然蔬果才是保健良药

水果、蔬菜中含有各种丰富的营养成分，许多健康组织正大力推行"每日五蔬果"的倡议。现在就让我们看看蔬果中到底包含了哪些有益健康的成分，使其成为每日必吃的食物。

维生素

蔬菜、水果中含有丰富的维生素，特别是维生素A和维生素C。维生素A可参与糖蛋白的合成，这对于上皮组织的正常形成、发育与维持十分重要。当身体缺乏维生素A时，成骨细胞与破骨细胞间平衡被破坏，或由于成骨活动增强而使骨质过度增殖，或使已形成的骨质不吸收。因此，维生素A能够维持骨骼正常生长发育。维生素A有助于细胞增殖与生长。水果中富含维生素A的有梨、苹果、枇杷、樱桃、香蕉、桂圆、杏子、荔枝、西瓜、甜瓜；蔬菜中富含维生素A的有大白菜、荠菜、番茄、茄子、南瓜、黄瓜、菠菜等。

维生素C的主要作用是增强机体对外界环境的抗应激能力和免疫力，预防癌症、心脏病、中风，保护牙齿和牙龈等；维生素C还能促进骨胶原的生物合成，促进组织创伤口的愈合，延长机体寿命；另外，坚持按时服用维生素C还可以使皮肤黑色素沉着减少，从而减少黑斑和雀斑，使皮肤白皙。富含维生素C的食物有花菜、青辣椒、橙子、葡萄汁、番茄等。

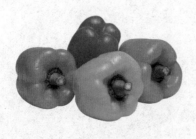

纤维质

纤维质能促进肠胃蠕动，帮助消化，有效治疗便秘，还能抑制脂肪的吸收，减少热量囤积，对预防肥胖、心脏病及糖尿病等都很有帮助。要想补充纤维质，就要从日常的蔬菜和水果着手。高纤类的蔬菜有芹菜、香菇、海带、竹笋、空心菜、甘蓝菜、胡萝卜、海藻类等。高纤类的水果有梨子、桃子、柳丁、橘子、猕猴桃、圣女果、葡萄柚、木瓜等。

矿物质

人体必需的矿物质有钙、磷、钾、钠、氯等需要量较多的宏量元素，铁、锌、铜、锰、钴、钼、硒、碘、铬等需要量少的微量元素。各种矿物质在人体新陈代谢过程中，每天都有一定量随各种途径，如粪、尿、汗、头发、指甲、皮肤及黏膜的脱落排出体外。因此，必须通过饮食补充。

蔬菜水果大都含有镁、钾等元素。镁增强骨骼和牙齿强度，有助于肌肉放松从而促进肌肉的健康，对于治疗经前综合征、保护心脏和神经系统健康是很重要的。镁的最佳食物来源有杏仁、花生、核桃、菠菜、油菜、香蕉、葡萄等。钾可将营养素转入细胞，并将代谢物运出细胞；促进神经和肌肉的健康，维持体液平衡，放松肌肉，有助于胰岛素的分泌以及调节血糖、持续产生能量；参与新陈代谢，维护心脏功能，刺激肠道蠕动以及排出代谢废物。钾的最佳食物来源有芹菜、小黄瓜、萝卜、白色菜花、南瓜、蜂蜜等。

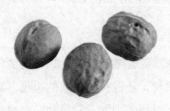

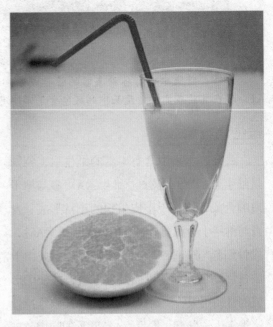

抗氧化物

抗氧化物能够消除过多的氧化自由基，对于许多自由基引起的疾病及与老化相关的疾病都能够起到预防作用，例如常见的癌症、动脉硬化、糖尿病、白内障、心血管病、老年痴呆、关节炎等，这些疾病都被认为与自由基相关。我们应当摄取足够的抗氧化剂，延缓身体退化速度，防止肌肤衰老。

抗氧化剂能在自然饮食中找到，是被称为三大抗氧化物质的维生素C、维生素E和β-胡萝卜素。蔬果中的洋葱、番茄、大蒜、苹果、葡萄、蔓越莓都含有维生素C、维生素E、茄红素、多酚、花青素等多种抗氧化物，它们可以消除对身体有害的自由基，避免细胞被氧化、引起癌症，甚至还可以延缓衰老及预防心血管疾病，对身体很有帮助。

在现实生活中，每个人都有各自的体质，而每种体质都有应该多吃和不宜多吃的蔬果，先确定自己的体质，再选择蔬果，才能达到最佳的保健效果。

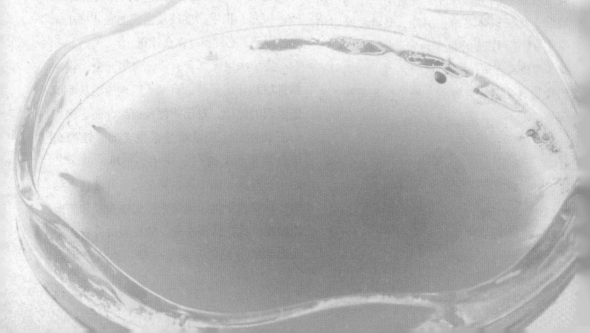

探究蔬果的"四性""五味"

"四性五味"是中医理论，是指不同的食物具有不同的性味，其中自然也包括蔬果。蔬果的性味指的就是食物的"寒、热、温、凉"四性，和"酸、苦、甘、辛、咸"五味。了解蔬果的四性、五味，对科学饮用蔬果汁具有重要意义。

蔬果的"四性"

寒凉性的蔬果：大多具有清热、泻火、消炎、解毒等作用，适用于夏季发热、汗多口渴或平时体质偏热的人，以及急性热病、发炎、热毒疮疡等。例如，西瓜能清热祛暑，除烦解渴，有"天生白虎汤"之美称；橙子具有行气化痰、健脾暖胃、帮助消化、增强食欲、解酒等功效。

温热性的蔬果：大多具有温振阳气、驱散寒邪、驱虫、止痛、抗菌等作用，适用于秋冬寒凉季节肢凉、怕冷或体质偏寒的人，以及虫积、脘腹冷痛等病症。例如，香菜能健胃消食，发汗透疹，利尿通便，祛风解毒；韭菜能治肾虚腰疼。

平性的蔬果：大多能健脾、和胃，有调补作用，常用于脾胃不和、体力衰弱者。例如，苹果能润肠通便，为慢性便秘者的最佳食补方法；胡萝卜能健脾消食、补肝明目。

上述平性的蔬果，无偏盛之弊，食用时很少有禁忌。但寒凉与温热两种性质的蔬果，因其作用恰好相反，正常人亦不宜过多偏食。如舌红、口干的阴虚内热之人，忌温热性的蔬果；舌淡苔白、肢凉怕冷的阳气虚而偏寒的人，就应忌寒凉性的蔬果。

蔬果的温热寒凉属性也要因人、因时、因地而异，灵活运用，才能维持人体内部的阴阳平衡，维持生命的健康运转。

蔬果的"五味"

五味指的是"甘""酸""咸""苦""辛"五种味道，各对应人体的五脏，即肝、心、脾、肺、肾。五味蔬果虽各有好处，但食用过多或不当也有负面影响，要依据不同体质来食用。如辛味食得太多，而体质本属燥热的人，便会发生咽喉痛、长暗疮等情形。

酸味蔬果：具有收敛、固涩、安蛔等作用。例如，碧桃干能收敛止汗，可以治疗自汗、盗汗；石榴能涩肠止泻，可以治疗慢性泄泻；乌梅有安蛔之功，可治疗胆管蛔虫症；草莓能润燥生津、利尿健脾、清热解酒。

苦味蔬果：具有清热、泻火等作用。例如，苦瓜心能清心泻火、安神，可治心火旺的失眠、烦躁之症。

甘味蔬果：具有调养滋补、缓解痉挛等作用。例如，大枣能补血、养心神，可治疗悲伤欲哭、脏燥之症。

辛味蔬果：具有发散风寒、行气止痛等作用。例如，葱姜善散风寒、治感冒；芫荽能透发麻疹；胡椒能祛寒止痛；茴香能理气、治疝痛；橘皮能化痰、和胃；金橘能疏肝解郁等。

咸味蔬果：具有软坚散结、滋阴潜降等作用。例如，海带、紫菜，有温补肝肾、通便的功效。

其实，辛酸味也好，苦甘咸味也罢，只有适度食用才能滋养身体。

了解体质，吃对蔬果

在传统的中医理论中，体质分为四种：寒性、热性、虚性及实性，下面我们一一介绍。

虚性体质

虚性体质又分：气虚、血虚、阴虚、阳虚。

1.气虚体质

气虚体质是指身体脏腑功能衰退，元气不足，造成全身性虚弱症状。

气虚一般特征：（1）脸色苍白；（2）常觉得疲倦；（3）呼吸急促；（4）说话有气无力，并懒得说话；（5）不喜欢活动或稍微运动就头晕；（6）怕冷且容易感冒。

饮食小叮咛：多吃平性、温性的食物，烹调寒性、凉性蔬菜时可多加葱、姜及胡椒等辛温的调味品，或与鸡肉、牛肉、羊肉等温性、热性肉类一起煮，以减轻寒性。还可以在汤中加入人参、黄芪、红枣等补气药材。

适宜蔬果：南瓜、洋葱、胡萝卜、圆白菜、甜椒、西蓝花、葡萄、木瓜、柠檬。

2.血虚体质

血虚体质是指血气不足，较常发生失血过多，长期营养不良，女性产后或者月经过后。

血虚一般特征：（1）脸色苍白；（2）头晕目眩；（3）指甲及唇色淡白；（4）血液循环差；（5）容易健忘；（6）心悸不安。

饮食小叮咛：平素要食营养丰富、性平偏温、具有健脾养胃作用的食物，还要注意多吃高铁、高蛋白、维生素C含量高的食物，忌食辛辣燥热的食物。

适宜蔬果：菠菜、花生、莲藕、黑木耳、鸡肉、猪肉、羊肉、海参、桑葚、葡萄、红枣、桂圆等。

3.阴虚体质

阴虚体质通常为热病的恢复期，或由慢性病延日久而形成。

阴虚一般特征：（1）体形消瘦；（2）脸色常发红、发烫；（3）时常感觉口渴；（4）容易心烦发怒；（5）舌头红、干咳少痰；（6）小便短少、大便干硬。

饮食小叮咛：避免烧烤、油炸及辛辣等易伤阴的食物。

适宜蔬果：莴苣、菠菜、白萝卜、丝瓜、小白菜、苹果、柳橙、莲雾、番茄、草莓、火龙果。

4.阳虚体质

阳虚体质通常由气虚演变而成，除了有气虚的症状外，还有明显的怕冷症状，常见于体质虚弱，高龄，久病者。

阳虚一般特征：（1）畏冷怕寒、脸色苍白；（2）四肢冰冷、精神不振；（3）腰膝酸软，尿多而清长。

饮食小叮咛：多吃平性、温性食物，有些属寒性、凉性的蔬菜在烹煮时可加入葱、胡椒等调料，或是和牛、羊肉一起烹煮。

适宜蔬果：胡萝卜、南瓜、洋葱、金橘、樱桃、酪梨、榴莲。

实性体质

身体强壮有抵抗力，能够较好地抵御病毒、细菌入侵。多出现在年轻人身上。

一般特征：（1）身体强壮，肌肉壮硕，较少流汗；（2）说话声音洪亮中气十足；（3）尿量少色黄，容易便秘；（4）女性白带色黄腥臭。

饮食小叮咛：要多吃寒性、凉性的食物，以帮助代谢体内的毒素。

适宜蔬果：芹菜、芦笋、牛蒡、小黄瓜、菠菜、番茄、西瓜、椰子、哈密瓜、葡萄柚、猕猴桃。

寒性体质

寒性体质通常表现为血液循环功能较差，多半发生在女性身上。

一般特征：（1）怕冷，手脚冰凉，容易伤风感冒；（2）喜食热食、热饮料；（3）脸色、唇色苍白，舌头带淡红色，舌苔较白；（4）容易疲劳，说话行动有气无力；（5）夏天进入冷气房会有寒冷的感觉；

（6）尿量多且颜色淡，女性生理周期延迟，行经天数长、多血块。

饮食小叮咛：要多吃温性及热性的食物，可帮助身体变暖，活化身体机能。

适宜蔬果：姜、南瓜、洋葱。

热性体质

热性体质即俗称火气大，常发生在青少年、壮年男子身上。

一般特征：（1）经常口干舌燥、容易口渴、有口臭、口苦；（2）喜欢喝冷饮或吃冰冷的食物；（3）怕热，全身经常发热；（4）尿量少而色黄，容易便秘；（5）舌头偏红，且有黄色的厚苔；（6）烦躁不安，脾气较差；（7）女性会出现生理周期较短的现象。

饮食小叮咛：不适合进补，要多吃寒性、凉性的食物，才可达到清热降火的作用。

适宜蔬果：芹菜、芦笋、苦瓜、牛蒡、小黄瓜、菠菜、番茄、西瓜、香蕉、哈密瓜、葡萄柚、雪梨。

榨汁机的选择和使用

伴随蔬果汁的流行，各种类型、各种品牌的榨汁机如雨后春笋般不断涌现出来，选择一款适宜的榨汁机，是做好蔬果汁的前提。

榨汁机的种类

总的来说，榨汁机主要分为四大类：

（1）果汁搅拌器：这种机器可以用来把较软的水果打匀，并且搅拌成泥状，用途非常广，除了可以拿来打果汁，也可以用于居家烹调。

（2）功能单一的榨汁机：有单纯榨汁也有以食物粉碎为主要功能的，价格相对较低。因为有些蔬果的纤维成分较多，如甘蔗、胡萝卜等，因此这种榨汁机可以利用高效分离的作用，把果汁和残渣分开，更能完全、有效地帮助人体吸收蔬果养分。

（3）多功能果菜榨汁机：集果汁机、榨汁机、磨豆机和打豆浆机为一体，可以制作奶昔、碎果肉，通过多刀头的组合，实现一般家庭所需的大多数功能。

（4）电动橙类专用机：用来压出水果汁液的机器，如橙子、葡萄柚等水果机。

榨汁机的使用方法

买来榨汁机，首先要掌握它的使用方法和操作步骤，这样才能保障榨汁机用得更长久。

（1）将中机架竖直对准主机，放下，装

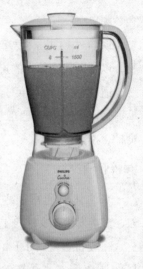

配到位。

（2）将榨汁网底部对准电机轮按压下，两手用力要均匀，确认压到位，旋转几下看有无刮到机架。（提起则为拆开）

（3）装入顶盖，并扣上安全扣。（扣安全扣时，请先将扣的上部扣上，再往下压，即可扣到位。拆时刚好相反，请先将扣的底部打开，即可打开安全扣）

（4）试一下机，看工作是否正常，如噪音或震动偏大，可再装一次，将榨汁网换个方位压入会有好的效果。

榨汁机使用时不要直接用水冲洗主机，在没有装置杯子之前，请不要用手触动内置式开关，另外刀片部和杯子组合时要完全拧紧，否则，会出现漏水及杯子掉落等危险。

自制蔬果汁的七大要诀

1.任何蔬果都能搭配使用吗?

像胡萝卜、南瓜、小黄瓜以及哈密瓜,这些蔬果当中含有一种会破坏维生素C的酵素,如果与其他蔬果相搭配的话,会使其他蔬果中的维生素C受到破坏。不过,由于此种酵素容易受热及酸的破坏,所以在自制新鲜蔬果汁时,可以加入像柠檬这类较酸的水果,来预防其他的维生素C受到破坏。

2.蔬果的外皮也可以用吗?

蔬果的外皮当中也含有营养成分,像苹果皮当中含有纤维素,能够帮助肠蠕动,促进排便,葡萄皮则含有多酚类物质,可抗氧化,所以像苹果、葡萄可以保留外皮使用。当然,蔬果一定要清洗干净,以免虫卵和农药残留。

3.怎样才能确保蔬果汁的养分不流失?

新鲜蔬果汁当中含有丰富的维生素,如果放置时间过久会由于光线以及温度的破坏,造成维生素效力和营养价值变低。因此蔬果汁要"现榨现喝",才能发挥最大的效用,最迟也要在20分钟内喝完。

4.怎样避免蔬果汁太凉伤身?

想要让蔬果汁不伤身体又能改变体质的话,在饮用的时候就要注意了。一是可加根茎类的蔬菜或者是加五谷粉、糙米一起打成汁,这样就能令蔬果汁不那么凉;二是各种蔬果的营养不同,所以各色蔬果都要吃,而不要偏食其中几种,否则仍会造成营养的不均衡。

5.将蔬果打成汁的最好时机是什么?

在制作蔬果汁的时候,材料要选择新鲜的当令蔬果。冷冻蔬果由于放置时间过久,维生素的含量逐渐减少,对身体的益处也相对减少。此外,挑选有机产品或自己栽种的则更好,这样可以避免农药的污染。

6.所有人都适合喝蔬果汁吗?

不是每个人都适合喝蔬果汁的,因为蔬菜中含有大量的钾离子,肾病患者因无法排出体内多余的钾,若喝蔬果汁可能会造成高血钾症;另外,糖尿病人需要长期控制血糖,并不是所有蔬果汁都能喝。

7.蔬果汁应该怎样喝?

在喝蔬果汁的时候,一定要注意一口一口慢慢喝。新鲜的蔬果汁切忌豪迈地痛饮,要以品尝的心情逐口喝下,这样才容易令其完全在体内吸收,如果大口痛饮的话,蔬果汁的糖分便会很快进入到血液当中,使血糖迅速上升。

饭后2小时后喝,和吃水果的原理一样,因为水果比其他食物容易消化,所以为了不干扰正餐食物在肠胃中的消化,饭后2小时饮用较合适。

避免夜间睡前喝,因夜间摄取水分会增加肾脏的负担,身体容易出现浮肿。

蔬果榨汁的搭配原则

蔬果汁的搭配至关重要，因为只有搭配合理才能让营养均衡，我们喝完之后才会获得健康。当然，在搭配蔬果之前，首先要了解各种蔬果的营养功效。

蔬菜的营养功效

蔬菜中含有丰富的维生素、糖类、膳食纤维等，其中植物激素在幼嫩芽的蔬菜中含量最为丰富。而且蔬菜不含脂肪，有少量的蛋白质。我们人体所需的维生素A和维生素C等，绝大部分都是由蔬菜提供的。

此外，蔬菜中还含有B族维生素，一些绿色、黄色蔬菜中还含有丰富的胡萝卜素。

蔬菜根据品种和部位的不同，所含的营养成分也有所不同。

水果的营养功效

水果中大都含有维生素、碳水化合物及各种微量元素，尤其是维生素C和B族维生素含量最为丰富，此外还含有色素及多种有机酸，对人体健康大有裨益。

蔬菜水果的互补原则

原则一：不可相互代替

总体来说，水果和蔬菜中都含有丰富的维生素，也都含有丰富的钙、钾、镁、铜、钠等矿物质。但人们对水果和蔬菜是各有偏爱，有人爱吃水果，有人偏爱蔬菜，有人以为两者可以互相代替，实际并非如此。因为它们的营养成分和含量各有特点，其特殊的生理作用和功能也不尽相同。

原则二：经常变换种类

每种蔬菜和水果中所含的营养物质都各有偏重，如土豆中含淀粉多，红色的水果含番茄红素多，因此选择吃蔬菜和水果时，一定要经常变换品种，搭配食用，并且适当配合脂肪、蛋白质等一同进食，这样才能补充身体所需的营养物质。

原则三：与主食搭配

尽管蔬菜和水果的营养比较丰富，但不能因此就将其代替主食，否则会导致身体贫血或出现营养不足，造成免疫力低下，影响身体健康。营养专家建议：主食的摄入还是必需的，蛋白质含量高的鱼、肉及蛋类等也要适当补充，蔬菜的摄入量应多于水果。这些食物相互搭配，才能带给我们充足、全面的营养，保证身体健康。

从整体上讲，水果的营养低于蔬菜。尽管水果和蔬菜中都含有维生素C和矿物质，但在含量上有一定差别。水果中只有鲜枣、山楂和柑橘、猕猴桃等含维生素C较多，其他水果中的维生素C和矿物质都比不上蔬菜。蔬菜中不仅膳食纤维含量远高于水果，而且它所含的是不可溶性纤维，能促进肠道蠕动、清除肠道内积蓄的有毒物质，但水果就无法达到这个功效。因为水果中所含的主要是可溶性纤维——果胶，它不易被消化和吸收，而且还会让胃的排空速度减慢。

第二章
学做蔬果汁，打造强健体质

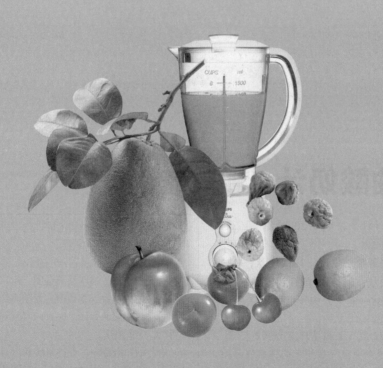

健胃消食

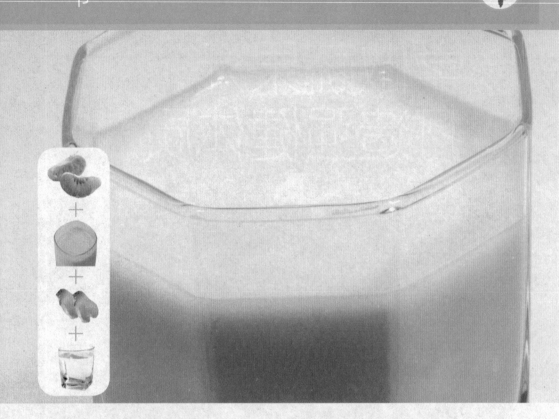

葡萄柚酸奶汁 帮助肠胃蠕动

【材料】葡萄柚1个，酸奶200毫升，生姜2片，饮用水200毫升。

【做法】❶将葡萄柚去皮，切成块状；❷将生姜洗净切成块状；❸将准备好的葡萄柚、生姜、酸奶和饮用水一起放入榨汁机榨汁。

> 贴心提示 酸奶不要和黑巧克力同吃。因为巧克力中的成分会破坏酸奶中的钙，使钙无法吸收。酸奶的成分也会影响到巧克力中对人体有益的成分作用的发挥，比如，抗氧化成分，在有酸奶的情况下都不能发挥出来。

> 养生功效 葡萄柚所含的酸性物质可以帮助消化液的增加，促进消化功能。

生姜可促进胃酸及胃液的分泌，并对胃黏膜损伤有保护作用。临床用药证明，运用生姜治疗慢性胃炎的确有效。姜最擅宣发阳明经的阳气，早晨气血流注阳明胃经之时，此时吃姜，正好生发胃气，促进消化。

葡萄柚和生姜均可促进胃酸和胃液的分泌，从而起到帮助肠胃蠕动的作用；而酸奶对于肠胃的消化吸收功能则是通过乳酸菌进行的。

此款果汁能够增强肠胃蠕动。

黄瓜生姜汁 镇定，滋补肠胃

【材料】黄瓜半根，生姜两片，饮用水200毫升。

【做法】❶将黄瓜洗净切成块状；❷将生姜洗净去皮切成块状；❸将切好的黄瓜、生姜和饮用水一起放入榨汁机榨汁。

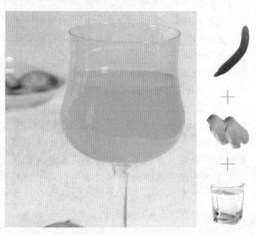

养生功效 黄瓜纤维丰富、娇嫩，食之能促进排泄肠内毒素。吃黄瓜还可降低血脂。姜中含有姜醇、姜烯、水芹烯、柠檬醛和芳香等油性的挥发油，还有姜辣素、树脂、淀粉和纤维等。生姜还有健胃、增进食欲的作用，夏令气候炎热，唾液、胃液的分泌会减少，因而影响人的食欲，如果在吃饭时食用几片生姜，会增进食欲；生姜对胃病亦有缓解或止痛作用，胃炎及胃十二指肠溃疡所引发的疼痛、呕吐、泛酸、饥饿感等用生姜50克煎水喝，可使症状迅速消除。

此款果汁能够促进机体新陈代谢，增强食欲。

贴心提示 黑龙江省产的黄瓜品质较好，因为种植这种黄瓜的土壤是黑土地，故营养丰富。全世界只有三块黑土地，而中国只有黑龙江全境、吉林少部分是黑土地。

猕猴桃柳橙汁 改善肌肤干燥

【材料】猕猴桃2个，柳橙1个，饮用水200毫升。

【做法】❶将猕猴桃去皮洗净，切成块状；❷将柳橙去皮切成块状；❸将切好的猕猴桃、柳橙和饮用水一起放入榨汁机榨汁。

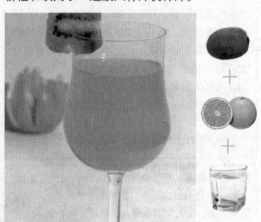

养生功效 猕猴桃含有优良的膳食纤维和丰富的抗氧化物质，能够起到清热降火、润燥通便的作用。正常人饭后食橙子或饮橙汁，有解油腻、消积食、止渴、醒酒的作用。柳橙营养丰富而全面，适用于饮食停滞而引起的呕吐、胃中浮风恶气、肝胃郁热等疾病。柳橙中含量丰富的维生素C、维生素P，能增加机体抵抗力，增加毛细血管的弹性，降低血中胆固醇。高血脂症、高血压、动脉硬化者常食有益。柳橙所含纤维素和果胶物质，可促进肠道蠕动，有利于清肠通便，排除体内有害物质。

此款果汁能够促进肠胃健康。

贴心提示 柳橙颜色鲜艳，酸甜可口，外观整齐漂亮，是深受人们喜爱的水果，也是走亲访友、探望病人的礼品水果之一。它种类很多，最受青睐的主要有脐橙、冰糖橙、血橙和美国新奇士橙。柳橙被称为"疗疾佳果"。

猕猴桃可乐汁 治疗消化不良

【材料】猕猴桃2个，可乐200毫升。

【做法】❶将猕猴桃洗净去皮，切成块状；❷将猕猴桃和可乐一起放入榨汁机榨汁。

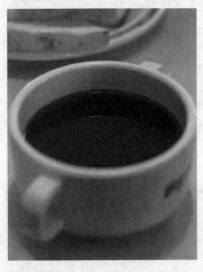

养生功效 据现代营养学分析，猕猴桃果实中含有碳水化合物、蛋白质和大量的维生素及矿物质，对夏季烦热口渴、胃热呕吐、泌尿系结石、关节痛等病有食疗作用，而且还有一定的抗衰老功效。近年来的研究还表明，猕猴桃能阻断致癌物质亚硝胺合成，有抑制癌细胞的作用。所以，猕猴桃是滋补强身的上等果品。用猕猴桃调中理气，生津润燥，解热除烦，可生吃或去皮后和蜂蜜煎汤服。如果患有消化不良、食欲不振、食后呕吐等胃病，可将猕猴桃榨汁后服用。

此款果汁能治疗食欲不振，消化不良。

贴心提示 挑选猕猴桃时要注意表面的茸毛应完整，没有凹陷，果实饱满，握在手中略有弹性，软硬适中的为佳。当果实握起来微软时，表示已经成熟，立即可以食用；或者放入冰箱，以免软化；若果实硬实，说明还比较青涩，只要在室温下存放两天就能吃了。

李子酸奶汁 治疗肠胃吸收差

【材料】李子6颗，酸奶200毫升。

【做法】❶将李子洗净去核；❷将准备好的李子、酸奶一起放入榨汁机榨汁。

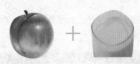
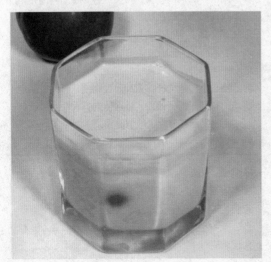

养生功效 李子性平、味甘，具有生津止渴、清肝除热、利水的功效，古代多将李子入药，用于治疗肝脏疾患，肝硬化腹水患者食鲜李子有辅助治疗的作用。李子还能促进胃酸和胃消化酶的分泌，能增加肠胃蠕动，促进消化，增加食欲，是食后饱胀、胃酸缺乏、大便秘结者的食疗良品。新鲜李肉中含多种氨基酸，如谷酰胺、丝氨酸、氨基酸、脯氨酸等，生食之于治疗肝硬化腹水有帮助。

此款果汁能帮助消化，增进食欲。

贴心提示 李子饱满圆润，玲珑剔透，形态美艳，口味甘甜，是人们喜爱的传统水果之一。它既可鲜食，又可以制成罐头、果脯，全年食用。

哈密瓜酸奶汁 清凉爽口，促进消化

【材料】哈密瓜两片，酸奶200毫升。

【做法】❶将哈密瓜去皮后切成块状；❷将切好的哈密瓜和酸奶一起放入榨汁机榨汁。

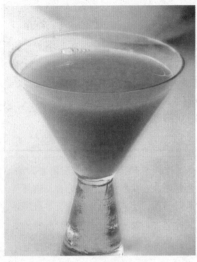

养生功效 哈密瓜的果肉有利小便、止渴、除烦热、防暑气、抗癌等作用，可治发烧、中暑、口渴、小便不利、口鼻生疮等症状。如果常感到身心疲倦、心神焦躁不安，或是口臭者食用之，都能清热解燥。哈密瓜适宜于肾病、胃病、咳嗽痰喘、贫血和便秘患者，有清凉消暑、除烦热、生津止渴的作用。

酸奶中含有多种酶，能促进胃液分泌，增强食欲；所含的乳酸菌能够减少体内的致癌物质，保护肠道健康。

此款果汁尤其适于儿童厌食症。

贴心提示 清朝康熙年间，鄯善王把鄯善东湖甜瓜送给哈密王。哈密王把瓜送给康熙。康熙问叫什么，刺史说是哈密王送来的，不知叫什么名称。康熙便起名为"哈密瓜"。清《新疆回部志》云："自康熙初，哈密投诚，此瓜始入贡，谓之哈密瓜。"

胡萝卜苹果酸奶汁 助消化，加强肠胃功能

【材料】胡萝卜半根，苹果半个，酸奶200毫升。

【做法】❶将胡萝卜、苹果洗净切成块状；❷将切好的胡萝卜、苹果和酸奶一起放入榨汁机榨汁。

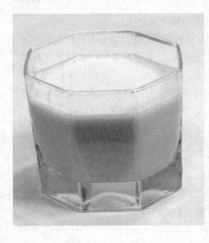

养生功效 胡萝卜富含多种维生素，有轻微而持续发汗的作用，可刺激皮肤的新陈代谢，增进血液循环，从而使皮肤细嫩光滑，肤色红润，对美容健肤有独到的作用。苹果性味甘酸而平、微咸、无毒，具有生津止渴、益脾止泻、和胃降逆的功效，能够有效地促进食物的消化吸收。当前市场上有添加了益生菌（包括乳酸杆菌类、球菌类和双歧类）的酸奶确实能有效地调节菌群失衡，尤其能促进肠道蠕动，帮助消化吸收食物。

此款果汁能够维护肠道健康，健胃消食。

贴心提示 选购胡萝卜时要以上下均匀，颜色红或者是橙红且色泽均匀，表面光滑，无根毛，无歧根，不开裂，不畸形，无污点，根颈部不带绿色或者紫红色的为佳，从外表看新鲜、脆嫩、无萎蔫感，从胡萝卜内部看心柱细（即木质部小）、未糠心的胡萝卜为佳。

葡萄柚菠萝汁 开胃润肠，帮助消化

【材料】葡萄柚2片，菠萝2片，饮用水200毫升。

【做法】❶将葡萄柚去皮，切成块状；❷将菠萝切成块状；❸将切好的葡萄柚、菠萝和饮用水一起放入榨汁机榨汁。

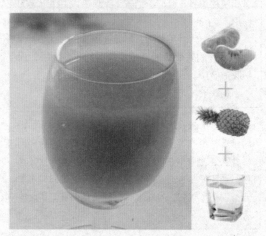

养生功效 葡萄柚中的酶能影响人体利用和吸收糖分的方式，使糖分不会轻易转化为脂肪贮存。葡萄柚含有非常丰富的柠檬酸、钠、钾和钙，而柠檬酸有助于肉类的消化，避免人体摄取过多的脂肪。

菠萝有清热解暑、生津止渴的功效，可用于伤暑、身热烦渴、消化不良等症。菠萝中所含的蛋白质分解酵素可以分解蛋白质及助消化，对于长期食用过多肉类及油腻食物的现代人来说，是一种很合适的水果。

此款果汁能够健胃消食，清胃解渴。

贴心提示 吃菠萝时，可先把果皮削去，除尽果皮，然后切开放在盐水中浸泡10分钟，破坏菠萝蛋白酶的致敏结构，这样就可以减少菠萝朊酶过敏的事故发生。同时，使一部分有机酸分解在盐水里，菠萝的味道显得更甜。

木瓜圆白菜鲜奶汁 防止肠道老化

【材料】木瓜1个，圆白菜2片，鲜奶200毫升。

【做法】❶将木瓜去皮去瓤，洗净切成块状；❷将圆白菜洗净切碎；❸将切好的木瓜、圆白菜和鲜奶一起放入榨汁机榨汁。

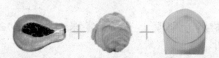

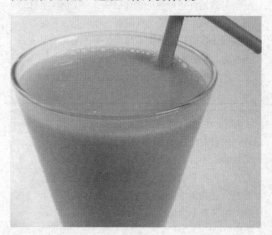

养生功效 木瓜中的木瓜蛋白酶，可将脂肪分解为脂肪酸。现代医学发现，木瓜中含有一种酵素，能消化蛋白质，有利于人体对食物进行消化和吸收，故有健脾消食之功。

维生素U是抗溃疡因子，并具有分解亚硝酸胺的作用，新鲜的圆白菜中含有植物杀菌素，有抑菌消炎的作用，对咽喉疼痛、胃痛、牙痛有一定的作用。圆白菜富含维生素U，因而常吃能加速溃疡的愈合，还能预防胃溃疡恶变。

鲜奶能够补气血、益肺胃、生津润肠。

此款果汁能够健脾消食，预防肠道老化。

贴心提示 此果汁不能加热饮用。

火龙果汁 开胃润肠，帮助消化

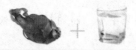

【材料】火龙果1个，饮用水200毫升。

【做法】❶将火龙果去皮，切成块状；❷将火龙果和饮用水一起放入榨汁机榨汁。

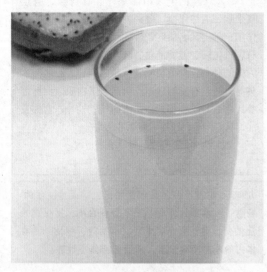

养生功效 火龙果中维生素C的含量非常丰富，所以具有非常好的美白皮肤的功效，而果肉内所含的水溶性纤维含量同样也非常丰富，此类纤维吸水后会膨胀10~15倍，所产生的凝胶状物质令食物在胃中停留时间较长，使节食减肥者延长饱足感而不致饥饿难耐，具有良好的减肥功效。火龙果果肉的黑色子粒中含有各种酶以及不饱和脂肪酸和抗氧化物质，有助于胃肠蠕动，达到润肠的效果，对于便秘具有辅助治疗的作用。

此款果汁能够健胃助消化。

贴心提示 火龙果的果肉几乎不含果糖和蔗糖，糖分以葡萄糖为主，这种天然葡萄糖，非常容易吸收，适合运动后食用。

洋葱苹果醋汁 促进食欲

【材料】洋葱半个，苹果醋10毫升。

【做法】❶剥去洋葱的表皮，切成块状；❷用微波炉加热30秒，使其变软；❸在苹果醋内加入适量的矿泉水调节酸度；❹将软化过的洋葱和苹果醋放入榨汁机榨汁即可。

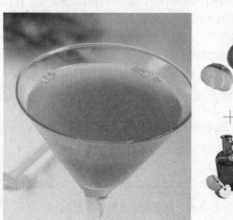

养生功效 洋葱含咖啡酸、柠檬酸盐、多糖和多种氨基酸、蛋白质、钙、铁、磷、硒、B族维生素、维生素C、维生素E、粗纤维、碳水化合物等。洋葱营养丰富，且气味辛辣，能刺激胃、肠及消化腺分泌，增进食欲，且洋葱不含脂肪，其精油中含有可降低胆固醇的含硫化合物的混合物，可用于治疗消化不良、食欲不振、食积内停等症。洋葱还有一定的提神作用，它能帮助细胞更好地利用葡萄糖，同时降低血糖，供给脑细胞热能，是糖尿病、神志委顿患者的食疗佳蔬。

此款果汁能够促进食欲，开胃消食。

贴心提示 洋葱在我国分布很广，南北各地均有栽培，而且种植面积还在不断扩大，是目前我国主栽蔬菜之一。我国已成为洋葱生产量较大的4个国家（中国、印度、美国、日本）之一。我国的种植区域主要是山东、甘肃、内蒙古、新疆等地。

苹果葡萄柚汁

解暑除烦，清凉可口

【材料】苹果半个，葡萄柚1个，饮用水200毫升，蜂蜜适量。

【做法】❶将苹果洗净，切成块状；将葡萄柚洗净，去皮去子，切成块状；❷将切好的苹果、葡萄柚、饮用水一起放入榨汁机榨汁；在榨好的果汁内放入适量蜂蜜搅匀。

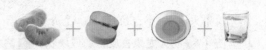

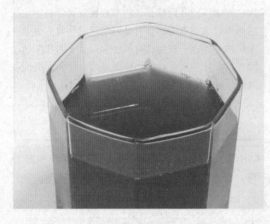

养生功效　柚子果肉性寒，味甘、酸，有止咳平喘、清热化痰、健脾消食、解暑除烦的医疗作用；柚皮又名橘红，广橘红性温，味苦、辛，有理气化痰、健脾消食、散寒燥湿的作用；柚核为柚的种子，含黄柏酮、黄柏内酯、去乙酰闹米林等，还含有脂肪油、无机盐、蛋白质、粗纤维等，功效与橘核相似，主治疝气；柚叶，含挥发油，具有消炎、镇痛、利湿等功效。

此款果汁能够清凉舒爽，解暑止渴。

贴心提示　和其他水果相比，苹果可提供的脂肪可忽略不计，它几乎不含蛋白质，提供的热量很少。而且它含有丰富的苹果酸，能使积蓄在体内的脂肪有效分散，从而防止体态过胖。

木瓜圆白菜鲜奶汁

防止肠道老化

【材料】木瓜1个，圆白菜2片，鲜奶200毫升。

【做法】❶将木瓜去皮去瓤，洗净切成块状；❷将圆白菜洗净切碎；❸将切好的木瓜、圆白菜和鲜奶一起放入榨汁机榨汁。

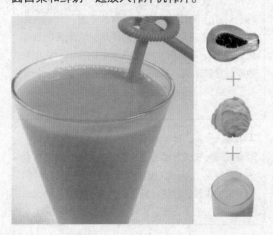

养生功效　木瓜中的木瓜蛋白酶，可将脂肪分解为脂肪酸。现代医学发现，木瓜中含有一种酵素，能消化蛋白质，有利于人体对食物进行消化和吸收，故有健脾消食之功。

维生素U是抗溃疡因子，并具有分解亚硝酸胺的作用，新鲜的圆白菜中含有植物杀菌素，有抑菌消炎的作用，对咽喉疼痛、胃痛、牙痛有一定的作用。圆白菜富含维生素U，因而常吃能加速溃疡的愈合，还能预防胃溃疡恶变。

鲜奶能够补气血、益肺胃、生津润肠。用于久病体虚，气血不足，营养不良，噎膈反胃，胃及十二指肠溃疡，消渴，便秘。

此款果汁能够健脾消食，预防肠道老化。

贴心提示　此果汁不能加热饮用。

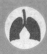

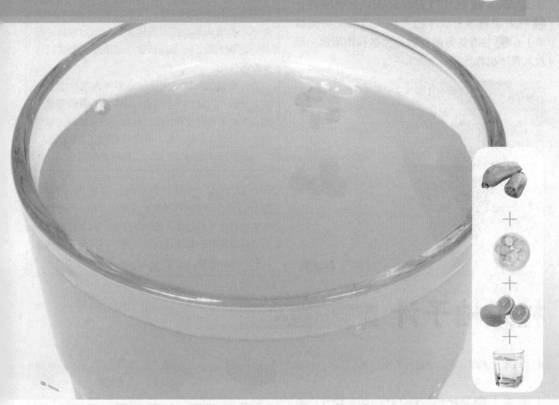

莲藕荸荠柠檬汁 清热消痰，止咳

【材料】莲藕2片（2厘米厚），荸荠4颗，柠檬2片（1厘米厚），饮用水200毫升。

【做法】❶将莲藕去皮洗净，切成块状；将荸荠、柠檬洗净，切成块状；❷将切好的莲藕、荸荠、柠檬一起放入榨汁机榨汁。

> 贴心提示 荸荠鲜甜可口，可做水果亦可做蔬菜，可制罐头，可做凉果蜜饯，它既可生食，亦可熟食；荸荠色丽而形美，故历代文人墨客为其绘画咏诗甚多。

> 养生功效 莲藕味甘，富含淀粉、蛋白质、维生素C和维生素B_1，以及钙、磷、铁等无机盐。生藕性寒，有清热除烦、凉血止血散瘀之功；熟藕性温，有补心生血、滋养强壮及健脾胃之效。
>
> 荸荠味甘、性寒，富含黏液质，具有生津润肺、化痰利肠、消痈解毒、凉血化湿的功效。
>
> 柠檬祛痰功效比橙和柑还要强。感冒初起时，饮用柠檬汁可舒缓喉痛、减少喉咙干痒不适。
>
> 此款果汁对于肺部的保养很有帮助。

桂圆枣泥汁 化痰止咳，生津润肺

【材料】桂圆6颗，大枣6颗，饮用水200毫升。

【做法】❶将桂圆去皮去核，去除果肉；❷将大枣洗净去核（也可购买市场上的无核枣）；❸将准备好的桂圆、大枣和饮用水一起放入榨汁机榨汁。

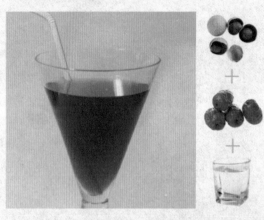

养生功效 现代医学研究证实，桂圆肉含有蛋白质、脂肪、碳水化合物、有机酸、粗纤维及多种维生素及矿物质等。桂圆肉能够抑制脂质过氧化和提高抗氧化酶活性，提示其有一定的抗衰老作用。桂圆肉具有提高机体免疫功能，抑制肿瘤细胞，降血脂，增加冠状动脉血流量，增强机体素质等作用。

大枣益气生津，尤可治疗老年人气血津液不足，补脾和胃及治疗老年人胃虚食少，脾弱便溏。故大枣对老年健身和延缓衰老有一定作用。过敏性湿疹、过敏性血管炎等，可以调整免疫功能紊乱。

此款果汁能够益气生津，润肺护喉。

贴心提示 桂圆以颗粒大，肉质厚，形圆匀称，肉白而柔软并呈透明或半透明状，且味道甜美者为佳。手剥桂圆，肉核易分离、肉质软润不黏手者质量较好；若肉核不易分离、肉质干硬或核带红色，则质量差。

杧果柚子汁 清热祛痰

【材料】杧果1个，柚子半个，饮用水200毫升，蜂蜜适量。

【做法】❶将杧果去皮去核，切成块状；将柚子去皮，切成块状；❷将切好的杧果、柚子和饮用水一起放入榨汁机榨汁；在榨好的果汁内加入适量蜂蜜搅匀。

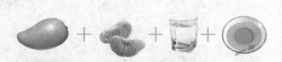

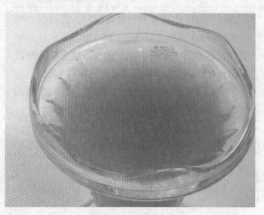

养生功效 杧果中含有杧果苷，有明显的抗脂质过氧化和保护脑神经元的作用，能延缓细胞衰老、提高脑功能。它还有祛痰止咳的功效，对咳嗽、痰多、气喘等症有辅助治疗作用。

柚子果肉性寒味甘酸，有清热化痰、止咳平喘、解酒除烦、健脾消食的功效；柚皮不但营养丰富，而且还具有暖胃、化痰、润化喉咙等食疗作用。

此款果汁能够清热祛痰，护肺。

贴心提示 如果一次食柚量过多，不仅会影响肝脏解毒，使肝脏受到损伤，而且还会引起其他不良反应，甚至发生中毒，出现包括头昏、恶心、心悸、心动过速、倦怠乏力、血压降低等症状。

白萝卜莲藕梨汁 润肺祛痰、生津止咳

【材料】白萝卜4厘米长，莲藕2片（2厘米长），梨1个，饮用水200毫升。

【做法】❶将白萝卜、莲藕去皮，切成块状；❷将梨洗净去核，切成块状；❸将切好的白萝卜、莲藕、梨和饮用水一起放入榨汁机榨汁。

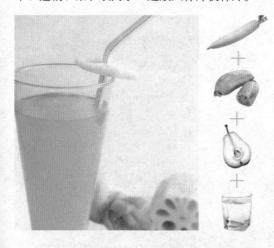

养生功效 白萝卜味甘、辛，性平、无毒。《本草纲目》上记载它的功用是："宽中化积滞，下气化痰浊。"白萝卜有明显的化痰、止咳功能，民间用白萝卜洗净、切片后与冰糖同煎，对治疗伤风咳嗽、慢性支气管炎和小儿百日咳等都有一定的效果。

莲藕性寒，味甘多液，有清热凉血作用，可用来治疗热证，对于热病口渴、衄血、咯血、下血者尤为有益。梨所含的配糖体及鞣酸等成分，能祛痰止咳，对咽喉有养护作用。

此款果汁能够润肺化痰，生津止渴。

贴心提示 白萝卜不适合脾胃虚弱者，如大便稀者，应减少使用。值得注意的是在服用参类滋补药时忌食该品，以免影响疗效。萝卜性偏寒凉而利肠，脾虚泄泻者慎食或少食；胃溃疡、十二指肠溃疡、慢性胃炎、单纯甲状腺肿、先兆流产、子宫脱垂等患者忌吃。

苹果萝卜甜菜汁 调整心肺功能

【材料】苹果1个，白萝卜2厘米长，甜菜根1个，饮用水200毫升。

【做法】❶将苹果洗净去核，切成块状；❷将白萝卜、甜菜根洗净切成块状；❸将切好的苹果、白萝卜、甜菜根和饮用水一起放入榨汁机榨汁。

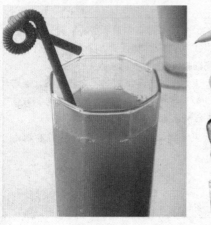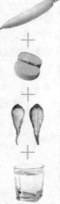

养生功效 中医称苹果可"生津润肺，健脾开胃"；营养学上的分析，指出苹果含有丰富的果糖，并含有多种有机酸、果胶及微量元素。苹果果胶属于可溶性纤维，不但能促进胆固醇代谢，有效降低胆固醇水平，更可促进脂肪排出体外。

甜菜碱具有和胆碱、卵磷脂生化药理功能，能够有效地调节新陈代谢，可以加速人体对于蛋白的吸收，从而改善肝功能。

此款果汁能够生津润肺，调整心肺功能。

贴心提示 白萝卜是根菜类的主要蔬菜，属十字花科萝卜属的二年生植物。种植白萝卜至少已有千年历史。相传在唐太和年间（公元827—836年）如皋定慧寺僧侣早有种植，将萝卜作为供品，并馈赠施主，时称莱菔，其种子叫莱菔子。后逐渐流传民间，广为种植。

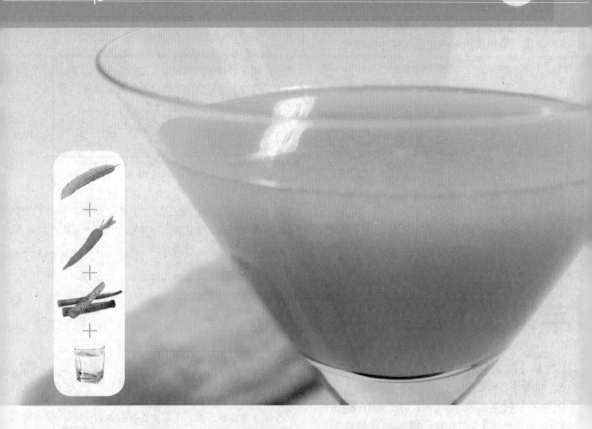

苦瓜胡萝卜牛蒡汁 解降肝火

【材料】苦瓜3厘米长，胡萝卜半根，牛蒡适量，饮用水200毫升。

【做法】❶将苦瓜洗净去瓤，切成块状；将胡萝卜去皮洗净，切成块状；❷将苦瓜、胡萝卜、牛蒡和饮用水一起榨汁。

养生功效 苦瓜含有非常丰富的营养，其中包括维生素C、胡萝卜素以及钾，除此之外还含有能够抑制癌细胞繁殖的成分。

中医认为牛蒡有疏风散热、宣肺透疹、解毒利咽等功效，可用于风热感冒、咳嗽痰多、麻疹风疹、咽喉肿痛。

此款果汁能够护肝明目，提高肝脏的解毒功能。

贴心提示 如果喝不习惯苦瓜汁的苦味的话，可以在榨汁之前先将其放入盐水当中浸泡，这样的话便可以减轻苦瓜汁的苦涩味道。

草莓葡萄柚黄瓜汁 淡化斑点，清肝养肝

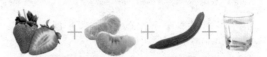

【材料】草莓4颗，葡萄柚1个，黄瓜半根，饮用水200毫升。

【做法】❶ 将草莓、黄瓜洗净切成块状；将葡萄柚去皮，洗净切成块状；❷ 将草莓、葡萄柚、黄瓜和饮用水一起榨汁。

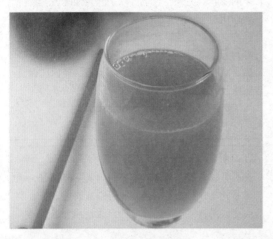

养生功效 草莓每100克就含有66毫克的维生素C，是水果中含量较丰富的种类。这些丰富的维生素C可以抑制黑色素的增加，帮助防止雀斑、黑斑的形成，还可以增加抵抗力，预防伤风感冒等病症。

黄瓜中所含的丙氨酸、精氨酸和谷胺酰胺对肝脏病人，特别是对酒精性肝硬化患者有一定辅助治疗作用，可防治酒精中毒。黄瓜中所含的丙醇二酸，可抑制糖类物质转变为脂肪。此外，黄瓜中的纤维素对促进人体肠道内腐败物质的排除和降低胆固醇有一定作用。

此款果汁能够治疗和预防肝癌。

贴心提示 草莓蒂头的叶片鲜绿、带有细小绒毛、表面光亮、无损伤腐烂才是好草莓。表面具有白色或者是灰色斑点的则有可能是生病的草莓。

柳橙白菜果汁 疏肝理气

【材料】柳橙1个，白菜2片，饮用水200毫升。

【做法】❶ 将柳橙去皮，切成块状；❷ 将白菜在水中焯一下，切成块状；❸ 将柳橙、白菜和饮用水一起放入榨汁机榨汁。

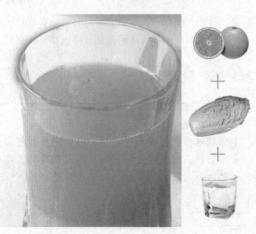

养生功效 橙皮中所含有的果胶可以促进食物通过胃肠道，使胆固醇更快地随粪便排出体外，以减少胆固醇的吸收。柳橙含有维生素A、B族维生素、维生素C、维生素D及果胶等成分，维生素P、维生素C均能增强毛细血管韧性；果胶能帮助尽快排泄脂类及胆固醇，并减少外源性胆固醇的吸收，故具有降低血脂的作用。

白菜本身所含热量极少，不至于引起热量储存。白菜中含钠也很少，不会使机体保存多余水分，可以减轻心脏负担。中医认为其性微寒无毒，养胃生津，除烦解渴，利尿通便，清热解毒，为清凉缓泻兼补益良品。可用于治感冒、发烧口渴、支气管炎、咳嗽、食积、便秘、小便不利、冻疮等。

此款果汁能够降低胆固醇，疏肝理气。

贴心提示 白菜性偏寒凉，胃寒腹痛、大便溏泻及寒痢者不可多食。

甜瓜芦荟橙子汁 增强肝脏的解毒功能

【材料】甜瓜半个，芦荟6厘米，橙子1个，饮用水200毫升。

【做法】❶ 将甜瓜洗净去皮去瓤，切成块状；将芦荟洗净，切成块状；将橘子去皮，分开；❷ 将甜瓜、芦荟、橙子和饮用水一起榨汁。

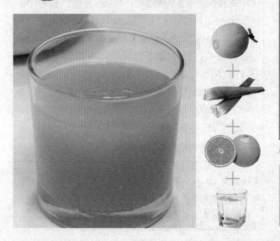

养生功效 多食甜瓜，有利于人体心脏和肝脏以及肠道系统的活动，促进内分泌和造血功能。

芦荟含有大量的多糖体，可以去掉坏的胆固醇，软化血管。同时，芦荟的缓泻和利尿作用可以提高人体的排泄功能，这是治愈高血压不可缺少的要素。另外，它也可以消除其他降压药物的副作用对人体的危害。芦荟中的柠檬酸钙等具有强心、促进血液循环、软化硬化动脉、降低胆固醇含量、扩张毛细血管的作用，使血液循环畅通，减少胆固醇值，减轻心脏负担，使血压保持正常，清除血液中的"毒素"。

此款果汁能够增强肝脏的解毒功能。

贴心提示 食用芦荟的方法有很多，比如将芦荟做成色拉，或者将芦荟与肉类一起烹饪，或者将芦荟作为原料入汤，也可以直接将芦荟去刺去皮，用清水洗净，再用开水烫热后食用。

荸荠西瓜汁 利水消肿，舒肝养血

【材料】荸荠10个，西瓜2片，饮用水200毫升。

【做法】❶ 将荸荠洗净，切下果肉；❷ 将西瓜去皮去子，切成块状；❸ 将准备好的荸荠、西瓜和饮用水一起放入榨汁机榨汁。

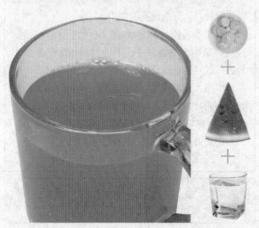

养生功效 荸荠质嫩多津，可治疗热病津伤口渴之症，对糖尿病患多者，有一定的辅助治疗作用。荸荠能利尿排淋，对于小便淋沥涩通者有一定治疗作用，可作为尿路感染患者的食疗佳品。

由于西瓜有利尿的作用，再加上水分大，所以吃西瓜后排尿量会增加，从而减少胆色素的含量，并使大便畅通，对治疗黄疸有一定作用。另外，西瓜的利尿作用还能使盐分排出体外，减轻浮肿。

此款果汁能够消肿利尿，养肝护肝。

贴心提示 巧辨西瓜生熟：一手托西瓜，一手轻轻地拍打，或者用食指和中指进行弹打，成熟的西瓜敲起来会发出比较沉闷的声音，不成熟的西瓜敲起来声脆；一般规律是"闷声"为熟瓜，"脆声"为生瓜，但有的瓜皮太厚，敲起来听着也是"闷声"，但不一定是熟瓜。

益肾固精

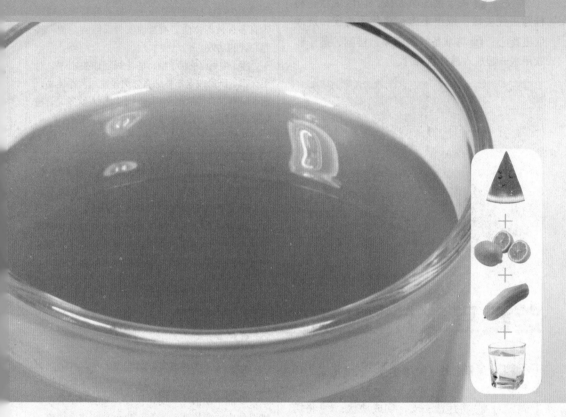

西瓜小黄瓜汁 改善肾虚症状

【材料】西瓜2片，小黄瓜1根，柠檬2片，饮用水200毫升。

【做法】❶将西瓜去子去皮，切成块状；❷将小黄瓜、柠檬洗净切成块状；❸将切好的西瓜、小黄瓜、柠檬和饮用水一起放入榨汁机榨汁。

贴心提示 完整的西瓜可冷藏15天左右，夏季西瓜放冰箱冷藏不宜超过2个小时。

养生功效 西瓜是富含维生素A，可以帮助维持眼部健康；维生素C，帮助我们增强免疫系统，愈合伤口，阻止细胞损坏，并且促进牙齿和牙龈的健康；维生素B₆，帮助大脑运作，把蛋白质转换为能量。西瓜是所有新鲜水果和蔬菜中番茄红素的最佳来源之一，因而要想青春永驻，增强免疫力，最好的选择是食用西瓜。

小黄瓜营养丰富，药食两用，具有清热解毒、利尿、除湿、滑肠等作用。

此款果汁能够清热利尿，排毒固肾。

苹果桂圆莲子汁 益肾固精

【材料】苹果1个，桂圆6颗，莲子4颗，饮用水200毫升。

【做法】❶ 将苹果洗净去核，切成块状；将桂圆去壳去核，取出果肉；将莲子去皮，洗净取出莲心；❷ 将准备好的苹果、桂圆、莲子和饮用水一起放入榨汁机榨汁。

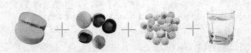

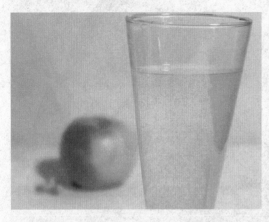

养生功效 桂圆味甘性平，能补脾益胃。桂圆含有多种营养物质，有补血安神、健脑益智、补养心脾的功效。

莲子中所含的棉子糖，是老少皆宜的滋补品，对于久病、产后或老年体虚者，更是常用营养佳品；莲子碱有平抑性欲的作用，对于年轻人梦多、遗精频繁或滑精者，服食莲子有良好的止遗涩精作用。

此款果汁能够消除心火，益肾宁神。

贴心提示 用手指捏桂圆果粒，若果壳坚硬，则表明果实较生未熟；若感觉柔软而有弹性，则是成熟的特征；若软而无弹性，是成熟过度，即将变质。若桂圆壳面或蒂端有白点，说明肉质已经开始发霉；外壳泛起少数白霉花，则肉质微霉；白霉花多的，肉质霉重，不可食用。

莲藕豆浆汁 补心益肾，清热润肺

【材料】莲藕2片（2厘米长），豆浆200毫升。

【做法】❶ 将莲藕去皮，切成块状；❷ 将切好的莲藕和豆浆一起放入榨汁机榨汁。

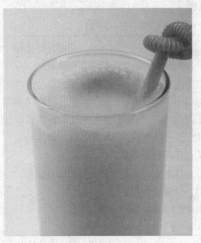

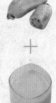

养生功效 莲藕含有丰富的维生素，尤其是维生素K、维生素C的含量较高，它还富含食物纤维，既能帮助消化、防止便秘，又能利尿通便，排泄体内的废物质和毒素。生食藕能凉血散瘀、清热润肺，熟食能补心益肾，具有滋阴养血的功效，可以补五脏之虚，强壮筋骨。

豆浆中所含的豆固醇和钾、镁、钙能加强心肌血管，改善心肌营养，降低胆固醇，促进血流防止血管痉挛。

将莲藕和豆浆混合成汁，能够起到清热解毒、生津润肺、补心益肾、预防心脑血管疾病的功效。

此款果汁能够补心益肾，生津润肺，预防心脑血管疾病。

贴心提示 莲藕性偏凉，所以产妇不宜过早食用，产后1~2周后再吃莲藕豆浆汁比较合适；脾胃消化功能低下、胃及十二指肠溃疡患者忌食莲藕豆浆。

西瓜黄瓜汁 增强肾脏功能

【材料】西瓜2片，黄瓜1根，饮用水200毫升。

【做法】❶ 将西瓜去皮去子，切成块状；❷ 将黄瓜洗净，切成丁；❸ 将切好的西瓜、黄瓜和饮用水一起放入榨汁机榨汁。

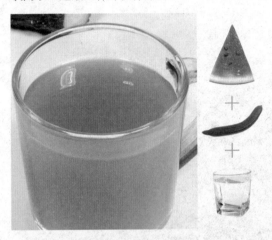

养生功效 中医认为西瓜有解暑除烦、止渴生津、清热利尿的功效，是治疗中暑、高血压、肾炎、尿路感染、口疮等症的良药。西瓜有利尿的功能，能够增强肾脏的排毒功能。

黄瓜中含有的维生素C具有提高人体免疫功能的作用，可达到抗肿瘤目的。

此款果汁适于肾脏功能不佳者。

贴心提示 由于西瓜属于生冷之品，平时不宜多吃，吃多了会伤害脾胃，所以，脾胃虚寒、消化不良、大便滑泄者要少饮，否则会导致腹胀、腹泻、食欲下降，还会积寒助湿，引发疾病；感冒初期也要少喝，因为无论是风寒感冒还是风热感冒，其初期都属于表症，在这个时候喝西瓜汁就相当于服用清里热的药物，会引邪入里，使感冒加重或者是延长治愈的时间。

芹菜芦笋葡萄汁 活化肾脏功能

【材料】芹菜半根，芦笋1根，葡萄10颗，饮用水200毫升。

【做法】❶ 将芹菜、芦笋洗净，切成块状；❷ 将葡萄洗净去皮去子，切成块状；❸ 将切好的芹菜、芦笋、葡萄和饮用水一起放入榨汁机榨汁。

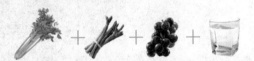

养生功效 芦笋所含的成分对于疲劳症、水肿、膀胱炎、排尿困难等症有一定的辅助治疗作用。同时芦笋对心血管病、肾炎、肾结石、胆结石均有益。

常吃葡萄可舒筋活血、开胃健脾、助消化，还可滋补肝肾、强筋壮骨。还有研究发现，葡萄皮中的黄酮类物质，能防止动脉粥样硬化，保护心脏。葡萄籽能有效清除人体内多余的自由基，有抗氧化、抗癌的功效，可增强免疫力，延缓衰老。

此款果汁能够排毒利尿，活化肾脏功能。

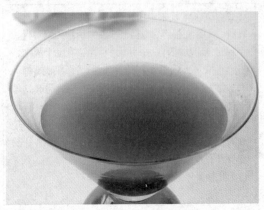

贴心提示 芹菜的叶很有营养，且对癌症具有一定的抑制作用，其抑制率可达到75％。因此吃芹菜时不要把芹菜叶去掉。

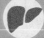
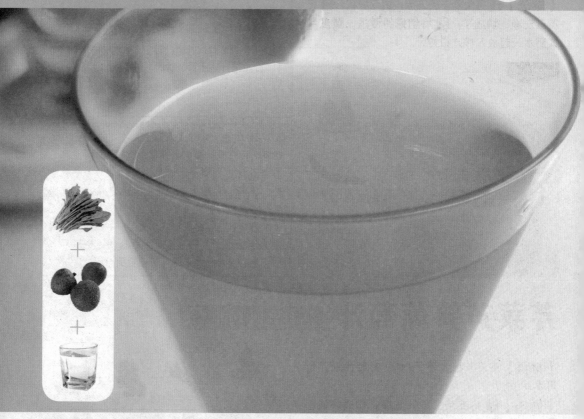

菠菜荔枝汁　补心安神，预防心脏病

【材料】菠菜1棵，荔枝4颗，饮用水200毫升。

【做法】❶将菠菜洗净切碎；❷将荔枝去皮去核，取出果肉；❸将准备好的菠菜、荔枝和饮用水一起放入榨汁机榨汁。

贴心提示　大量进食荔枝又很少吃饭的话，极易引发突发性低血糖症，出现头晕、口渴、恶心、出汗、肚子疼、心慌等现象，严重者会发生昏迷、抽搐、呼吸不规则、心律不齐等，这些症状被称为荔枝急性中毒，也称"荔枝病"。

养生功效　菠菜中所含的矿物质主要是铁质和钙质，尤其在根部含量较高。菠菜所含的酶对胃和胰腺的分泌功能有良好的促进作用，有助于消化。

荔枝对大脑组织有补养作用，能明显改善失眠、健忘、神疲等症状；果肉具有补脾益肝、理气补血、温中止痛、补心安神的功效；核具有理气、散结、止痛的功效；可止呃逆，止腹泻，是顽固性呃逆及五更泻者的食疗佳品，同时有补脑健身、开胃益脾、促进食欲之功效。

此款果汁能够补心安神，保养心脏。

小白菜苹果汁 防止心脑血管疾病

【材料】小白菜1棵，苹果1个，饮用水200毫升。

【做法】❶将小白菜洗净切碎；❷将苹果去核，切成块状；❸将准备好的小白菜、苹果和饮用水一起放入榨汁机榨汁。

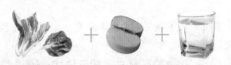

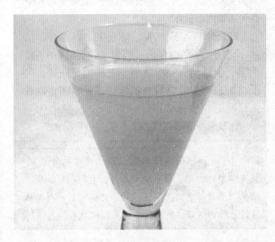

养生功效 小白菜中的维生素B₆、泛酸等，具有缓解精神紧张的功能，多吃有助于保持平静的心态。小白菜中含有大量粗纤维，其进入人体内与脂肪结合后，可防止胆固醇形成，促使胆固醇代谢物胆酸得以排出体外，以减少动脉粥样硬化的形成，从而保持血管弹性。

苹果中的果胶和鞣酸有收敛作用，可将肠道内积聚的毒素和废物排出体外。其中的粗纤维能松软粪便，利于排泄；有机酸能刺激肠壁，增加蠕动作用；而维生素C更有效保护心血管。苹果所含的微量元素钾能扩张血管，适用于高血压患者。

此款果汁能够增强心血管功能。

贴心提示 脾胃虚寒、大便溏薄者，不宜多饮。

胡萝卜梨汁 清热降火，保护心脏

【材料】胡萝卜半根，梨1个，饮用水200毫升。

【做法】❶将胡萝卜洗净去皮，切成块状；❷将梨洗净去核，切成块状；❸将切好的胡萝卜、梨和饮用水一起放入榨汁机榨汁。

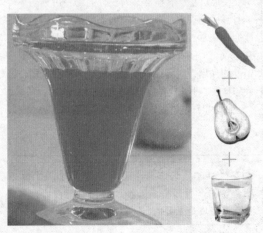

养生功效 胡萝卜中含有植物纤维，具有很强的吸水性，在肠道中体积容易膨胀，是肠道中的"充盈物质"，能够加强肠道的蠕动，从而利膈宽肠，通便防癌。胡萝卜中还含有降糖物质，所以胡萝卜是糖尿病患者的良好食品，其所含的某些成分，如槲皮素、山标酚能降低血脂，促进肾上腺素的合成，同时还具有降压、强心的作用，是高血压、冠心病患者的食疗佳品。

梨性味甘酸而平、无毒，具有生津止渴、益脾止泻、和胃降逆的功效。梨中含有丰富的B族维生素，能保护心脏，减轻疲劳，增强心肌活力，降低血压。梨的鞣酸及配糖体等成分，能清热降火，保养咽喉。

此款果汁能够降压强心，减缓疲劳。

贴心提示 慢性肠炎、胃寒病、糖尿病患者不宜过多饮用胡萝卜梨汁。

莲藕鸭梨汁 调节心律不齐

【材料】莲藕2片（2厘米宽），鸭梨1只，饮用水200毫升。

【做法】❶将莲藕去皮切成块状；❷将鸭梨洗净去核，切成块状；❸将切成块状的莲藕、鸭梨和饮用水一起放入榨汁机榨汁。

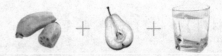

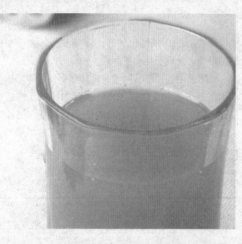

养生功效 藕的营养价值很高，富含维生素、矿物质、植物蛋白质以及淀粉，能够补益气血，增强免疫力。此外，莲藕还有调节心脏、血压、改善末梢血液循环的功用。

鸭梨味性凉味甘酸，具有生津、润燥、清热、化痰、解酒的作用。鸭梨含有丰富的B族维生素，能够增强心肌活力，缓解周身疲劳，降低血压；鸭梨能够清热镇静；还能够防止动脉粥样硬化。

此款果汁能够调节心律不齐，生津润燥。

贴心提示 梨有降血压、清热镇凉的作用，梨皮和梨叶、花、根也均可入药，有润肺、消痰、清热、解毒等功效。梨是"百果之宗"，因其鲜嫩多汁，酸甜适口，所以又有"天然矿泉水"之称。

芦笋芹菜汁 调治心律不齐

【材料】芦笋1根，芹菜半根，饮用水200毫升。

【做法】❶将芦笋洗净去须，切成块状；❷将芹菜洗净，切成块状；❸将切好的芦笋、芹菜和饮用水一起放入榨汁机榨汁。

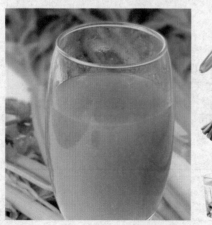

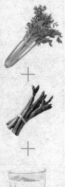

养生功效 现代营养学分析，芦笋蛋白质组成具有人体所必需的各种氨基酸，含量比例恰当，无机盐元素中有较多的硒、钼、镁、锰等微量元素，还含有大量以天门冬酰胺为主体的非蛋白质含氮物质和天门冬氨酸。

芹菜对心脏有益，又有充分的钾，可预防下半身浮肿的现象。芹菜具有较高的药用价值，其性凉、味甘、无毒，具有散热、祛风利湿、健胃利血气、清肠利便、润肺止咳、降低血压、健脑镇静的作用，对高血压、血管硬化、神经衰弱、头痛脑涨、小儿软骨症等都有辅助治疗作用。

此款果汁能够安定情绪，预防心脏病。

贴心提示 选购芹菜，色泽要鲜绿，叶柄应是厚的，茎部稍呈圆形，内侧微向内凹，这种芹菜品质是上好的，可以放心购买。

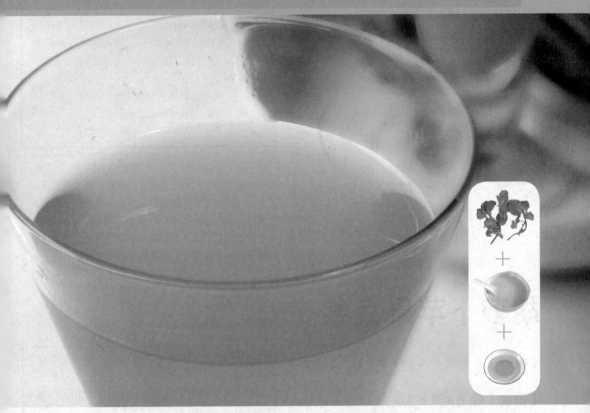

薄荷蜂蜜豆浆 提神醒脑，抗疲劳

【材料】薄荷叶4片，豆浆200毫升，蜂蜜适量。

【做法】❶将薄荷叶洗净切碎；❷将切好的薄荷叶和豆浆一起放入榨汁机榨汁；❸在榨好的果汁内放入适量蜂蜜搅拌均匀即可。

贴心提示 新鲜薄荷常用于制作料理或甜点，以去除鱼及羊肉腥味，或搭配水果及甜点，用以提味；另外，可将生叶揉碎把汁液涂在太阳穴，或肌肉酸痛的部分，以达到止痒、止痛消肿，减轻酸痛的效果。

养生功效 薄荷治疗感冒的功效绝佳，对于干咳、气喘、支气管炎、肺炎、肺结核具有一定的疗效。对消化道的疾病也十分有助益，有消除胀气、缓解胃痛及胃灼热的作用；薄荷清凉的属性可安抚愤怒、歇斯底里与恐惧的状态，能使精神振奋，给予心灵自由的舒展空间。

蜂蜜中含有淀粉酶、脂肪酶、转化酶等，酶是帮助人体消化、吸收和一系列物质代谢及化学变化的促进物。

此款果汁能够提神醒脑，缓解疲劳。

香蕉苹果梨汁 健脑益智，消除疲劳

【材料】香蕉、苹果、梨各1个，饮用水100毫升。

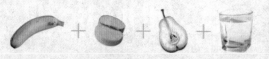

【做法】❶剥去香蕉的果皮和果肉上的果络，切成块状；❷将苹果、梨洗净切成块状；❸将准备好的香蕉、苹果、梨和饮用水一起放入榨汁机榨汁。

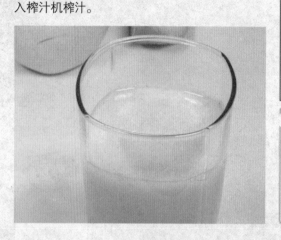

养生功效 最新研究发现香蕉中的钾离子可以降低中风危险。高血压患者体内往往"钠"多而"钾"少，香蕉中含有丰富的钾离子能抑制钠离子，维持体内的钠钾平衡，从而能减少中风的概率。

苹果特有的香味可以缓解压力过大造成的不良情绪，还有醒脑提神的功效。

此款果汁有养心益气、健脑益智的作用。

贴心提示 由于香蕉在香蕉树上完全成熟时，果皮易裂，不利于搬运及贮藏。故采收大多于7 8分熟时，果皮仍为青绿色状态就开始采收，故通常不是能够马上食用的水果。刚采收的香蕉，通常青涩难以入口。所以需要在采收后，置于阴凉的通风处，静待其果皮变黄的自然熟成。

胡萝卜苹果豆浆 预防心脑血管疾病

【材料】胡萝卜半根，苹果1个，豆浆200毫升。

【做法】❶将胡萝卜洗净去皮，切成块状；❷将苹果洗净去核，切成块状；❸将切好的胡萝卜、苹果和豆浆一起放入榨汁机榨汁。

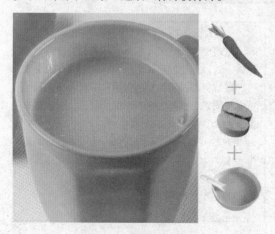

养生功效 胡萝卜还含有降糖物质，是糖尿病人的良好食品。其所含的山标酚、槲皮素则能促进血液循环，降低血脂浓度，有降压、强心作用。

豆浆富含蛋白质、维生素、钙、锌等物质，尤其是卵磷脂、维生素E含量高，可以改善大脑的供血供氧，提高大脑记忆和思维能力。卵磷脂是构成脑神经组织和脑脊髓的主要成分，有很强的健脑作用，同时也是脑细胞和细胞膜所必需的原料，并能促进细胞的新生和发育。

此款果汁能够预防血脑血管疾病。

贴心提示 如果空腹饮豆浆，豆浆里的蛋白质大都会在人体内转化为热量而被消耗掉，营养就会大打折扣，因此，饮豆浆时最好吃些面包、馒头等淀粉类食品。

香蕉苹果葡萄汁 健脑益智，消除疲劳

【材料】香蕉1根，苹果1个，葡萄8颗，饮用水200毫升。

【做法】❶剥去香蕉的果皮和果肉上的果络；将苹果洗净去核，切成块状；将葡萄洗净去皮去子，切成块状；❷将准备好的香蕉、苹果、葡萄和饮用水一起放入榨汁机榨汁。

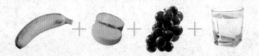

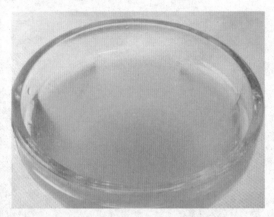

养生功效 中医认为香蕉性寒味甘，有清热解毒、润肠通便、润肺止咳、降低血压和滋补功效。尤其适合口干烦躁、大便干燥、大便带血、痔疮、上消化道溃疡，饮酒过量头晕头痛，高血压、冠心病、动脉硬化者。

苹果中的锌对儿童的记忆有益，能增强儿童的记忆力。苹果所含有的香味和微酸的味道能够缓解因压力过大造成的情绪低落或暴躁，还有提神醒脑的功效。

葡萄中的糖主要是葡萄糖，能很快地被人体吸收。当人体出现低血糖时，若及时饮用葡萄汁，可很快使症状缓解。

此款果汁能够健脑益智，消除各种疲劳。

贴心提示 用香蕉皮敷在疣（俗称瘊子）的表面，使其软化，并一点点地脱落，直至痊愈。

松子番茄汁 为大脑提供养分

【材料】番茄1个，柠檬2片，饮用水200毫升，松子适量。

【做法】❶将番茄洗净，在沸水中浸泡10秒；剥去番茄的表皮并切成块状；将柠檬洗净切成块状；❷将准备好的番茄、柠檬、松子和饮用水一起放入榨汁机榨汁。

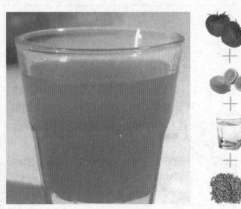

养生功效 多吃番茄预防脑血栓，具体的原因是由于番茄子周围的黄色胶状物质可以防止血液中血小板的凝结，从而消除危险的血栓。

松子是大脑的优质营养补充剂，特别适合用脑过度人群食用。松子中所含的不饱和脂肪酸具有增强脑细胞代谢，维护脑细胞功能和神经功能的作用。

谷氨酸含量高达16.3%，谷氨酸有很好的健脑作用，可增强记忆力。此外，松子中的磷和锰含量也非常丰富，这对大脑和神经都有很好的补益作用，是脑力劳动者的健脑佳品，对老年痴呆也有很好的预防作用。

此款果汁能够益气健脑，适合于脑力劳动者。

贴心提示 松子具有滋阴养液、补益气血、润燥滑肠之功效，因此有滋补作用。松子中维生素E高达30%，能够改善孕妇怀孕期间皮肤变差的情况。

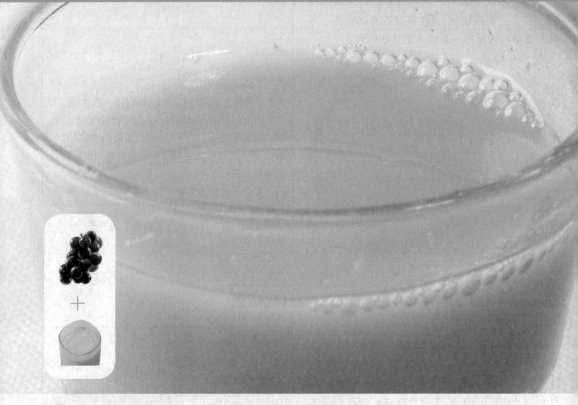

葡萄鲜奶汁 改善手脚冰冷

【材料】葡萄8颗，鲜奶200毫升。

【做法】❶将葡萄去皮去子，取出果肉；❷将葡萄果肉与鲜奶一起放入榨汁机榨汁。

> **贴心提示** 在盆中加入适量清水，再加一勺面粉（馒头粉、饺子粉都可以），搅拌均匀。让面粉和水混合均匀。静置2分钟之后，用手拎着葡萄的柄，在水中轻轻摆动。等到面粉水变浑浊时，葡萄就洗干净了，将葡萄取出，再用清水冲一下，就可以放心食用了。

> **养生功效** 中医认为，葡萄味甘微酸、性平，具有补肝肾、益气血、开胃力、生津液和利小便之功效。葡萄含糖量高达30%，以葡萄糖为主。葡萄中的大量果酸有助于消化，适当多吃些葡萄，能健脾和胃。葡萄中含有矿物质钙、钾、磷、铁以及维生素B_1、维生素B_2、维生素B_6、维生素C和维生素P等，还含有多种人体所需的氨基酸，常食葡萄对神经衰弱、疲劳过度大有裨益。
>
> 此款果汁能够促进身体血液循环，改善手脚冰冷症状。

番茄酸奶果汁 抗氧化，提高抗病能力

【材料】番茄2个，酸奶200毫升。

【做法】❶在番茄的表面划几刀，放入沸水中10秒钟；❷剥去番茄的表皮；❸将番茄切成块状；❹将切好的番茄和酸奶一起放入榨汁机中。

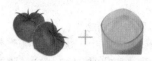

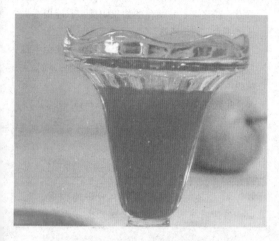

养生功效 番茄富含胡萝卜素，具有抗氧化的作用。番茄含的番茄红素，有抑制细菌的作用。番茄内的苹果酸和柠檬酸等有机酸，还有增加胃液酸度、帮助消化、调整胃肠功能的作用。

此款果汁具有抗氧化，提高抗病能力的作用。

贴心提示 未成熟的生番茄里含有龙葵碱，食后会使口腔苦涩，胃部不适，食多了可导致中毒。不宜空腹食用大量番茄，因为番茄中含有较多的胶质、果质、柿胶酚等成分，易与胃酸结合生成块状结石，造成胃部胀痛。

木瓜芝麻乳酸汁 改善失眠、多梦症状

【材料】木瓜半个，乳酸饮料100毫升，饮用水100毫升，芝麻适量。

【做法】❶将木瓜洗净，去皮去子后切成块状；❷将木瓜、乳酸饮料、饮用水、芝麻一起放入榨汁机榨汁。

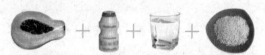

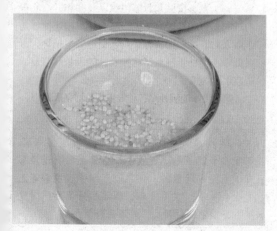

养生功效 木瓜性平味甘，清心润肺、健胃益脾，用作妇女催乳的汤品时采用未成熟的木瓜，用作润肺健胃的汤品则采用成熟的木瓜。木瓜里的酵素会帮助分解肉食，减低胃肠的工作量，帮助消化，防治便秘，并可预防消化系统癌变。

乳酸饮料能够使肠道菌群的构成发生有益变化，改善人体胃肠道功能，恢复人体肠道内菌群平衡，形成抗菌生物屏障，维护人体健康。抑制腐败菌的繁殖，消解腐败菌产生的毒素，清除肠道垃圾。

此款果汁可以增强机体抵抗力，保证睡眠质量。

贴心提示 木瓜中的番木瓜碱，对人体有小毒，所以每次食用木瓜不宜过多。

圆白菜蓝莓汁 增强免疫力

【材料】圆白菜叶2片，蓝莓4颗，苹果半个，原味酸奶100毫升，饮用水100毫升。

【做法】❶ 将圆白菜洗净切碎；将蓝莓洗净去核；将苹果洗净切成块状；❷ 将切好的圆白菜、蓝莓、苹果和原味酸奶、饮用水一起放入榨汁机榨汁。

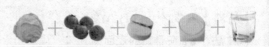

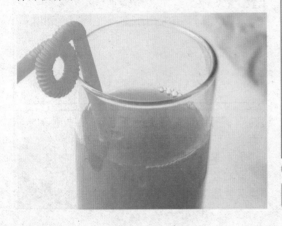

养生功效 圆白菜含有人体必需的各种氨基酸，并且必需氨基酸的构成比例接近人体需要，因此易被人体充分利用。此外还含有抗氧化的营养素，防衰老、抗氧化的效果明显，它能提高人体免疫力，预防感冒。

蓝莓中的花青素能激活免疫系统，使免疫球蛋白不受自由基的侵害，激活巨噬细胞，增强人体的免疫力。

此款果汁可以消炎镇痛，增强机体免疫力。

贴心提示 新鲜蓝莓具有轻泻的作用，所以当腹泻时不要饮用含有蓝莓汁成分的果汁。

胡萝卜甜菜根汁 补充维生素，提高免疫力

【材料】胡萝卜半根，甜菜根1个，饮用水200毫升。

【做法】❶ 将胡萝卜、甜菜根洗净切成块状；❷ 将切好的胡萝卜、甜菜根和饮用水一起放入榨汁机榨汁。

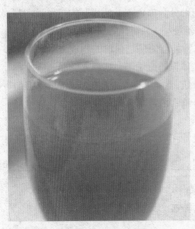

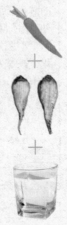

养生功效 胡萝卜含有能诱导人体自身产生干扰素的多种微量元素，可增强机体免疫力，抑制癌细胞的生长。胡萝卜中的芥子油和膳食纤维可促进胃肠蠕动，能够促进体内废弃物的排出。

甜菜根富含铜，对于血液、中枢神经和免疫系统，头发、皮肤和骨骼组织以及脑和肝、心等内脏的发育和功能有重要影响。甜菜根还能够防止毒素对肝细胞的损害，可以促进肝气循环，舒缓肝郁。可助于肝脏结构和功能的维护和修复。适宜于肝病患者。

此款果汁能够补充各种维生素，增强抵抗力。

贴心提示 阴性偏寒体质者、脾胃虚寒者不宜多食胡萝卜。胃及十二指肠溃疡、慢性胃炎、单纯甲状腺肿、先兆流产、子宫脱垂等患者少食萝卜。服用人参、西洋参时不要同时吃萝卜，以免药效相反，起不到补益作用。

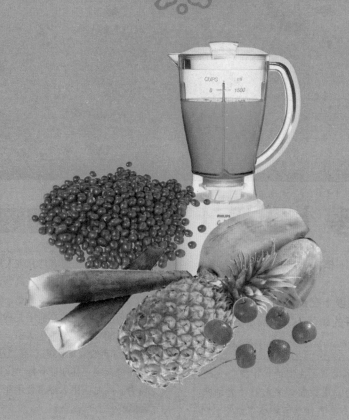

第三章

对症喝蔬果汁，
健康百分百

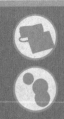
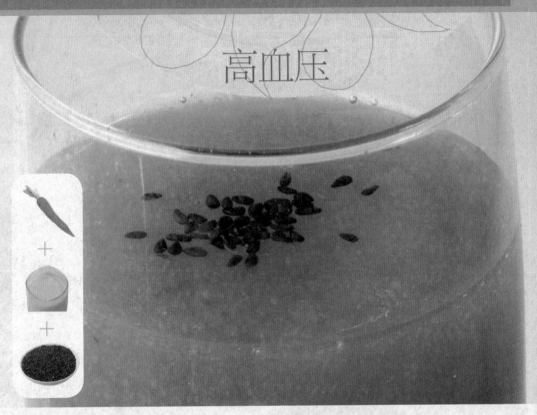

高血压

芝麻胡萝卜酸奶汁 　降低血压，补充维生素

【材料】胡萝卜半根，酸奶200毫升，芝麻适量。

【做法】❶将胡萝卜在热水中焯一下，再切成块状；❷将切好的胡萝卜、酸奶、芝麻一起放入榨汁机榨汁。

> 贴心提示　芝麻是我国主要油料作物之一。芝麻产品具较高的应用价值，它的种子含油量高达61%。我国自古就有许多用芝麻和芝麻油制作的名特食品和美味佳肴，一直著称于世。

> 养生功效　高血压患者与健康人群相比，血液内的维生素A、维生素E水平较高，而抗氧化剂如维生素C、β-胡萝卜素水平较低。因而食用胡萝卜能够起到很好地预防高血压、高血脂的作用。胡萝卜中的胡萝卜素、维生素B2、叶酸等成分有预防癌症的功效。如果患有高血压，或容易感冒，最好每天喝一杯胡萝卜汁，以降低血压、增强免疫力。高血压患者经常食用胡萝卜还能有效治疗轻度贫血。
>
> 此款果汁能够降低血压，疏通血管。

荞麦茶猕猴桃汁 防止毛细血管破裂，预防高血压

【材料】猕猴桃1个，荞麦茶200毫升。

【做法】❶剥掉猕猴桃的皮，切成块状；❷将猕猴桃和荞麦茶放入榨汁机榨汁。

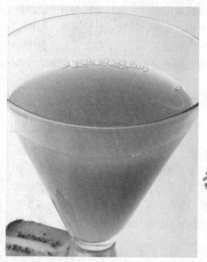

养生功效 猕猴桃富含精氨酸，能阻止血栓的形成，对降低冠心病、高血压、心肌梗死、动脉硬化等心血管疾病的发病率和治疗阳痿有特别功效。

荞麦茶中的芸香苷可抑制体内的磷酸二酯酶的活动，避免血小板凝集。它有助净化血液和改善血液循环。此外，它亦有保护血小板脂肪过氧化的功能，能帮助患高血压的人士保持健康的血压。芸香苷可抑制脂肪氧合酵素和前列腺素合成酶素的活性，以防止血管变得脆弱，特别是微血管。它同时具有强化血管的功能，可降低瘀伤及痔疮的发生率，也可降血压和血脂及预防脑中风。

此款果汁能够保护微血管，降低血脂及预防脑中风。

贴心提示 荞麦富含芸香苷（亦被称为维生素P或卢丁），芸香苷可以保持体内胶原蛋白水平，美容养颜，减少细纹；健胃排毒，帮助减轻体重。

乌龙茶苹果汁 去除体内活性氧，降低血压

【材料】苹果半个，乌龙茶200毫升。

【做法】❶将苹果削皮后切成苹果丁；❷将苹果丁和乌龙茶一起放入榨汁机榨汁。

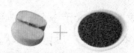

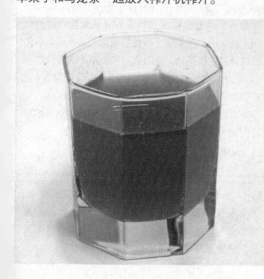

养生功效 乌龙多酚具有抗氧化作用，能够降低血液中的胆固醇和甘油三酯。乌龙茶还可以降低血液黏稠度，防止红细胞集聚，改善血液高凝状态，增加血液流动性，改善微循环。另外，乌龙茶中所含有的儿茶酚具有抗氧化作用，能够去除体内的活性氧。

苹果中的胶质和微量元素铬不仅能保持血糖的稳定，还能有效地降低胆固醇。

此款果汁具有去除体内活性氧、降低血压的功效。

贴心提示 乌龙茶的药理作用，突出表现在分解脂肪、减肥健美等方面。

苹果豆浆汁 降低胆固醇

【材料】苹果1个，豆浆200毫升。

【做法】❶将苹果削皮后切成苹果丁。❷将苹果丁和豆浆一起放入榨汁机榨汁。

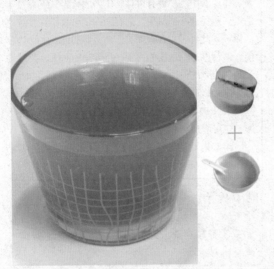

养生功效 鲜豆浆被我国营养学家推荐为防治高血脂症、高血压、动脉硬化等疾病的理想食品。豆浆中含有大豆皂苷、异黄酮、大豆低聚糖等具有显著保健功能的特殊保健因子。多喝鲜豆浆，可维持正常的营养平衡，全面调节内分泌系统，降低血压、血脂，减轻心血管负担，增加心脏活力，优化血液循环，保护心血管，并有平补肝肾、抗癌、增强免疫等功效，故被称为"心血管保健液"。

此款果汁能够清通血脂，降低人体有害胆固醇含量。

贴心提示 豆浆性平偏寒，平素胃寒，饮后有发闷、反胃、嗳气、吞酸的人，脾虚易腹泻、腹胀的人以及夜间尿频、遗精肾亏的人，均不宜饮用豆浆。豆浆不宜与鸡蛋一起食用，鸡蛋中的鸡蛋清会与豆浆里的胰蛋白酶结合，产生不易被人体吸收的物质。

洋葱橙子汁 清理血管，减少甘油三酯

【材料】洋葱半个，橙子半个。

【做法】❶将洋葱去皮后切成块状；将洋葱放在微波炉里加热变软；将带皮的橙子切成小块；❷将洋葱、橙子、饮用水一起放入榨汁机榨汁。

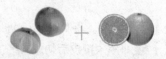

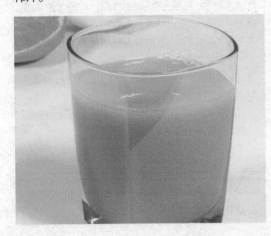

养生功效 洋葱中含有硫化丙基成分，这种成分具有促进血液中糖分代谢和降低血糖含量的作用。硫化丙基接触空气后会被氧化，加热后会转化成烯丙基二硫化物，它可以减少血液中的胆固醇和甘油三酯含量。洋葱含前列腺素A，前列腺素A能扩张血管、降低血液黏度，因而会产生降血压、减少外周血管和增加冠状动脉的血流量，预防血栓形成作用。

此款果汁能够清理血管，预防高血压。

贴心提示 洋葱的品质要求：以葱头肥大、外皮光泽、不烂、无机械伤和泥土、鲜葱头不带叶，经贮藏后不松软、不抽薹、鳞片紧密、含水量少、辛辣和甜味浓的为佳。

芹菜菠萝鲜奶汁 促进血液循环，降低血压

【材料】芹菜半根，菠萝2片，鲜奶200毫升。

【做法】❶ 将芹菜、菠萝洗净切成块状；❷ 将切好的芹菜、菠萝和牛奶一起放入榨汁机榨汁。

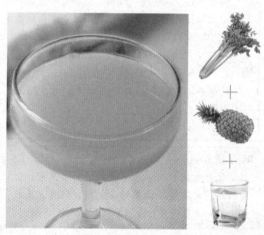

养生功效 菠萝营养丰富，其成分包括碳水化合物、蛋白质、脂肪、维生素A、维生素C、蛋白质分解酵素及钙、磷、铁、有机酸类、尼克酸等，尤其以维生素C含量最高，有清热解暑、生津止渴、消肿利尿的功效。菠萝中所含的酶能够促进血液循环，降低血压，稀释血脂。食用菠萝，可以预防脂肪沉积。

芹菜所含物质能够增进食欲、改善肤色和发质、健脑提神、增强骨骼，对于高血压、头痛、头晕、水肿、小便热涩不利有显著疗效。

此款果汁适于高血压、高血脂患者。

贴心提示 小偏方：芹菜500克，糖、醋各适量。将嫩芹菜去叶留茎洗净，入沸水氽过，待茎软时，捞起沥干水，切material段，加糖、盐、醋拌匀，淋上香油，装盘即可。本菜具有降压、降脂的功效。

西瓜芹菜汁 预防高血压

【材料】西瓜2片，芹菜1根，饮用水200毫升。

【做法】❶ 将西瓜去皮去子，切成块状；❷ 将芹菜洗净，切成块状；❸ 将准备好的西瓜、芹菜和饮用水一起放入榨汁机榨汁。

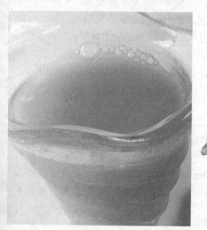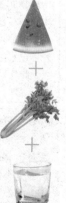

养生功效 夏季是西瓜上市的季节，西瓜不仅仅是夏季常备的水果，降暑解渴，还有降压的功效。西瓜皮味甘，性凉，能清暑热除心烦，能治疗因暑热引发的小便赤短。你也可吃完西瓜后留下瓜皮，把绿衣切去，剩下白色部分炒肉当菜吃。也可以用鲜西瓜皮煮肉片汤喝。而高血压者、心脏及肾脏性水肿者可直接煮水服用。

芹菜含铁量较高，是缺铁性贫血患者的佳蔬。芹菜中含有丰富的钾，是治疗高血压病及其并发症的首选之品，对于血管硬化、神经衰弱患者亦有辅助治疗作用。

此款果汁能够预防高血压。

贴心提示 西瓜是清热解暑的佳果，但感冒初期的患者应慎食。如果在感冒初期吃西瓜，不但不能治病，反而会使病情加重或延长治愈时间。

火龙果降压果汁　清热凉血，降低血压

【材料】火龙果1个，柠檬2片，酸奶200毫升。

【做法】❶将火龙果去皮，切成块状；❷将柠檬洗净，切成块状；❸将准备好的火龙果、柠檬和酸奶一起放入榨汁机榨汁。

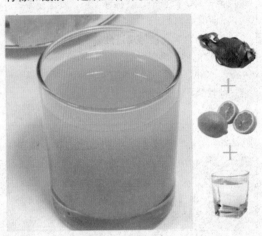

养生功效 火龙果中花青素含量较高，花青素能够增强血管弹性，改善循环系统和增进皮肤的光滑度，抑制炎症和过敏，改善关节的柔韧性。经常食用火龙果还可以降低血压和血脂，对便秘和糖尿病有辅助治疗的作用。

柠檬具有止渴生津、健胃、止痛等功能。高血压、心肌梗死患者常饮柠檬饮料，对改善症状缓解病情非常有益。柠檬与钙离子结合能生成一种可溶性络合物，可有效地缓解钙离子对血液的凝固作用。

此款果汁能够降低血压和胆固醇，还能够预防动脉硬化。

贴心提示 火龙果可以分为三类：白火龙果紫红皮白肉，有细小黑色种子分布其中，鲜食品质一般；红火龙果红皮红肉，鲜食品质较好；黄火龙果黄皮白肉，鲜食品质最佳。

香瓜蔬菜蜜汁　排除毒素，降低血压

【材料】香瓜半个，紫甘蓝2片，芹菜半根，饮用水200毫升，蜂蜜适量。

【做法】❶将香瓜去皮去瓤，切成块状；将紫甘蓝洗净，切成丝；将芹菜洗净，切成块状；❷香瓜、紫甘蓝、芹菜和饮用水一起放入榨汁机榨汁；在榨好的果汁内加入适量蜂蜜搅拌均匀即可。

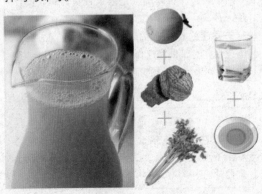

养生功效 香瓜含大量碳水化合物及柠檬酸等，且水分充沛，可消暑清热、生津解渴、除烦；香瓜蒂中的葫芦素B能保护肝脏，减轻慢性肝损伤。

紫甘蓝中含有的大量纤维素，能够增强胃肠功能，促进肠道蠕动，以及降低胆固醇水平。其中的铁元素，能够提高血液中氧气的含量，有助于机体对脂肪的燃烧，从而对于减肥大有裨益。

芹菜味甘、苦、性凉、无毒，归肺、胃、肝经。芹菜含酸性的降压成分，有明显降压作用。

此款果汁能够促进新陈代谢，预防高血压。

贴心提示 香瓜的热量适合运动量少而有减肥需求的年轻白领一族。脾胃虚寒、腹胀者忌食。有吐血、咳血病史患者，胃溃疡及心脏病者慎食。出血及体虚者，脾胃虚寒、腹胀便溏者忌食。

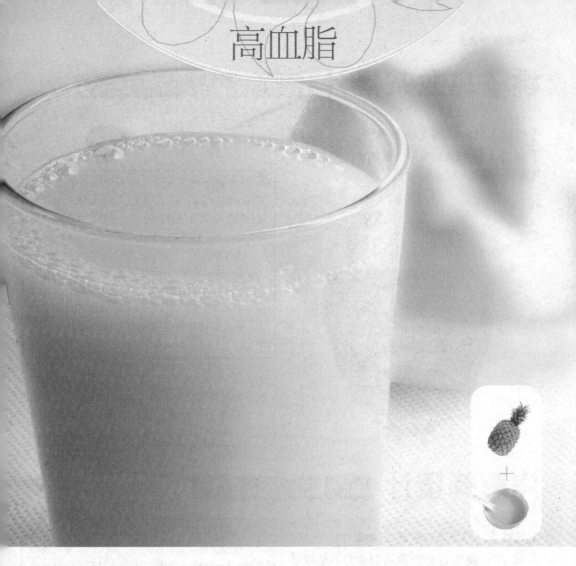

菠萝豆浆果汁

去除多余血脂，改善高血脂

【材料】菠萝切片2片，豆浆200毫升。

【做法】❶将菠萝切成块状；❷将菠萝和豆浆一起放入榨汁机榨汁。

养生功效 日本医学界研究显示，多吃菠萝可以避免心脏病。菠萝含有一种叫菠萝朊酶的物质，它能分解蛋白质，溶解阻塞于组织中的纤维蛋白和血凝块，改善局部的血液循环，消除炎症和水肿；菠萝中所含糖、盐类和酶有利尿作用，适当食用对肾炎、高血压病患者有益。国外研究还发现，菠萝所含的生物碱及蛋白酶，也能使血液凝块消散与抑制血液凝块形成。对冠状动脉和脑动脉血管栓塞所引起的疾病有缓解作用。

此款果汁能够去除体内多余的脂质，预防和改善高血脂。

贴心提示 优质菠萝的果实呈圆柱形或两头稍尖的卵圆形，大小均匀适中，果形端正，芽眼数量少。成熟度好的菠萝表皮呈淡黄色或亮黄色，两端略带青绿色，上顶的冠芽呈青褐色；生菠萝的外皮色泽铁青或略带褐色。

57

桃子乌龙茶果汁 促进脂质分解，清通血液

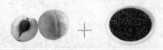

【材料】桃1个，乌龙茶200毫升。

【做法】❶把桃削皮后切成块状；❷把桃和乌龙茶一起放入榨汁机榨汁。

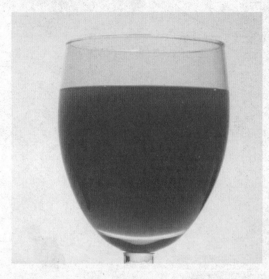

养生功效 乌龙茶除了具有消除疲劳、生津利尿、解热防署、杀菌消炎、解毒防病、消食去腻、减肥健美等保健功能外，还突出表现在防癌症、降血脂、抗衰老等特殊功效。

桃有补益气血、养阴生津的作用，能够改善气血亏虚、面黄肌瘦、心悸气短等症状。桃仁提取物有抗凝血作用，并能抑制咳嗽中枢而止咳，同时能使血压下降，可用于高血压病人的辅助治疗。

此款果汁具有促进脂质分解，降低血脂的功效。

贴心提示 此果汁饮用有三忌：空腹不饮，否则感到饥肠辘辘，头晕欲吐，人们称此为"茶醉"；睡前不饮；冷茶不饮，冷后性寒，对胃不利，因而饮用此果汁最好加热。

洋葱蜂蜜汁 预防和治疗高血脂

【材料】洋葱半只，蜂蜜水200毫升。

【做法】❶将洋葱在微波炉加热后切成块状；❷将洋葱和蜂蜜水一起放入榨汁机榨汁。

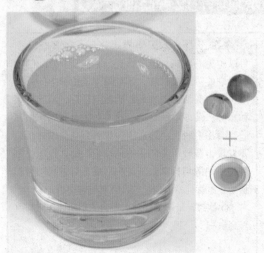

养生功效 蜂蜜含有与人体血清浓度相近的多种无机盐和维生素、铁、钙、铜、锰、钾、磷等多种有机酸和有益人体健康的微量元素，以及果糖、葡萄糖、淀粉酶、氧化酶、还原酶等，具有滋养、润燥、解毒之功效。

洋葱具有扩张血管、降低血黏度的功效，所以吃洋葱能调理高血脂等疾病。洋葱不仅能调理高血脂，还可以治疗多年的便秘。对于患有高血压、糖尿病、高血脂、高胆固醇、动脉硬化、冠心病的老年人而言具有很好的保健作用。

此款果汁能够抑制脂肪的摄入，防止和治疗高血脂。

贴心提示 洋葱有橘黄色皮和紫色皮两种，最好选择橘黄色皮的，这种洋葱每层比较厚，水分比较多，口感比较脆；紫色皮的水分少，每层比较薄，易老。

香蕉猕猴桃荸荠汁 降低胆固醇，减脂

【材料】香蕉1根，猕猴桃1个，荸荠6颗，饮用水200毫升。

【做法】❶剥去香蕉的皮和果肉上的果络，切成块状；将猕猴桃去皮洗净，切成块状；将荸荠洗净去皮，切下果肉；❷将准备好的香蕉、猕猴桃、荸荠和饮用水一起放入榨汁机榨汁。

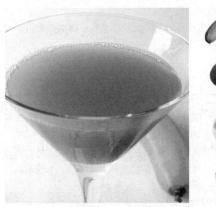

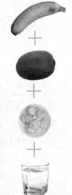

养生功效 猕猴桃含有丰富的营养和膳食纤维，是低脂肪食物，对减肥健美、美容有独特的功效。实验证明，猕猴桃所含抗坏血酸被人体利用情况与晶体抗坏血酸相同，抗坏血酸及其代谢生成物抗坏血酸酯有减低血和肝中脂质的作用。

荸荠对于高血压、便秘、糖尿病尿多者、小便淋沥涩通者、尿路感染患者均有一定功效。在呼吸道疾病传染病较多的春季，常吃荸荠有利于流脑、麻疹、百日咳及急性咽炎的预防。

此款果汁能够降低胆固醇，畅清血脂。

贴心提示 荸荠生于水田中，其皮能聚集有害有毒的生物排泄物和化学物质，荸荠皮中还含有寄生虫，如果吃了未洗净的荸荠皮，会导致各种疾病，因此食用前一定要洗净去皮。

茄子番茄汁 抗氧化，降低有害胆固醇含量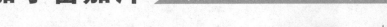

【材料】茄子1个，番茄1个，牛奶200毫升。

【做法】❶将带皮的茄子切成碎块；❷将番茄的表皮划几道口子，放入沸水中浸泡10秒；去皮后切块；❸将准备好的茄子和番茄、牛奶一起放入榨汁机榨汁。

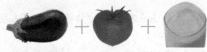

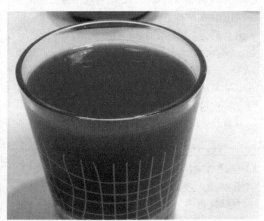

养生功效 茄子含有蛋白质、脂肪、碳水化合物、维生素以及钙、磷、铁等多种营养成分，特别是维生素P的含量很高。这是许多蔬菜水果望尘莫及的。维生素P能使血管壁保持弹性和生理功能，防止硬化和破裂，所以经常吃些茄子，有助于防治高血压、冠心病、动脉硬化和出血性紫癜。

茄色素是茄子紫红色皮中的色素，具有抗氧化的作用。这种色素有降低有害胆固醇和提高有益胆固醇含量的功效，还能够去除体内过多的活性氧。

此款果汁能够抗氧化，预防动脉硬化。

贴心提示 要保存的茄子绝对不能用水冲洗，还要防雨淋，防磕碰，防受热，并存放在阴凉通风处。

西蓝花绿茶汁 保护血管，减脂

【材料】西蓝花2朵，绿茶200毫升。

【做法】❶将西蓝花在热水中焯一下；❷将西蓝花和绿茶一起放入榨汁机榨汁。

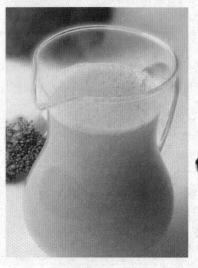

养生功效 茶叶不仅能够提神醒脑，对心脑血管病、辐射病、癌症等有一定的药理功效。茶叶具有药理作用的主要成分是茶多酚、咖啡碱、脂多糖、茶氨酸等。

西蓝花是含有类黄酮最多的食物之一，类黄酮除了可以防止感染，还是最好的血管清理剂，能够阻止胆固醇氧化，防止血小板凝结，因而减少患心脏病与中风的危险。

此款果汁能够维护血管的韧性，降低血脂。

贴心提示 此款果汁不适宜发热、肾功能不全、心血管疾病、习惯性便秘、消化道溃疡、神经衰弱、失眠、孕妇、哺乳期妇女、儿童饮用。因为绿茶能在很短的时间内，迅速降低人体血糖，所以低血糖患者慎用。

草莓双笋汁 利尿降压，保护血管

【材料】草莓8颗，芦笋1根，莴苣6厘米长，饮用水200毫升。

【做法】❶将草莓去蒂洗净，切成块状；将芦笋洗净切成块状；将莴苣去皮洗净，切成块状；❷将准备好的草莓、芦笋、莴苣和饮用水一起放入榨汁机榨汁。

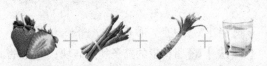

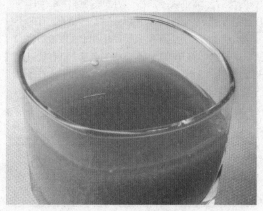

养生功效 芦笋中的药用成分如多种甾体苷类化合物、芦丁、甘露聚糖、胆碱、叶酸等在食疗保健中占有非常特殊的地位，可以增进食欲，帮助消化、缓解疲劳、心脏病、高血压、肾炎、肝硬化等病症，并具有利尿、镇静等治疗作用。

莴苣含有丰富的钾，对高血压、水肿、心脏病人有一定的治疗作用；莴苣可促进消化腺和胆汁的分泌，从而促进各消化器官的功能，对消化功能减弱、消化道中酸性降低和便秘的病人尤其有利。

此款果汁能够降脂降压，保护血管。

贴心提示 草莓的食法比较多，常见的是将草莓冲洗干净，直接食用，或将洗净的草莓拌以白糖或甜牛奶食用，风味独特，别具一格。

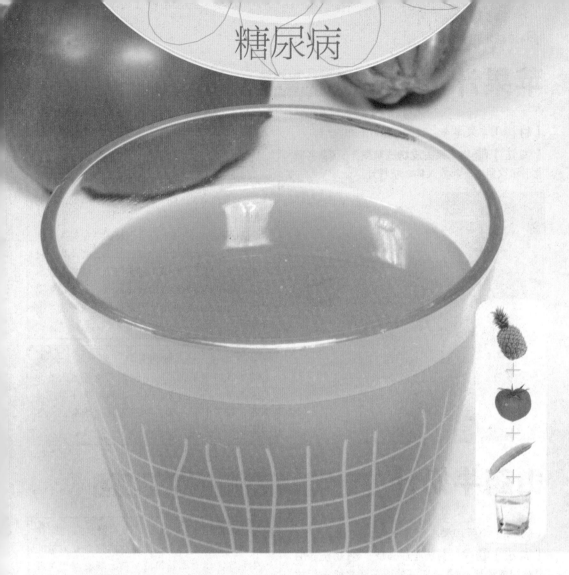

菠萝番茄苦瓜汁 降低血压

【材料】菠萝2片，番茄1个，苦瓜半根，饮用水200毫升。

【做法】❶将菠萝洗净切成块状；❷将番茄表皮划几道口子，放在沸水中浸泡10秒，去掉番茄的皮；❸将苦瓜去瓤，切成丁；❹将准备好的菠萝、番茄、苦瓜、水一起放入榨汁机榨汁。

贴心提示 苦瓜虽苦，却从不会把苦味传给"别人"，如用苦瓜烧鱼，鱼块绝不沾苦味，所以苦瓜又有"君子菜"的雅称。

养生功效 番茄汁可使高血压下降，平滑肌兴奋。番茄所含维生素C、芦丁、番茄红素及果酸，可降低血胆固醇，预防糖尿病、动脉粥样硬化及冠心病。番茄所含的铁可以补血；苹果酸、柠檬酸和糖类有助消化，还有利尿的作用。

苦瓜中的多肽类物质，能快速降糖、调节胰岛功能，能修复B细胞，增加胰岛素的敏感性，预防改善并发症，调节血脂，提高免疫力。

此款果汁适于降低血压，增强免疫力，对糖尿病患者也有保健功效。

苹果汁 降低人体血糖含量

【材料】苹果半个，饮用水200毫升。

【做法】❶将苹果去皮切成苹果丁；❷将苹果丁和饮用水一起放入榨汁机榨汁。

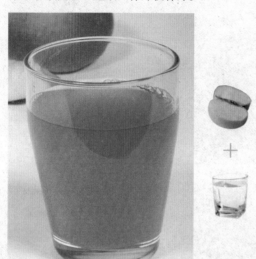

养生功效 苹果中含有较多的钾，能与人体过剩的钠盐结合，使之排出体外。当人体摄入钠盐过多时，吃些苹果，有利于平衡体内电解质。苹果中含有的磷和铁等元素，易被肠壁吸收，有补脑养血、宁神安眠作用。此外，苹果还具有降低血糖的作用。

糖尿病是由胰岛素不足引起的，如果人体缺少钾的话，胰岛素的作用就会减弱。喝苹果汁可以补充钾。另外，苹果中的果胶进入肠胃吸收水分后，能在肠道内形成凝胶过滤系统，阻碍肠道对糖分的吸收，因此能够降低糖尿病患者的血糖含量。

贴心提示 苹果酸甜可口，营养丰富，是老幼皆宜的水果之一，它被越来越多的人称为"大夫第一药"。许多美国人把苹果作为瘦身必备，每周节食一天，这一天只吃苹果，号称"苹果日"。

山药牛奶汁 缓解血糖上升，抑制胰岛素分泌

【材料】山药10厘米长，牛奶200毫升。

【做法】❶将山药洗净后去皮；❷将洗净的山药切成块状；❸将切好的山药和牛奶一起放入榨汁机榨汁。

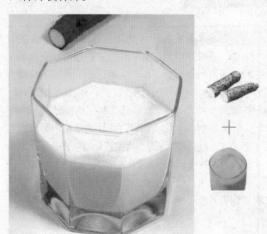

养生功效 山药的黏液蛋白有降低血糖的作用，是糖尿病人的食疗佳品；山药含有大量的维生素、微量元素及黏液蛋白，能够保护血管的畅通，从而起到预防心血管疾病的作用。山药与牛奶结合，能够缓解人体就餐后血糖的上升，并且抑制胰岛素的分泌，故非常适用于糖尿病患者。

此款果汁能够预防和治疗糖尿病。

贴心提示 选择山药时首先要掂重量，大小相同的山药，较重的更好。其次看须毛，同一品种的山药，须毛越多的越好。须毛越多的山药口感更面，含山药多糖更多，营养也更好。最后再看横切面，山药的横切面肉质应呈雪白色，这说明是新鲜的，若呈黄色似铁锈的切勿购买。表面有异常斑点的山药可能已经感染过病害，绝对不能买。

芹菜番茄汁 降低血压血脂 🍑

【材料】芹菜半根，番茄1个，饮用水200毫升。

【做法】❶将芹菜洗净切成块状；将番茄皮划几道口子，放在沸水中浸泡10秒，去掉番茄的皮；❷将准备好的芹菜、番茄和饮用水一起放入榨汁机榨汁。

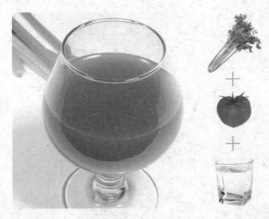

养生功效 研究发现，番茄中的番茄红素有助预防Ⅱ型糖尿病等与肥胖有关的疾病。

芹菜为高纤维素食物，高纤维素饮食能改善糖尿病患者细胞的糖代谢，增加胰岛素受体对胰岛素的敏感性，能使血糖下降，从而可减少患者对胰岛素的用量。芹菜可使血糖浓度缓慢上升，可防止血糖水平急剧波动，有助于保护受损的胰腺功能。还能降低患者血脂水平，芹菜对糖尿病合并心血管病有益。

此款果汁能够抑制身体内糖的过度摄取，有效预防糖尿病。

贴心提示 选购芹菜时，应挑选菜梗短而粗壮，菜叶翠绿而稀少的。芹菜新鲜不新鲜，主要看叶身是否平直，新鲜的芹菜是平直的，存放时间较长的芹菜，叶子尖端就会翘起，叶子软，甚至发黄起锈斑。

番石榴芹菜汁 辅助治疗糖尿病 🍑

【材料】番石榴1个，芹菜半根，饮用水200毫升。

【做法】❶将番石榴去皮和果瓤，切成块状；❷将芹菜洗净切成块状；❸将切好的番石榴、芹菜和饮用水一起放入榨汁机榨汁。

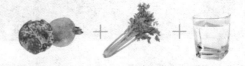

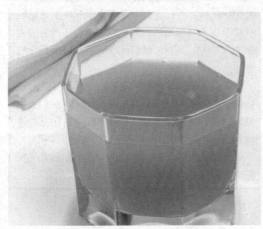

养生功效 番石榴含有蛋白质、脂肪、碳水化合物、维生素A、B族维生素、维生素C、钙、磷、铁，可增加食欲，促进儿童生长发育，防治高血压、糖尿病，对于肥胖症及肠胃不佳之患者而言是最为理想的食用水果。番石榴的叶片和幼果切片晒干泡茶喝，可辅助治疗糖尿病。番石榴的食疗药用价值高，对于预防糖尿病、高血压均有效果。

此款果汁适于糖尿病患者。

贴心提示 番石榴为热带、亚热带水果，原产美洲，现在华南地区及四川盆地均有栽培，因其闻上去有一股臭味，故又名鸡屎果，但吃起来却全然没有那股臭味，香甜可口。

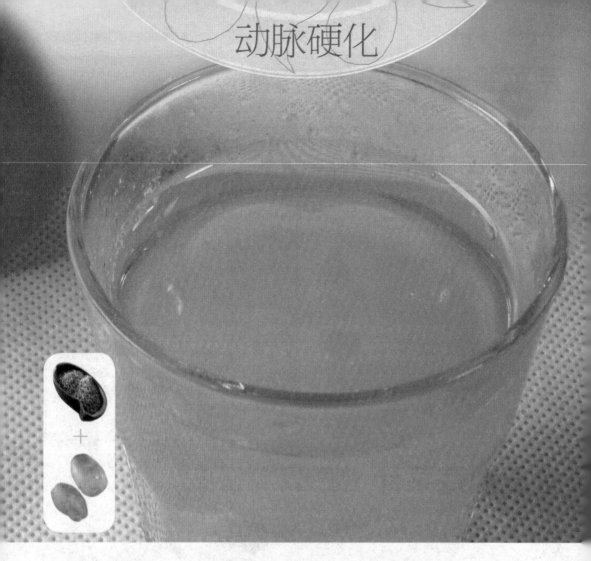

土豆茶汁 抗氧化，清血脂，防止动脉硬化

【材料】土豆半个，绿茶200毫升。

【做法】❶ 将土豆去皮后在热水中焯一下；❷ 将加热后的土豆切成丁；❸ 将切好的土豆和绿茶一起放入榨汁机榨汁。

养生功效 土豆含有大量的优质纤维素，这些纤维素在人体肠道内被微生物消化后还可生成大量的维生素B₆。维生素B₆有较好的防止动脉硬化的作用。

绿茶中含有一定量的茶多酚。茶多酚不是一种物质，是从茶叶中提取的复合物，含有30种以上的酚性物质，故名"多酚"。茶多酚具有明显的降血脂、抗动脉硬化、改善毛细血管功能等作用。

土豆和绿茶不仅具有抗氧化的作用，还能够预防动脉硬化，是一款不可多得的果饮。

贴心提示 土豆的皮含有一种叫生物碱的有毒物质，人体摄入大量的生物碱，会引起中毒、恶心、腹泻等反应，因此食用时一定要去皮，特别是要削净已变绿的皮。

香蕉豇豆果汁 降低血液中脂质含量

【材料】香蕉半根，牛奶200毫升，豇豆适量。

【做法】❶剥掉香蕉皮和果肉上的果络；将香蕉切成块状；❷将豇豆洗净提前浸泡，❸将切好的香蕉、牛奶、大豆一起放入榨汁机榨汁。

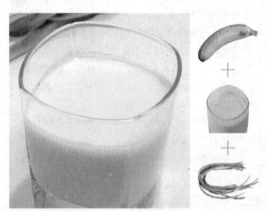

养生功效 香蕉含有多种微量元素和维生素。其中维生素A和核黄素能促进生长，增强机体对疾病的抵抗力。

常食大豆具有抗衰老、健脑等保健功效。大豆中的卵磷脂可除掉附在血管壁上的胆固醇，防止血管硬化，预防心血管疾病，保护心脏。大豆中的卵磷脂还具有防止肝脏内积存过多脂肪的作用，从而有效地防治因肥胖而引起的脂肪肝。

此款果汁能够降低血液中的脂质含量，预防动脉硬化。

贴心提示 有些人购买香蕉时，往往爱拣色泽鲜黄、表皮无斑的果实。其实这样的香蕉内部还没有完全脱涩转熟，吃起来果肉硬而带涩味。香蕉应该挑选果皮黄黑泛红，稍带黑斑，皮上有黑芝麻的，表皮有皱纹的香蕉风味最佳。

橙子豆浆果汁 促进新陈代谢，预防动脉硬化

【材料】橙子半个，豆浆200毫升。

【做法】❶将橙子连皮切碎；❷将切好的橙子和豆浆一起放入榨汁机榨汁。

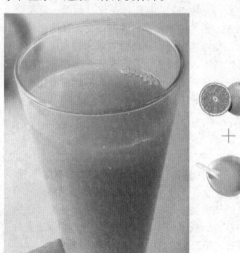

养生功效 一些专家认为，适当喝豆浆能够强身健体、防止衰老，对糖尿病、高血压、冠心病、癌症、脑中风、支气管炎、老年痴呆、便秘、肥胖等疾病具有辅助疗效。中老年女性喝豆浆对身体健康有好处，豆浆除富含抗氧化剂、矿物质和维生素以外，还含有牛奶中没有的植物雌激素——黄豆苷原，能调节女性内分泌系统的功能，抑制雌激素依赖性癌细胞和其他女性生殖系统癌细胞的生长繁殖，对防止动脉硬化有重要意义。

此款果汁能够促进新陈代谢，预防动脉硬化。

贴心提示 长期食用豆浆的人不要忘记补充微量元素锌。由于豆浆是由大豆制成的，而大豆里面含嘌呤成分很高，且属于寒性食物，所以有痛风症状、乏力、体虚、精神疲倦等症状的虚寒体质者都不适宜饮用豆浆。

香蕉可可果汁 抗氧化，预防动脉硬化

【材料】香蕉半根，牛奶200毫升，可可粉1勺。

【做法】❶剥掉香蕉皮和果肉上的果络，切成适当大小的块状；❷将切好的香蕉、牛奶、可可粉一起放入榨汁机榨汁。

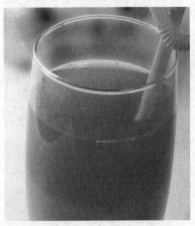

养生功效 天然可可粉中生物碱具有健胃、刺激胃液分泌，促进蛋白质消化，可可粉含有蛋白质、多种氨基酸、高热量脂肪、维生素A、维生素D、维生素E、维生素B_1、维生素B_2、维生素B_6，多种矿物质及具有多种生物活性功能的生物碱，能有效促进肌肉和身体的反射系统，并能防止血管硬化。食用可可能够稳定血糖，控制体重。可可富含可可脂、蛋白质、纤维素、多种维生素和矿物质，营养全面。吃可可容易有饱腹感，并对血糖影响很小。可可中丰富的原花青素和儿茶素以及维生素E，具有很强的抗氧化作用。这些抗氧化剂和可可中的维生素A和锌一起可以美肤美容，祛痘除疤。

香蕉中含有多种微量元素，能够提高机体的抗病能力。

此款果汁能够刺激血液循环，对抗动脉硬化。

苹果蜂蜜果汁 促进体内胰岛素的分泌

【材料】苹果半个，蜂蜜水200毫升。

【做法】❶将苹果去皮并切成适当大小；❷将切好的苹果和蜂蜜水一起放入榨汁机榨汁。

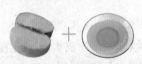

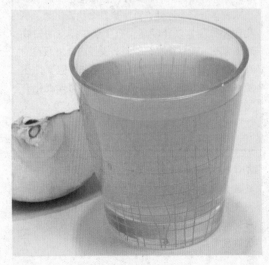

养生功效 蜂蜜中具有滋养、润燥、解毒之功效，尤其是钾元素，能够促使人体产生胰岛素，预防糖尿病。蜂蜜含有刺槐苷和挥发油，其性清凉，有舒张血管、改善血液循环、防止血管硬化、降低血压等作用，临睡前服用能起到催眠作用。

此款果汁适用于糖尿病人。

贴心提示 蜂蜜的成分除了葡萄糖、果糖之外还含有各种维生素、矿物质和氨基酸。1千克的蜂蜜含有2940卡的热量。蜂蜜是糖的过饱和溶液，低温时会产生结晶，生成结晶的是葡萄糖，不产生结晶的部分主要是果糖。

豆浆蜂蜜柠檬汁 扩张和保护血管

【材料】豆浆200毫升，柠檬2片，蜂蜜适量。

【做法】❶将柠檬切成丁；❷将切好的柠檬、蜂蜜、豆浆一起放入榨汁机榨汁。

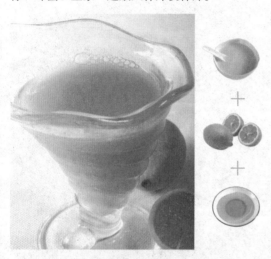

养生功效 柠檬能缓解钙离子促使血液凝固的作用，可预防和治疗高血压和心肌梗死，柠檬酸有收缩、增固毛细血管，降低通透性，提高凝血功能及血小板数量的作用，可缩短凝血时间和出血时间，具有止血作用。柠檬能使血液畅通，因而减轻静脉曲张部位之压力。柠檬能够恢复红细胞的活力，减轻贫血的现象。同时刺激白细胞，进而活络免疫系统，帮助身体抵抗疾病。

豆浆含有大量纤维素，能有效地阻止糖的过量吸收，减少糖分，预防糖尿病；所含的胆固醇和钾能够预防高血压，软化血管。

蜂蜜中所含的微量元素能够促进血液循环，滋阴润燥。

此款果汁能够促进血液循环扩张，保护血管。

贴心提示 此款果汁对于暑热口干、消化不良者，维生素C缺乏者，胎动不安的孕妇，肾结石患者，高血压、心肌梗死患者均适宜。

生菜芦笋汁 抑制血管硬化

【材料】生菜叶2片，芦笋1根，饮用水200毫升。

【做法】❶将生菜叶洗净切碎；将芦笋洗净切成丁；❷将切好的生菜叶、芦笋和饮用水一起放入榨汁机榨汁。

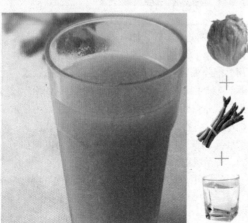
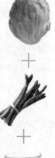

养生功效 芦笋对高血脂、高血压、动脉硬化以及癌症具有良好的预防效果。

生菜叶适宜肥胖、减肥者，高胆固醇者、神经衰弱者、肝胆病患者食用；生食、常食可有利于女性保持苗条的身材。

此款果汁能够抗氧化，预防动脉硬化。

贴心提示 在挑选生菜的时候，除了要看菜叶的颜色是否青绿外，还要注意茎部。茎色带白的才够新鲜。越好的生菜叶子越脆，用手掐一下叶子就能感觉得到。而且叶片不是非常厚，叶面有诱人的光泽度，如果在叶子的正面滴上一滴水，水滴是不会滑开的。在叶面有断口或者褶皱的地方，不新鲜的生菜会因为空气氧化的作用而变得好像生了锈斑一样，而新鲜的生菜则不会如此。

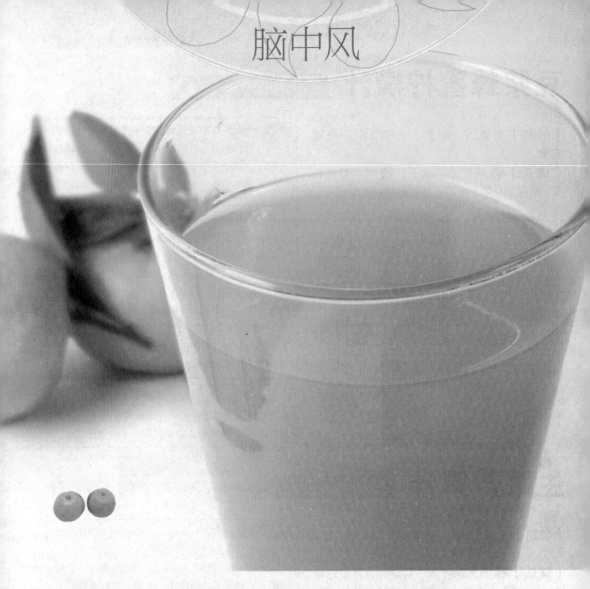

柑橘果汁 强化毛细血管，缓解脑中风症状

【材料】柑橘2个。

【做法】❶将柑橘带皮切成块；❷将切好的柑橘放入榨汁机榨汁。

养生功效 橘皮中含有的维生素C远高于果肉，维生素C为抗坏血酸，在体内起着抗氧化的作用，能降低胆固醇，预防血管破裂或渗血；维生素C、维生素P配合，可以增强对坏血病的治疗效果；经常饮用橘皮茶，对患有动脉硬化或维生素C缺乏症者有益；柑橘还能降低患心血管疾病、肥胖症和糖尿病的概率；同时，柑橘可以调和肠胃，刺激肠胃蠕动、帮助排气。

此款果汁能强化毛细血管，缓解脑中风症状。

贴心提示 柑橘内含大量胡萝卜素，入血后转化为维生素A，积蓄在体内，使皮肤泛黄，即导致"胡萝卜血症"，俗称"橘黄症"，继而出现恶心、呕吐、食欲不振、全身乏力等综合症状。因此不宜多饮用。

芹菜洋葱胡萝卜汁 安定神经，促进血液循环

【材料】芹菜半根，洋葱1/4个，胡萝卜1根，柠檬2片，饮用水200毫升。

【做法】❶将芹菜、胡萝卜、柠檬洗净，切成块状；❷将洋葱洗净，在微波炉加热，再切成丁或丝；❸将切好的芹菜、洋葱、胡萝卜、柠檬和饮用水一起放入榨汁机榨汁。

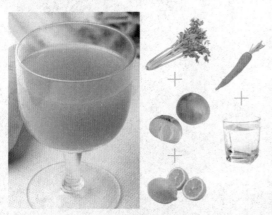

养生功效 芹菜能够提神健脑，改善肤色、发质，增强骨骼，对于高血压、头痛、头晕有抑制作用。芹菜中所含的碱性成分，对人体有安定作用，能使人情绪安定，消除烦躁。

洋葱开胃提神、抗菌消炎、降糖降脂、抗氧化防衰老、补充钙质、预防骨质疏松的功效显著。它可以为人体提供丰富的B族维生素和膳食纤维，富含钾，而且低钠。多吃洋葱有利尿的作用，所以它也被经常用于改善血液循环，有助缓解心血管病。

此款果汁能够安定神经，预防脑中风。

贴心提示 洋葱和生姜有安神助眠的作用：取洋葱适量，洗净，捣烂，置于小瓶内盖好，睡前稍开盖，闻其气味，10分钟内即可入睡，洋葱特有的刺激成分，会发挥镇静神经、诱人入眠的神奇功效。

香蕉红茶果汁 抗氧化，稳定血压，抵御中风

【材料】香蕉1根，红茶200毫升。

【做法】❶将香蕉去皮并剥掉果肉上的果络；❷将香蕉切成块状；❸将切好的香蕉和红茶一起放入榨汁机榨汁。

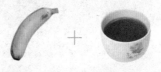

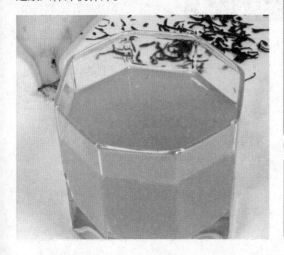

养生功效 红茶中的红色素是一种多酚成分，具有抗氧化的作用，能够防止血压上升和血液黏稠，能够预防动脉硬化，改善血液循环。

香蕉中所含的维生素A能促进骨骼生长，增强机体免疫力，能够维持正常的生殖力和视力；香蕉中的硫胺素能治疗脚气病，开胃助消化。

此款果汁有助于稳定血压，预防中风。

贴心提示 香蕉在冰箱中存放容易变黑，可以把香蕉放进塑料袋，再放一个苹果，然后尽量排出袋子里的空气，扎紧袋口，再放在家里不靠近暖气的地方，这样香蕉至少可以保存一个星期左右。

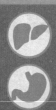

胃炎、胃溃疡

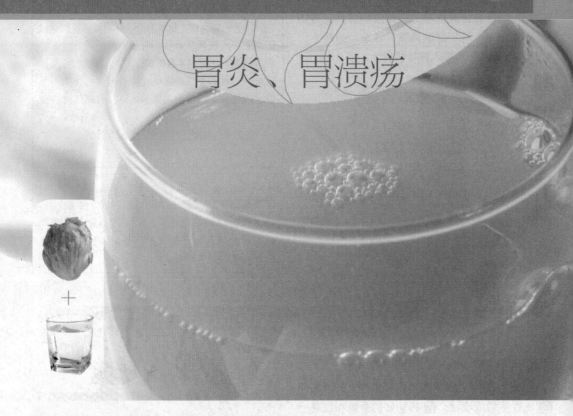

圆白菜汁 保护胃黏膜，控制炎症

【材料】圆白菜叶2片，饮用水200毫升。

【做法】❶将圆白菜叶洗净后切碎；❷将切好的圆白菜和饮用水一起放入榨汁机榨汁。

贴心提示 皮肤瘙痒性疾病、眼部充血患者忌饮圆白菜汁。圆白菜含有粗纤维量多，且质硬，故脾胃虚寒、泄泻不宜多饮；对于腹腔和胸外科手术后，胃肠溃疡及其出血特别严重时，腹泻及肝病时不宜饮。

养生功效 圆白菜中含有某种溃疡愈合因子，对溃疡有着很好的治疗作用，胃溃疡患者宜多吃。圆白菜还含有一种名为异硫氰酸酯的含硫化合物，这种物质能够清理体内的活性氧，增强白细胞的活性，化解致癌物质的毒性，对于预防癌症有很好的功效。新鲜的圆白菜中有杀菌消炎的作用，对于咽喉疼痛、外伤肿痛、蚊叮虫咬、胃痛牙痛之类有很好疗效。

此款果汁能够保护肠胃健康，适于胃炎、胃溃疡患者。

山药酸奶汁 改善肠胃功能，促进消化 🌀

【材料】山药约6厘米长，酸奶200毫升。

【做法】❶将山药洗净去皮；将山药切成块状；❷将山药和酸奶一起放入榨汁机榨汁。

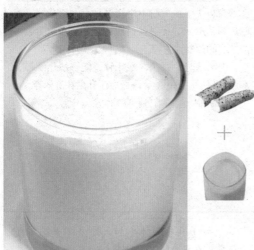

养生功效 山药含有大量的维生素及微量元素，能有效畅清血脂，预防心血管疾病，益志安神、延年益寿；山药中的黏蛋白能够降低血糖，保护胃壁，修复受损黏膜，预防胃炎、胃溃疡。

酸奶中的乳酸菌能够维护肠道菌群生态平衡，形成生物屏障，抑制有害菌对肠道的入侵；通过产生大量的短链脂肪酸促进肠道蠕动及菌体大量生长改变渗透压而防止便秘；通过抑制腐生菌在肠道的生长，抑制了腐败所产生的毒素，使肝脏和大脑免受这些毒素的危害，防止衰老。

此款果汁能够保护胃壁，改善肠胃功能。

贴心提示 刚买回的山药放置在通风、阴凉处即可。新鲜山药容易跟空气中的氧产生氧化作用，与铁或金属接触也会形成氧化现象，所以切开山药最好用竹刀或塑料刀片。

番茄西芹汁 防止胃溃疡，消炎止痛 🌀

【材料】西芹半根，番茄2个，饮用水200毫升。

【做法】❶去除西芹的根，切成适当大小；❷在番茄的表皮上划几道口子，在沸水中浸泡10秒；❸剥掉番茄的皮，将番茄切成块状；❹将切好的西芹、番茄和饮用水一起放入榨汁机榨汁。

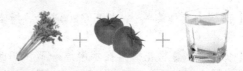

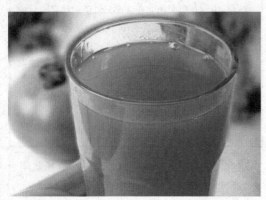

养生功效 西芹营养丰富，富含蛋白质、碳水化合物、矿物质及多种维生素等营养物质，还含有芹菜油，具有降血压、镇静、健胃、利尿等疗效。

番茄所含的苹果酸、柠檬酸等物质，能够帮助分泌胃酸，调整胃肠功能。

此款果汁具有消炎、抗疲劳的作用。

贴心提示 蔬菜市场上的番茄主要有两类。一类是大红番茄，糖、酸含量都高，味浓；另一类是粉红番茄，糖、酸含量都低，味淡。不要购买着色不匀、花脸的番茄。因为这是感染病毒的果实，味觉、营养均差。

西芹香蕉可可汁 预防胃溃疡

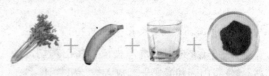

【材料】西芹半根，香蕉半根，饮用水200毫升，可可粉适量。

【做法】❶ 将西芹洗净切碎；❷ 将香蕉切成适量大小；❸ 将西芹、香蕉、饮用水放入榨汁机榨汁；❹ 在榨好的果汁中加入可可粉搅拌均匀即可。

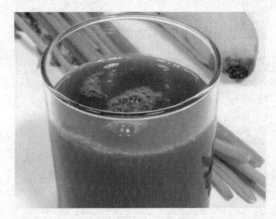

养生功效 可可粉中生物碱具有健胃功效、能刺激胃液分泌，促进蛋白质消化，减少抗生素不能解决的营养性腹泻。

中医认为，香蕉性寒味甘，能够清热解毒、润肠通便、润肺止咳、降低血压和滋补身体等。

此款果汁能够有效预防胃溃疡。

贴心提示 在果汁中加入适量蜂蜜能够使口感更加润滑。

花椰菜汁 对症消化性溃疡

【材料】花椰菜半个，饮用水200毫升，蜂蜜适量。

【做法】❶ 将花椰菜在水中焯一下，切成丁；❷ 将切好的花椰菜和饮用水一起放入榨汁机榨汁；❸ 在榨好的果汁内加入蜂蜜搅拌均匀即可。

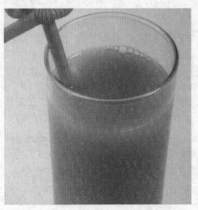
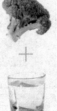

养生功效 花椰菜性平味甘，有强肾壮骨、补脑填髓、健脾养胃、清肺润喉作用。适用于先天和后天不足、久病虚损、腰膝酸软、脾胃虚弱、咳嗽失音者。绿花椰菜尚有一定的清热解毒作用，对脾虚胃热、口臭烦渴者更为适宜。花椰菜是防癌、抗癌的保健佳品，所含的多种维生素、纤维素、胡萝卜素、微量元素都对抗癌、防癌有益。其中绿花椰菜所含维生素C更多，加之所含蛋白质及胡萝卜素，可提高细胞免疫功能。花椰菜中的维生素K能维护血管的韧性，不易破裂。花椰菜中的类黄酮除了可以防止感染，还是最好的血管清洁剂。

此款果汁对于消化性溃疡有显著疗效。

贴心提示 花椰菜里面含有一种有害化学物质叫作硫氰酸烯丙酯，小孩不宜过多饮用。

圆白菜蔬果汁 治疗胃炎、胃溃疡

【材料】圆白菜叶2片，苹果1个，饮用水200毫升。

【做法】❶将圆白菜在水中焯一下，切碎；❷将苹果洗净去核，切成块状；❸将切好的圆白菜、苹果和饮用水一起放入榨汁机榨汁。

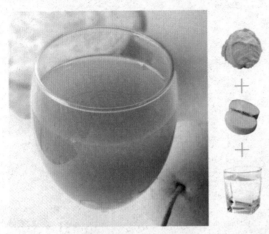

养生功效。圆白菜和大白菜一样产量高、耐储藏，是四季的佳蔬。德国人认为，圆白菜才是菜中之王，它能治百病。中医认为，圆白菜性甘平，无毒，有补髓，利关节，壮筋骨，利五脏，调六腑，清热、止痛等功效。圆白菜的营养价值与大白菜相差无几，其中维生素C的含量还要高出一倍左右。圆白菜还含有纤维素、碳水化合物及各种矿物质，含有大量抗溃疡因子的维生素U，具有分解亚硝酸胺的作用。

此款果汁适于胃炎、胃溃疡患者。

贴心提示。世界卫生组织推荐的最佳食物中，蔬菜首推为红薯（山芋），山芋含丰富维生素，又是抗癌能手，其次是芦笋、圆白菜、花椰菜、芹菜、茄子、胡萝卜等，圆白菜排名第三。

圆白菜芦荟汁 保健肠胃

【材料】圆白菜2片，芦荟4厘米长，饮用水200毫升。

【做法】❶将圆白菜洗净切碎；❷将芦荟洗净，切成块状；❸将切好的圆白菜、芦荟和饮用水一起放入榨汁机榨汁。

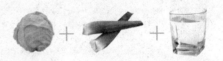

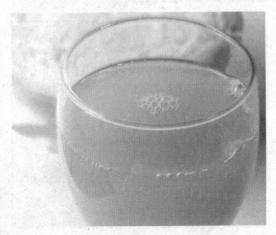

养生功效。圆白菜中含有溃疡愈合因子，能加速伤口愈合，是胃溃疡患者的有效食品。

芦荟的黄汁对急性胃炎的治疗效果显著。另外，因为芦荟丰富的黏液可以黏附在溃疡面上，不仅可以激活细胞组织再生，还可以使溃疡部位以及周围组织长出新的组织，所以，芦荟对治疗胃酸引起的胃溃疡也有很大帮助。

此款果汁能够保护肠胃健康。

贴心提示。圆白菜和其他芥属蔬菜都含有少量致甲状腺肿的物质（如硫氰酸盐），可以干扰甲状腺对碘的利用，当机体发生代偿反应，就使甲状腺变大，形成甲状腺肿。

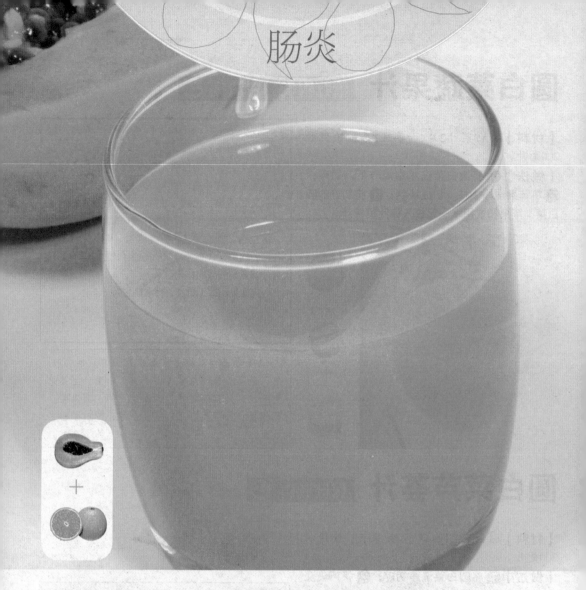

肠炎

木瓜果汁 缓解消化不良，促进肠胃健康

【材料】木瓜半个，酸橙适量。

【做法】❶将木瓜去皮，切成块状；❷将酸橙去皮，切成块状；❸将切好的木瓜和酸橙放入榨汁机榨汁。

养生功效 木瓜里的蛋白分解酵素、番瓜素可帮助分解脂肪，减低胃肠的工作量。木瓜中含有碳水化合物、蛋白质、脂肪、多种维生素及多种人体必需的氨基酸，可有效补充人体的养分，增强机体的抗病能力。

木瓜含有大量的β-胡萝卜素，它能有效对抗破坏身体细胞、使人体加速衰老的游离基，因此也有防癌的功效。

酸橙有理气宽胸、提肛消胀、健胃消食、增强身体抵抗力的功效。

此款果汁适用于肠炎患者。

贴心提示 熟木瓜使用时要注意，木瓜中有胡萝卜素，此物见光即分解为黑色素。所以建议吃完木瓜后4个小时内不要见阳光。

乳酸菌西芹汁 　遏制有害细菌繁殖，调节肠胃功能

【材料】西芹半根，乳酸菌饮料200毫升。

【做法】❶将西芹洗净切成块状；❷将切好的西芹和乳酸菌放入榨汁机榨汁。

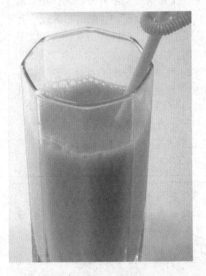

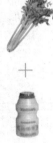

养生功效　乳酸菌饱含益力多乳酸菌、双歧杆菌等，它能促进蛋白质、单糖及钙、镁等营养物质的吸收。乳酸菌对人体具有多方面的保健作用，如调节人体胃肠道正常菌群、保持体内微生态平衡、改善便秘、降低胆固醇水平、改善肝功能、控制体内毒素、抑制肠道内腐败菌生长繁殖和腐败产物的产生，从而对机体的营养状态、生理功能、细胞感染、毒性反应、衰老过程等产生积极作用。

西芹中所含的成分能够增强乳酸菌调节肠胃功能的功效。

此款果汁能够遏制体内有害细菌繁殖，治疗和预防肠炎。

贴心提示　酸奶中含有大量的乳酸菌，这些乳酸菌能够在人体内有效地抑制有害菌的生长，减少由于肠道内有害菌产生的毒素对整个机体的毒害，能使人健康长寿。

乳酸菌香蕉果汁 　有效预防大肠癌

【材料】香蕉半根，乳酸菌饮料200毫升。

【做法】❶去掉香蕉的皮和果肉上的果络；❷将香蕉切成适当大小；❸将切好的香蕉和乳酸菌饮料一起放入榨汁机榨汁。

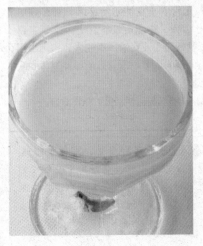

养生功效　乳酸菌能够防治有色人种普遍患有的乳糖不耐症（喝鲜奶时出现的腹胀、腹泻等症状）；能够促进蛋白质、单糖及钙、镁等营养物质的吸收，产生B族维生素等大量有益物质；还能够使肠道菌群的构成发生有益变化，改善人体胃肠道功能；对于抑制体内腐败菌的繁殖，消解腐败菌所产生的毒素，清除肠道垃圾同样有效。

此款果汁适用于肠炎患者。

贴心提示　乳酸菌经发酵的乳酸菌奶酪蛋白及乳脂被转化为短肽、氨基酸和低分子的游离脂类等更易被人体吸收的小分子。奶中丰富的乳糖已被分解成乳酸，乳酸与钙结合形成乳酸钙，极易被人体吸收，也可被乳糖不耐症人群选用。乳酸菌奶能促进胃液分泌，促进消化，对胃具有保养功能，并能抑制肠道内腐败菌的生长。

南瓜杏汁 遏制有害细菌繁殖，调节肠胃功能

【材料】南瓜2片（2厘米厚），杏子6颗，饮用水200毫升。

【做法】❶将南瓜去皮切成块状；将杏子洗净去核，切成块状；❷将切好的南瓜、杏子和饮用水一起放入榨汁机榨汁。

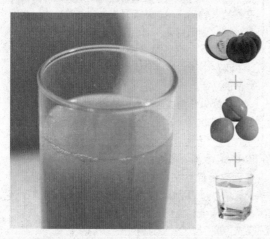

养生功效 南瓜内含有维生素和果胶，其中果胶具有非常好的吸附性，能黏结和消除体内的细菌毒素和其他有害的物质，如重金属中的铅、汞和放射性元素，能起到解毒的作用；南瓜中所含的果胶还可以保护胃肠道黏膜，令其免受粗糙食品的刺激，促进溃疡愈合，适宜于胃病患者食用。

杏含有碳水化合物、粗膳食纤维、钙、磷、铁、胡萝卜素、维生素C、B族维生素、鞣酸等几十种营养成分。

此款果汁可生津止渴，清热解毒，还具有非常不错的减肥效果。

贴心提示 南瓜不宜久存，削去皮后放置太久的话，瓜瓤便会自然无氧酵解，产生酒味，在制作果汁的时候一定注意不要选用这样的南瓜，否则便有可能会引起中毒。

苹果土豆汁 润肠，预防亚健康

【材料】苹果1个，土豆1个。

【做法】❶将苹果洗净去核，切成块状，在热水中焯一下；❷将土豆洗净去皮，切成片，在热水中焯一下；❸将焯好的苹果和土豆一起放入榨汁机榨汁搅拌即可。

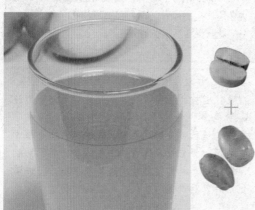

养生功效 苹果可用作整肠止泻剂，民间至今仍有用苹果治疗慢性腹泻、神经性结肠炎及肠结核等疾病的方法。

土豆含有丰富的维生素B₁、维生素B₂及大量的优质纤维素，还含有氨基酸、蛋白质和优质淀粉等营养元素。土豆能防治瘀斑、神经痛、关节炎、冠心病，还能治眼痛。土豆含有丰富的钾元素，肌肉无力及食欲不振的人、长期服用利尿剂或轻泻剂的人多吃土豆，能够补充体内缺乏的钾。

此款果汁能够润肠通便，保护肠胃健康。

贴心提示 吃土豆要去皮吃，有芽眼的地方一定要挖去，以免中毒。切好的土豆丝或片不能长时间地浸泡，泡太久会造成水溶性维生素等营养流失。买土豆时不要买皮的颜色发青和发芽的土豆，以免龙葵素中毒。

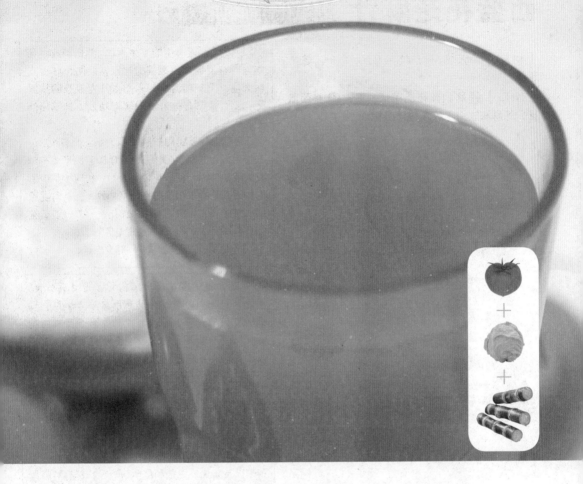

番茄圆白菜甘蔗汁 增强肝脏解毒功能

【材料】番茄一个，圆白菜1片，甘蔗8厘米长。

【做法】❶ 在番茄的表皮上划几道口子，在沸水中浸泡10秒；剥掉番茄的皮，将番茄切成块状；❷ 将圆白菜洗净切碎；将甘蔗去皮，切成块状；❸ 将准备好的番茄、圆白菜、甘蔗一起放入榨汁机榨汁。

贴心提示 唐代诗人王维在《樱桃诗》中写道："饮食不须愁内热，大官还有蔗浆寒。"而大医学家李时珍对甘蔗则别有一番见解，说："凡蔗榨浆饮固佳，又不若咀嚼之味永也。"

养生功效 番茄中的营养成分烹调时遇热、酸、碱不易破坏，对肝脏、心脏等器官都具有营养保健功效。番茄中的大量纤维素有利于各种毒素排出，可以减轻肝脏排毒代谢的负担。

甘蔗味甘而性凉，有清热之效，能解肺热和肠胃热。甘蔗可以通便解结，饮其汁还可缓解酒精中毒，从而起到保护肝脏的作用。

圆白菜具有杀菌消炎、解毒的作用。将番茄、甘蔗和圆白菜榨汁饮用，不仅能够保护肝脏健康，还能增强肝脏的解毒功能。

西蓝花芝麻汁 抗氧化，抑制肝癌

【材料】西蓝花2朵，饮用水200毫升，芝麻适量。

【做法】❶将西蓝花洗净焯一下；❷将西蓝花、芝麻和饮用水放入榨汁机榨汁。

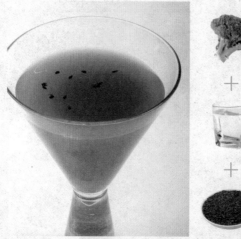
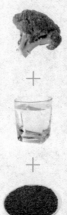

养生功效 芝麻中的维生素E，能抵消或中和细胞内有害物质游离基的积聚，能防止各种皮肤炎症。芝麻中含有的木脂素具有很强的抗氧化作用，能够提高肝脏的解毒功效，抑制癌细胞的生长。

西蓝花高含量的维生素C具有很强的清除自由基作用，尤其对致癌物——亚硝酸胺的形成有明显的阻断作用。西蓝花中所含的一种叫萝卜硫素的物质，具有很强的防癌抗癌功效，尤其对乳腺癌、直肠癌、胃癌等有预防作用。另外，西蓝花还具有杀死导致胃癌的幽门螺旋菌的功效。

此款果汁适用于酒精肝、肝炎患者。

贴心提示 菜花属十字花科，是甘蓝的变种，原产地中海沿岸，其食用部分为洁白、短缩、肥嫩的花蕾、花枝、花轴等聚合而成的花球，是一种粗纤维含量少、品质鲜嫩、营养丰富、人们喜食的蔬菜。

姜黄香蕉牛奶汁 解酒护肝

【材料】香蕉半根，牛奶200毫升，姜黄粉适量。

【做法】❶剥掉香蕉的皮和果肉上的果络；将香蕉切成适当大小；❷将切好的香蕉、牛奶和姜黄粉一起放入榨汁机榨汁。

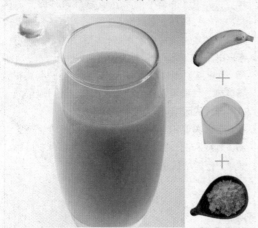

养生功效 姜黄的提取物姜黄素、挥发油、姜黄酮以及姜烯、龙脑和倍半萜醇等，都有利胆作用，能增加胆汁的生成和分泌，并能促进胆囊收缩。姜黄色素有抗氧化的作用，它能够提高酒精分解酶的分解率，降低血液中的酒精含量，减轻酒精对肝脏的损害。

常饮牛奶可减少中风风险；牛奶中所含的微量元素对于解酒有一定功效。

此款果汁适于肝脏功能减退者。

贴心提示 许多人习惯早餐只喝一杯牛奶，不吃别的东西，这是错误的生活方式。因为牛奶更多的成分是水，当牛奶进入胃肠道后，一方面稀释了胃液，不利于营养吸收；另一方面，牛奶在肠道内留停时间很短，不利于多种营养的充分吸收。因此早餐喝牛奶前应吃一些面点或其他干食品为好。

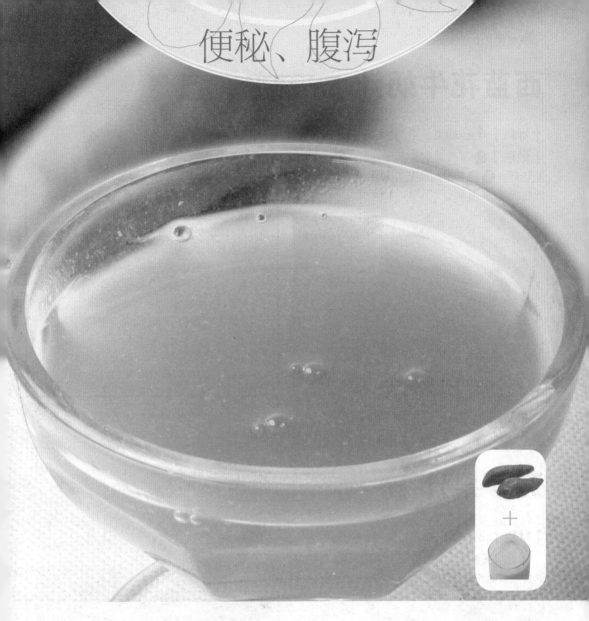

红薯汁 保持身体畅通

【材料】红薯半根，牛奶200毫升。

【做法】❶将红薯连皮洗净后在沸水中煮10秒；将红薯拿出后切成丁；❷将切好的红薯和牛奶一起放入榨汁机榨汁。

贴心提示 红薯中的紫茉莉苷成分具有防止便秘的功效，这种物质靠近红薯表皮，因而，榨汁时不要去掉红薯皮。另外，红薯和柿子不宜在短时间内同时食用。

养生功效 红薯含有丰富的淀粉、膳食纤维、维生素A、维生素E以及钾、铁等10余种微量元素等，能有效地阻止糖类变为脂肪，有利于减肥、健美。红薯含有大量不易被消化酵素破坏的纤维素和果胶，能刺激消化液分泌及肠胃蠕动，从而起到通便作用。另外，它含量丰富的β－胡萝卜素是一种有效的抗氧化剂，有助于清除体内的自由基。

此款果汁适于长期便秘者。

西蓝花牛奶汁 清除肠道废弃物

【材料】西蓝花2朵，牛奶200毫升。

【做法】❶将西蓝花洗净焯一下；❷将西蓝花切碎；❸将切好的西蓝花和牛奶一起放入榨汁机榨汁。

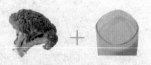

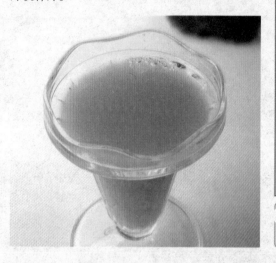

养生功效 西蓝花含有丰富的食物纤维，有助于排便，并且能够及时排出肠内废弃物，有助于预防大肠癌。西蓝花富含蛋白质、脂肪、碳水化合物、食物纤维、维生素及矿物质。其中维生素C含量较高，不但能增强肝脏的解毒能力，促进生长发育，而且有提高机体免疫力的作用，能够防止感冒、坏血病等的发生。

此款果汁能够有效预防和治疗便秘。

贴心提示 喜食甜味的人可以在果汁内加入适量蜂蜜。

菠萝果汁 分解肠内有害物质

【材料】菠萝6片。

【做法】❶将菠萝切成适当大小；❷将切好的菠萝放入榨汁机榨汁。

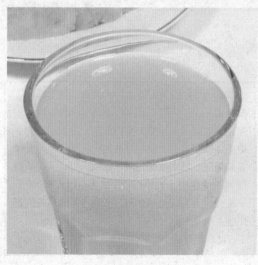

养生功效 菠萝含有一种叫菠萝朊酶的物质，它能分解蛋白质，改善局部的血液循环，消除炎症和水肿。菠萝酶是一种蛋白质分解酶，能够分解肠内的有害物质，治疗腹泻和消化不良；菠萝中的食物纤维含量也非常丰富，它能够吸收肠胃中的水分，治疗腹泻。

此果汁能够促进肠内有害物质的排泄，预防肠癌。

贴心提示 患有溃疡病、肾脏病、凝血功能障碍的人应禁食菠萝，发烧及患有湿疹疥疮的人也不宜多饮用。

土豆莲藕汁 肠胃蠕动，告别便秘

【材料】土豆2片（2厘米厚），莲藕2片（2厘米厚），饮用水200毫升，蜂蜜适量。

【做法】❶将土豆、莲藕去皮切成块状；将切好的土豆、莲藕和饮用水一起放入榨汁机榨汁；❷在榨好的果汁内加入适量蜂蜜搅拌均匀即可。

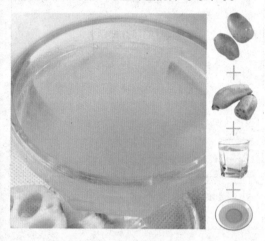

养生功效 土豆含有丰富的维生素B₁、维生素B₂、维生素B₆和大量的优质纤维素，还含有微量元素、蛋白质、氨基酸、脂肪和优质淀粉等营养元素。

莲藕特有的清香和鞣质，能够起到一定的健脾止泻的作用，并且开胃健中，促进消化，有益于肠胃不佳者恢复健康；莲藕的营养价值很高，富含多种微量元素，具有补益气血、增强人体免疫力的作用。

此款果汁能够改善便秘症状。

贴心提示 土豆含有一些有毒的生物碱，主要是茄碱和毛壳霉碱，一般情况下不会对人体造成伤害，但是如果土豆储存时暴露在光线下，会变绿，同时有毒物质会增加；发芽土豆芽眼部分变紫也会使有毒物质积累，容易发生中毒事件，选用时要加以挑选。

三果综合汁 缓解便秘，抵御癌细胞

【材料】无花果、猕猴桃、苹果各一个，饮用水200毫升。

【做法】❶将无花果、猕猴桃去皮洗净，切成块状；将苹果洗净去核，切成块状；❷将切好的无花果、猕猴桃、苹果和饮用水一起放入榨汁机榨汁。

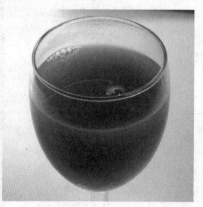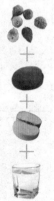

养生功效 无花果能帮助人体对食物的消化，无花果含有多种脂类，故具有润肠通便的效果；未成熟果实的乳浆中含有补骨脂素、佛柑内酯等活性成分，其成熟果实的果汁中可提取一种芳香物质苯甲醛，二者都具有防癌抗癌、增强机体抗病能力的作用，可以预防多种癌症的发生。

猕猴桃含有较多的膳食纤维和寡糖、蛋白质分解酵素，这些物质除了可以快速清除体内堆积的有害代谢产物，预防、治疗便秘以外，还有很好的预防结肠癌及动脉硬化的作用。

此款果汁能够预防便秘和癌症。

贴心提示 脂肪肝患者、脑血管意外患者、腹泻者、正常血钾性周期性麻痹等患者不适宜食用。

无花果李子汁
促进肠胃蠕动，调节肠道功能

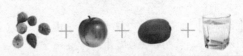

【材料】无花果4个，李子4个，猕猴桃1个，饮用水200毫升。

【做法】❶将无花果去皮，切成块状；将李子洗净去核，取出果肉；将猕猴桃去皮，切成块状；❷将准备好的无花果、李子、猕猴桃和饮用水一起放入榨汁机榨汁。

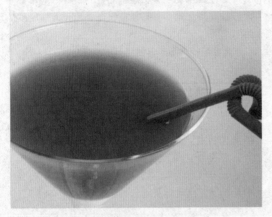

养生功效　无花果的干果、未成熟果实和植物的乳汁中均含抗肿瘤的成分，乳汁中还含有淀粉糖化酶、酯酶、脂肪酶、蛋白酶等。现代研究的结果表明，无花果有一定的轻泻作用，在便秘时，可以用作食物性的轻泻剂；干果的水提取物经处理后有抗肿瘤作用；动物试验无花果尚有一定的降压作用。

李子具有增加食欲的作用，为胃酸缺乏、食后饱胀、大便秘结者的食疗良品；新鲜李子肉中含有多种氨基酸，生食之对于治疗肝硬化腹水大有裨益。

此款果汁能够调节肠道功能。

贴心提示　李子不可与雀肉、蜂蜜同食，同食可损人五脏，严重者可致人死亡。

杧果菠萝猕猴桃汁
减轻便秘、痤疮的痛苦

【材料】杧果1个，菠萝2片，猕猴桃1个，饮用水200毫升。

【做法】❶将杧果去皮去核，切成块状；将菠萝洗净，切成块状；将猕猴桃去皮，切成块状；❷将杧果、菠萝、猕猴桃和饮用水放入榨汁机。

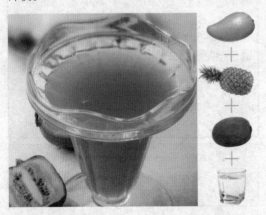

养生功效　杧果含杧果酮酸等化合物，具有抗癌的药理作用。杧果的果汁能增加胃肠蠕动，使粪便在结肠内停留时间变短，因此对防治结肠癌很有裨益。

常常因为食用肉的含量多少而烦恼的人，菠萝可以帮助你解决消化吸收的顾虑。菠萝蛋白酶能有效分解食物中蛋白质，增加肠胃蠕动。

此款果汁味道清冽，富含的膳食纤维和矿物质能够减缓便秘的痛苦。

贴心提示　患有牙周炎、胃溃疡、口腔黏膜溃疡的人要慎食菠萝，因为菠萝是酸性水果，刺激牙龈、黏膜，胃病患者还会出现胃内返酸现象，多吃还会发生过敏反应。

木瓜橙子豆浆汁 清除宿便

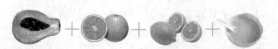

【材料】木瓜半个，橙子1个，柠檬2片，豆浆200毫升。

【做法】❶将木瓜去皮去子，洗净切成块状；将橙子去皮，分开；将柠檬洗净，切成块状；❷将准备好的木瓜、橙子、柠檬和豆浆一起放入榨汁机榨汁。

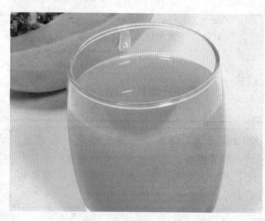

养生功效 木瓜中含有大量的木瓜蛋白酶，又称木瓜酵素，对动植物蛋白、多肽、酯、酰胺等有较强的水解能力，因此可以解除食物中的油腻。肉类制品进入人体后，主要由胃分泌的胃蛋白酶和胰腺产生的胰蛋白酶，将肉类中的蛋白质分解为易于被人体吸收的小分子物质。而木瓜中所含的木瓜蛋白酶，作用原理与胃蛋白酶和胰蛋白酶完全相同。

橙子中含有的果胶物质和纤维素，能够帮助肠道蠕动，清肠通便，及时排出体内有害物质。

此款果汁能够增强肠胃蠕动，清除宿便。

贴心提示 木瓜中的番木瓜碱，对人体有小毒，每次食量不宜过多，过敏体质者应慎食。

莲藕甘蔗汁 治疗腹泻

【材料】莲藕6厘米长，甘蔗8厘米长，饮用水200毫升。

【做法】❶将莲藕、甘蔗去皮，切成丁；❷将切好的莲藕、甘蔗和饮用水一起放入榨汁机榨汁。

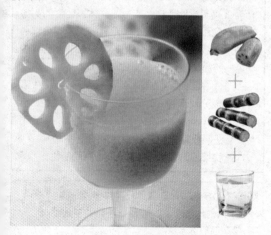

养生功效 藕粉在一定程度上对肠炎是有利的，在民间，陈年的老藕粉多用于治疗小孩的腹泻，效果明显。肠炎期间食用藕粉对身体恢复是比较有利的。

甘蔗有滋养润燥之功，适用于咽喉肿痛、大便干结、虚热咳嗽等病症。甘蔗还有清热润肺、健肝补脾、生津解酒的功效，适宜于肺热干咳、胃热呕吐、肠燥便秘、消化不良、低血糖、口舌干燥之人作为饮料饮用，被古人称之为"天然复脉汤"。

此款果汁能够补气血，治疗腹泻。

贴心提示 藕微甜而脆，可生食也可做菜，而且药用价值相当高。用藕制成粉，能消食止泻，开胃清热，滋补养性，预防内出血，是妇孺童姬、体弱多病者上好的流质食品和滋补佳珍。

胡萝卜酸奶柠檬汁 预防便秘，清空宿便

【材料】胡萝卜半根，柠檬2片，酸奶200毫升，冰糖适量。

【做法】❶将胡萝卜洗净，切成丁；将柠檬洗净切成块状；❷将准备好的胡萝卜、柠檬和酸奶一起放入榨汁机榨汁；❸在榨好的果汁内加入适量冰糖即可。

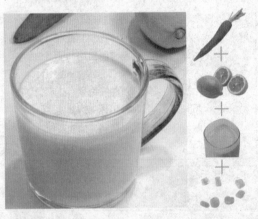

养生功效 吃胡萝卜能够畅清和保护肠道，胡萝卜中含有的类胡萝卜素等功能成分，为增殖肠道益生菌、保护肠道黏膜、改善双歧杆菌生存环境、减轻氧自由基损伤奠定了物质基础，可以有效防治内毒素血症的发生。

早上空腹饮用自制的柠檬水，不但可以解决便秘之苦，还可以排除肾毒，亦有美白肌肤的作用，爱美的女性朋友不妨一试。

酸奶能够促进消化液的分泌，增加胃酸，促进食欲。并且可促进人体消化，提高人体的免疫能力。

此款果汁有消脂美容、防病治病的功效。

贴心提示 胡萝卜虽好，但吃时也要注意。脾胃虚寒，进食不化，或体质虚弱者宜少食；胡萝卜破气，服人参、生熟地、何首乌等补药后不要食用，否则会影响药效。

蔬菜精力汁 燃烧脂肪，降压利尿

【材料】芦笋半根，洋葱半个，香菜一根，饮用水200毫升。

【做法】❶将芦笋洗净在沸水中焯一下，切丁；将洋葱在微波炉加热后切丁；将香菜洗净切碎；❷将切好的芦笋、洋葱、香菜和饮用水一起放入榨汁机榨汁。

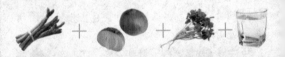

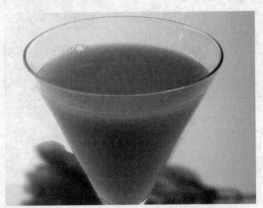

养生功效 芦笋中所含有的天门冬素能够有效地提高肾脏细胞的活性，并且其中的钾以及皂角苷都具有利尿的作用，非常适合体重超标的高血压患者食用。通常情况下，芦笋的粉末都会被当做利尿剂或者是药茶来服用，是一种非常有效的燃烧脂肪的佳品。

洋葱中含糖、蛋白质及各种无机盐、维生素等营养成分对机体代谢起一定作用，较好地调节神经，其挥发成分亦有较强的刺激食欲、帮助消化、促进吸收等功能。

此款果汁能够消减体内脂肪，帮助消化。

贴心提示 此款果汁不宜加热饮用，芦笋质嫩可口，长时间高温烹煮会破坏其中的养分。

苹果芹菜草莓汁 改善便秘，排毒养颜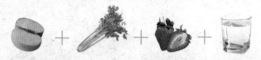

【材料】苹果1个，芹菜半根，草莓8个，饮用水200毫升。

【做法】❶将苹果洗净去核，切成块状；将芹菜洗净切成块状；将草莓去蒂洗净，切成块状；❷将准备好的苹果、芹菜、草莓和饮用水一起放入榨汁机榨汁。

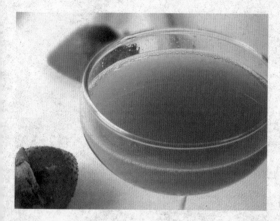

养生功效 苹果既可治便秘，又可治腹泻。对于便秘有效的是苹果中所含的食物纤维，包括水溶性和不溶性两种。被称做果胶的水溶性纤维有很强的持水能力，它能吸收相当于纤维本身质量30倍的水分。而且和琼脂中所含的纤维一样，它会在小肠内变成魔芋般的黏性成分，苹果酱中稠糊糊的成分就是果胶。实验证明，苹果的果胶能增加肠内的乳酸菌，因此能够清洁肠道。

此款果汁能够调节肠胃功能。

贴心提示 芹菜的品质要求：以大小整齐，不带老梗、黄叶和泥土，叶柄无锈斑、虫伤，色泽鲜绿或洁白，叶柄充实肥嫩者为佳。

芦荟西瓜汁 利尿降火，防止便秘

【材料】芦荟6厘米，西瓜4片。

【做法】❶将芦荟洗净，切成丁；将西瓜去皮去子，切成块状；❷将切好的芦荟、西瓜一起放入榨汁机榨汁。

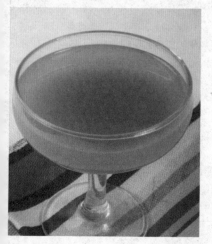

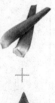

养生功效 芦荟叶去皮后，通过重力收集或离心等促进收集所得的黏液为内凝胶基质的一个部分，称为黏浆。黏浆含有表皮及纤维的生长因子，并直接刺激纤维细胞的生长与修复，这些细胞迁移到伤口以适当的方式促进伤口的治疗。

营养学研究证明，西瓜中含有大量水分、糖、纤维素、维生素、果胶及钙、磷、铁等矿物元素，西瓜汁及皮中所含的无机盐类有利尿作用；配糖体具有降压作用；蛋白酶可把不溶性蛋白质转化为可溶性蛋白质。

此款果汁能够消肿利尿，预防便秘。

贴心提示 西瓜吃多了易伤脾胃，所以，脾胃虚寒、消化不良、大便滑泄者少食为宜，多食会腹胀、腹泻、食欲下降，还会积寒助湿，导致疾病。一次食入西瓜过多，西瓜中的大量水分会冲淡胃液，引起消化不良和胃肠道抵抗力下降。

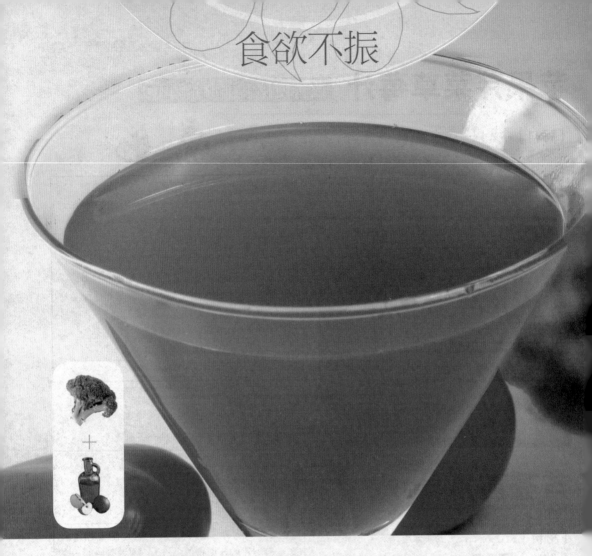

苹果醋蔬菜汁　去除体内活性氧，开胃消食

【材料】西蓝花2簇，苹果醋10毫升。

【做法】❶用热水将西蓝花焯一下，或者用微波炉加热；❷向苹果醋加入适量的矿泉水，调节酸味；❸将焯后的西蓝花和苹果醋一起放入榨汁机榨汁。

> **贴心提示** 优质的西蓝花清洁、坚实、紧密，具"夹克式"（外层叶子部分保留紧裹菜花）的叶子，新鲜、饱满且呈绿色。反之劣质西蓝花块状花序松散，这是生长过于成熟的表现。

> **养生功效** 苹果醋含有果胶、维生素、矿物质及酵素，其酸性成分能疏通软化血管，杀灭病菌，增强人体的免疫和抗病毒能力，改善消化系统，清洗消化道，有助排除关节、血管及内脏器官的毒素，调节内分泌，具有明显降低血脂和排毒保健功能。西蓝花的维生素C含量极高，不但有利于去除体内活性氧，促进人的生长发育，更重要的是能促进肝脏解毒，增强体质，增加抗病能力，提高机体免疫功能。生吃苹果，除了能获得以上好处，还能调理肠胃，因为它的纤维质丰富，有助排泄。
>
> 此款果汁能够去除体内活性氧，开胃助消化。

紫苏梅子汁 促进胃液分泌，帮助肠胃消化吸收

【材料】紫苏叶4片，梅子2粒，蜂蜜水200毫升。

【做法】❶将紫苏叶切碎；去掉梅子的核；❷将切好的紫苏叶、梅子、蜂蜜水一起放入榨汁机榨汁。

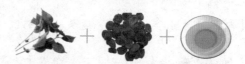

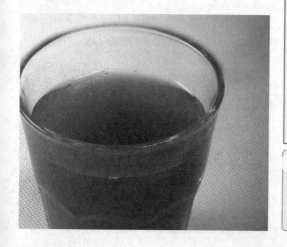

养生功效 紫苏可下气、消痰、润肺、宽肠，增强食欲，防暑降温。

梅子所含的果酸既能开胃生津，消食解暑，又有阻止体内的糖向脂肪转化的功能，有助于减肥。梅子对大肠杆菌、痢疾杆菌等细菌有抑制作用，能治痢疾腹痛，对下痢不止者有良效。

此款果汁能够促进胃液分泌，其香味能够刺激肠胃，增强肠胃消化能力。

贴心提示 梅子属碱性食品，与酸性食物搭配可以改善人体的酸碱值，但要适量。身体重量除以13即是每天应吃几颗梅子或喝多少梅酒、汁、醋的量。

菠萝西瓜汁 增进食欲，助消化

【材料】菠萝2片，西瓜2片，饮用水200毫升。

【做法】❶将菠萝洗净，切成丁；将西瓜去子，切成块状；❷将切好的菠萝、西瓜和饮用水一起放入榨汁机榨汁。

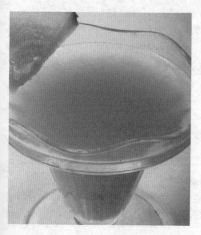

养生功效 菠萝果肉甜中带酸，吃起来爽口多汁，有强烈的芳香气味，也可以增进食欲。菠萝尤其适合于长期食用肉类及油腻食物的人群。菠萝的芳香和酸味用来入菜，最能消除疲劳。舍弃的菠萝皮当做除臭剂放在冰箱中，能够消除异味。

把西瓜做成各种菜式，可以帮老年人开胃解暑，并且利于维生素和蛋白质的吸收。如西瓜与苦瓜配合，可以起到利尿作用；把西瓜汁做成西瓜酪，有利补充蛋白质；西瓜浇点辣汁，可以提高老人食欲和消化系统功能。

此款果汁对于健脾开胃有很好疗效。

贴心提示 肾功能出现问题的病人吃了太多的西瓜，会因摄入过多的水，又不能及时排出这些过多的水，就造成了水分在体内储存过量，血容量增多，容易诱发急性心力衰竭。因而不宜多喝。

木瓜百合果汁 排出体内废物，消食

【材料】木瓜半个，百合适量；牛奶200毫升。

【做法】❶将木瓜去皮去瓤，切成块状；❷将木瓜、百合和牛奶一起放入榨汁机榨汁。

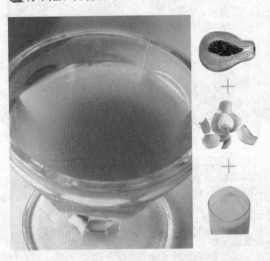

养生功效 木瓜含有丰富的维生素C及钙、磷、铁等矿物质，大量的胡萝卜素、蛋白质、木瓜酵素、有机酸等。木瓜中还含有木瓜蛋白酶，可将脂肪分解为脂肪酸。

百合除含有淀粉、蛋白质、脂肪及钙、磷、铁、维生素B_1、维生素B_2、维生素C等营养素外，还含有秋水仙碱等多种生物碱。同时百合具有养心安神、润肺止咳、开胃健脾的功效，对病后虚弱的人非常有益。

此款果汁能够清理肠道，改善循环系统。

贴心提示 优质干百合呈长椭圆形，表面类白色、淡棕黄色。顶端稍尖，基部较宽，边缘薄，微波状，略向内弯曲。质硬而脆，断面较平坦，角质样，无臭，味微苦。劣质百合，含有杂质、烂心或霉变，味酸，有些还会有刺鼻的硫黄味，这是将陈年百合用硫黄熏漂的结果。

芹菜苹果汁 生津润肺，增强食欲

【材料】芹菜半根，苹果半个，饮用水200毫升。

【做法】❶将芹菜、苹果洗净切成块状；❷将准备好的芹菜、苹果和饮用水一起放入榨汁机榨汁。

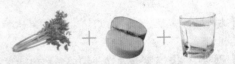

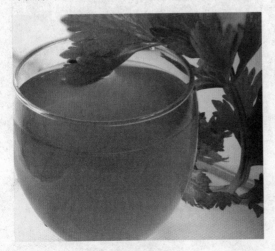

养生功效 芹菜含有胡萝卜素、维生素C、维生素B_1、蛋白质、钙等物质，对于增进食欲、生津润肺有促进作用。芹菜具有平肝清热、祛风利湿、除烦消肿、健胃舒胃、清肠利便、润肺止咳、降低血压、健脑镇静的作用。

苹果味甘酸而平、微咸，无毒，具有和胃降逆、生津止渴的功效。

此款果汁能够生津止渴，增加食欲。

贴心提示 高血压、动脉硬化、高血糖、缺铁性贫血、肝火过旺、皮肤粗糙者及经常失眠、头痛的人、经期妇女可适当多吃些芹菜。

甘蔗生姜茶 缓解心烦、恶心等症状

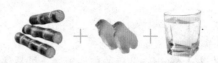

【材料】甘蔗10厘米长，生姜2片（2厘米厚），饮用水200毫升。

【做法】❶ 将甘蔗去皮，切成块状；将生姜洗净去皮，切成块状；❷ 将切好的甘蔗、生姜和饮用水一起放入榨汁机榨汁。

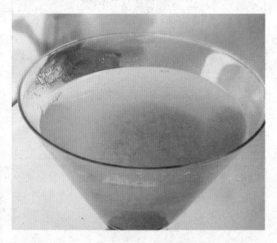

养生功效 甘蔗性平，有清热下气、助脾健胃、利大小肠、止渴消痰、除烦解酒之功效，可改善心烦口渴、便秘、酒醉、口臭、肺热咳嗽、咽喉肿痛等症。

生姜可刺激唾液、胃液和消化液的分泌，增加胃肠蠕动，增进食欲。在炎热的气温下吃一些生姜能起到兴奋、排汗、降温、提神的作用。

此款果汁能够除烦去燥，防止呕吐。

贴心提示 鉴别甘蔗时先检验甘蔗的软硬度；再看甘蔗的瓤部是否新鲜（新鲜甘蔗质地坚硬，瓤部呈乳白色，有清香味）；闻闻甘蔗有无气味。霉变的甘蔗质地较软，瓤部颜色略深、呈淡褐色，闻之无味或略有酒糟味。

葡萄柚香橙甜橘汁 促进食欲

【材料】葡萄柚1个，橙子1个，橘子1个，饮用水200毫升。

【做法】❶ 将葡萄柚去皮，取出果肉；将橙子、橘子去皮，分开；❷ 将准备好的葡萄柚、橙子、橘子和饮用水一起放入榨汁机榨汁。

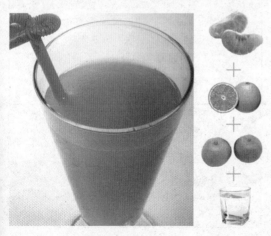

养生功效 葡萄柚有开胃消食的作用在于它所含的酸性物质，并且营养很容易被人体所吸收。

橙子味甘、酸，性凉，具有生津止渴、开胃下气、帮助消化、防治便秘的功效。饭后食用橙子或饮橙汁，有解油腻、消积食、止渴醒酒的作用。

橘子味甘酸、性凉，入肺、胃经；具有开胃理气、止咳润肺的功效；治胸膈结气、呕逆少食、胃阴不足、口中干渴、肺热咳嗽及饮酒过度。

此款果汁对于食欲不振者有很大帮助。

贴心提示 多数橘子的外皮颜色是从绿色慢慢过渡到黄色，最后是橙黄或橙红色，所以颜色越红，通常熟得越好。甜酸适中的橘子大都表皮光滑，且上面的油胞点比较细密。

香蕉菠萝汁 润肠道，增强食欲

【材料】香蕉1根，菠萝2片，饮用水200毫升。

【做法】❶剥去香蕉的皮和果肉上的果络，切成块状；❷将菠萝洗净，切成块状；❸将切好的香蕉、菠萝和饮用水一起放入榨汁机榨汁。

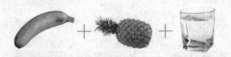

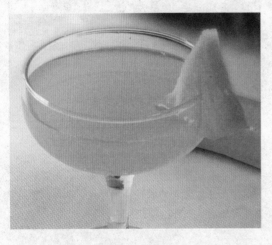

养生功效 香蕉味甘性寒，可清热润肠，促进肠胃蠕动。香蕉中含有一种能预防胃溃疡的化学物质，能刺激胃黏膜细胞的生长和繁殖，产生更多的黏膜来保护胃。香蕉能够帮助排除肠道垃圾，增进食欲。

菠萝所含的菠萝朊酶，能分解蛋白质。在食肉类或油腻食物后，吃些菠萝对身体大有好处。

此款果汁能够排毒通便，增强食欲。

贴心提示 蕉皮有催熟的作用，可以和要催熟的水果放在一起，很快就可以吃到熟的水果了，如：杧果、猕猴桃等。

胡萝卜树莓汁 开胃

【材料】胡萝卜1根，树莓10颗，饮用水200毫升。

【做法】❶将胡萝卜洗净去皮，切成块状；❷将树莓洗净；❸将准备好的胡萝卜、树莓和饮用水一起放入榨汁机榨汁。

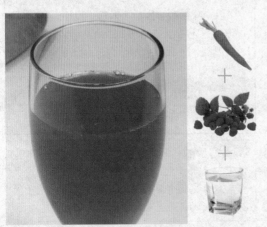

养生功效 树莓果实性味微甘、酸、温，浙江和福建一带常用其未成熟果实替代覆盆子入药做引，具有涩精益肾、助阳明目、醒酒止渴、化痰解毒之功效，主治肾虚、遗精、醉酒、丹毒等症。叶性微苦，具有清热利咽、解毒、消肿、敛疮等作用，主治咽喉肿痛、多发性脓肿、乳腺炎等症。因此，树莓果实有较高的营养价值和医疗效果。树莓果汁健胃开胃很有效果。

此款果汁能够增强肠胃蠕动，改善食欲不振。

贴心提示 树莓属落叶半灌木，全世界有450种以上，主要分布在北半球的寒带和温带。中国约有210种，南北各地野生。中国仅东北地区栽培。树莓果柔软多汁，色泽鲜艳，味酸甜而富芳香，适于鲜食，而大量产品主要用于加工制作果酱、果酒、蜜饯和果汁等。

胡萝卜酸奶汁 助消化 ⏺

【材料】胡萝卜1根，柠檬2片，酸奶200毫升，蜂蜜适量。

【做法】❶ 将胡萝卜洗净去皮，切成块状；将柠檬洗净，切成块状；将准备好的胡萝卜、柠檬和酸奶一起放入榨汁机榨汁；❷ 在榨好的果汁内加入适量蜂蜜搅拌均匀即可。

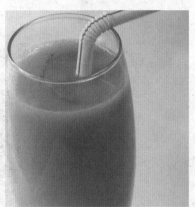
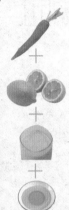

养生功效 胡萝卜是一种质脆味美、营养丰富的家常蔬菜。中医认为它可以补中气、健胃消食、壮元阳、安五脏，治疗消化不良、久痢、咳嗽、夜盲症等有较好疗效，故被誉为"东方小人参"。用油炒熟后吃，在人体内可转化为维生素A，提高机体免疫力，间接消灭癌细胞。胡萝卜还能帮助食物消化和吸收。

柠檬富有香气，能使肉质细嫩，柠檬还能促进胃酸的分泌，增强胃肠蠕动力。

此款果汁能够改善食欲不振。

贴心提示 胡萝卜的营养十分丰富。包括蛋白质、脂肪、膳食纤维、碳水化合物、胡萝卜素、维生素B_1、B_2、尼克酸、维生素C、维生素E、钾、钠、钙、镁、铁、锰、锌、铜、磷、硒等。其中最突出的是胡萝卜素。

柚子橙子生姜汁 增强食欲 ⏺

【材料】葡萄柚1个，橙子1个，生姜2片，饮用水200毫升。

【做法】❶ 将葡萄柚、橙子去皮，分开；将生姜洗净，切成块状；❷ 将准备好的葡萄柚、橙子、生姜和饮用水一起放入榨汁机榨汁。

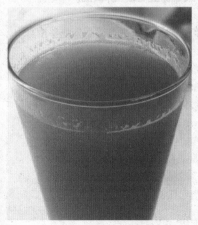
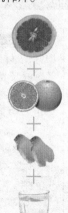

养生功效 柚肉中含有丰富的维生素C以及类胰岛素等成分，经常食用，对高血压、糖尿病、血管硬化等疾病有辅助治疗作用。柚子还可促进伤口愈合，对败血症等有良好的辅助疗效。此外，柚子含有生理活性物质皮苷，可降低血液的黏滞度，减少血栓的形成，因而对脑血管疾病也有较好的预防作用。柚子所含的苦味能够促进消化液的分泌。

在炎热的夏天，因为人体唾液、胃液分泌会减少，因而影响食欲，如果饭前吃几片生姜，可刺激唾液、胃液和消化液的分泌，增加胃肠蠕动，增进食欲。

此款果汁能够增强食欲。

贴心提示 柚子外形浑圆，象征团圆之意，所以也是中秋节的应景水果。过年的时候吃柚子象征着金玉满堂，柚和"有"谐音，大柚是大有的意思，除去霉运带来来年好运势。

治疗女性疾病

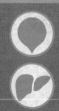

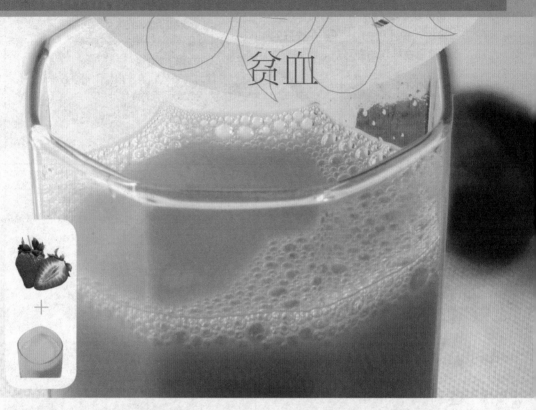

贫血

草莓牛奶果汁 预防贫血，提高身体免疫力

【材料】草莓6颗，牛奶200毫升。

【做法】❶将草莓去掉叶子，洗净后切成块状；❷将切好的草莓和牛奶一起放入榨汁机榨汁。

> **贴心提示** 正常生长的草莓外观呈心形，市场上有些草莓色鲜个大，颗粒上有畸形凸起，咬开后中间有空心。这种畸形草莓往往是在种植过程中滥用激素造成的，不宜食用。

> **养生功效** 草莓中的叶酸和维生素能够相互作用，促进红细胞的生成，有预防贫血的功效。经肠胃吸收，随血液输入到身体的各个组织，能从皮肤的基底层黑色素细胞开始，由内抵御自由基的氧化损伤，加上一些微量元素的帮助，抑制酪氨酸酶活性，阻断黑色素生成，从内而外改善肤色。
>
> 草莓和牛奶相结合能够增强身体的免疫力，补充多种维生素，抵抗贫血和衰老。
>
> 此款果汁适于贫血、体质虚弱者。

梅脯红茶果汁 补充铁元素，调治贫血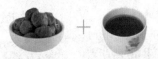

【材料】梅脯4颗，红茶200毫升。

【做法】❶去除梅脯的核，将果肉切成适当大小；❷将梅脯和红茶一同放入榨汁机榨汁。

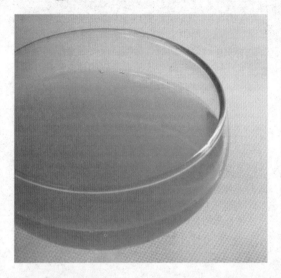

养生功效 梅脯富含碳水化合物，能够储存和提供热能，维持大脑功能必需的能源；能够调节脂肪代谢、提供膳食纤维、增强肝脏的解毒功能。另外，梅脯中含有丰富的铁元素，铁在体内有运送氧气的作用，如果体内缺铁，就会因为缺氧而导致贫血，因而，梅脯有预防贫血的功效。

此款果汁适用于贫血的女性。

贴心提示 果脯含糖量较高，糖尿病患者等不宜过多摄入糖分的人群，最好选择一些功能性低糖甜味品代替果脯蜜饯产品。

红葡萄汁 预防和改善贫血

【材料】葡萄1串，饮用水200毫升。

【做法】❶将葡萄洗净去皮去籽；❷将葡萄和饮用水一起放入榨汁机榨汁。

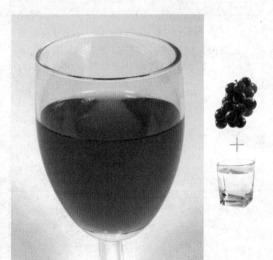

养生功效 葡萄中的糖易被人体吸收。葡萄中的糖主要是葡萄糖，能很快被人体吸收，特别是当人体出现低血糖症状时，只要及时饮用葡萄汁，便可很快使症状缓解。细胞代谢会产生自由基，对皮肤伤害极大，而葡萄里的抗氧化剂能预防和修复自由基导致的皮肤干燥、起皱纹和松弛下垂问题。一天吃两小串葡萄就可满足正常人每日20%的维生素C摄入量，还可防止皮肤弹性蛋白的流失。

此款果汁适于贫血和体质虚弱者。

贴心提示 牛奶和糖不能一起煮，因为牛奶中的赖氨酸与果糖在高温下，会生成一种有毒物质——果糖基赖氨酸。这种物质不能被人体消化吸收，会对人体产生危害。如果要喝甜牛奶，最好等牛奶煮开后再放糖。

胡萝卜蛋黄菜花汁　防治腹泻，补铁补血

【材料】胡萝卜1根，熟蛋黄1个，菜花2朵，饮用水200毫升。

【做法】❶将胡萝卜洗净去皮，切成块状；将菜花洗净，在沸水中焯一下，切碎；❷将胡萝卜、菜花和蛋黄、饮用水一起榨汁。

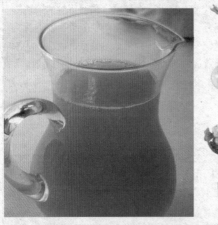
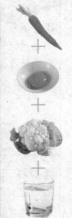

养生功效 胡萝卜含有大量胡萝卜素，胡萝卜素能够促进血液循环，增强机体的造血功能，对预防贫血有着很好的功效。

蛋黄中有宝贵的维生素A、维生素D、维生素E、维生素K，各种微量元素也一样集中在蛋黄中，同时，鸡蛋中所有的卵磷脂均来自蛋黄，而卵磷脂可以提供胆碱，帮助合成一种重要的神经递质——乙酰胆碱。蛋黄有很好的补血作用，因而能够预防贫血。

此款果汁能够防止腹泻，预防贫血。

贴心提示 鸡蛋蛋白含有抗生物素蛋白，会影响食物中生物素的吸收，使身体出现食欲不振、全身无力、肌肉疼痛、皮肤发炎、脱眉等症状。鸡蛋中含有抗胰蛋白酶，它们影响人体对鸡蛋蛋白质的消化和吸收。未熟的鸡蛋中这两种物质没有被分解，因此影响蛋白质的消化、吸收。

胡萝卜菠菜汁　改善血液循环，调理贫血

【材料】胡萝卜半根，菠菜2片，饮用水200毫升。

【做法】❶将胡萝卜洗净切成丁；将菠菜洗净切碎；❷将准备好的胡萝卜和菠菜一起放入榨汁机榨汁。

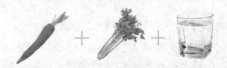

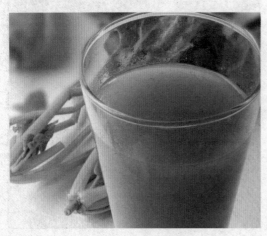

养生功效 菠菜中含有丰富的胡萝卜素、维生素C、钙、磷及一定量的铁、维生素E等有益成分，能为人体补充多种营养物质。菠菜含有大量的铁质，对于缺铁性贫血有很好的辅助治疗作用。

此款果汁有利于改善人体血液循环，并调理贫血。

贴心提示 胡萝卜菠菜汁不适宜肾炎患者、肾结石患者饮用。菠菜草酸含量较高，健康人群不宜过多饮用，另外脾虚便溏者不宜多饮。

毛豆葡萄柚乳酸饮 改善气色

【材料】葡萄柚半个，原味酸奶200毫升，熟毛豆适量。

【做法】❶ 将葡萄柚去皮，取出果肉；❷ 将准备好的葡萄柚、原味酸奶、熟毛豆一起放入榨汁机榨汁。

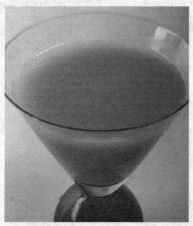
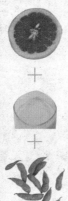

养生功效 毛豆中含有黄酮类化合物，特别是大豆异黄酮，被称为天然植物雌激素，在人体内具有雌激素作用，可以改善妇女更年期的不适，防治骨质疏松；毛豆具养颜润肤、有效改善食欲不振与全身倦怠的功效。

人体缺乏叶酸就会使红细胞成熟过程受阻，从而导致恶性贫血。叶酸的最重要功能是它参与核酸代谢，在蛋白质合成以及细胞分裂生长过程中起着非常重要的作用。葡萄柚含有天然叶酸，能够起到预防和治疗贫血的作用。

此款果汁能够改善气色。

贴心提示 春季毛豆即菜用大豆，也称毛豆、青毛豆、白毛豆，是指将粒鼓满期至初熟期之间收获的青荚大豆，豆荚嫩绿色，青翠可爱，毛豆老熟后就是我们熟悉的黄豆。

菠菜圆白菜汁 补血止血

【材料】菠菜2棵，圆白菜2片，胡萝卜1根，饮用水200毫升，蜂蜜适量。

【做法】❶ 将菠菜、圆白菜洗净切碎；将胡萝卜洗净去皮，切成块状；将胡萝卜去皮，切成块状；❷ 将准备好的菠菜、圆白菜、胡萝卜和饮用水一起放入榨汁机榨汁；在榨好的果汁内加入适量蜂蜜搅拌均匀即可。

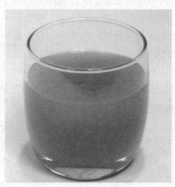
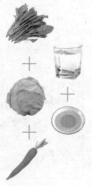

养生功效 如果你的脸色不佳就请常吃菠菜，它对缺铁性贫血有改善作用，能令人面色红润，光彩照人，因此被推崇为养颜佳品。菠菜叶中含有一种类胰岛素样物质，其作用与胰岛素非常相似，能使血糖保持稳定。菠菜丰富的维生素含量能够防止口角炎、夜盲等维生素缺乏症的发生。菠菜含有大量的抗氧化剂，具有抗衰老、促进细胞增殖作用，既能激活大脑功能，又可增强青春活力，有助于防止大脑的老化，防治老年痴呆症。

圆白菜能提高人体免疫力，预防感冒，对防治癌症有很好的疗效。

此款果汁能够补血止血，预防贫血。

贴心提示 《本草纲目》中认为食用菠菜可以"通血脉，开胸膈，下气调中，止渴润燥"。

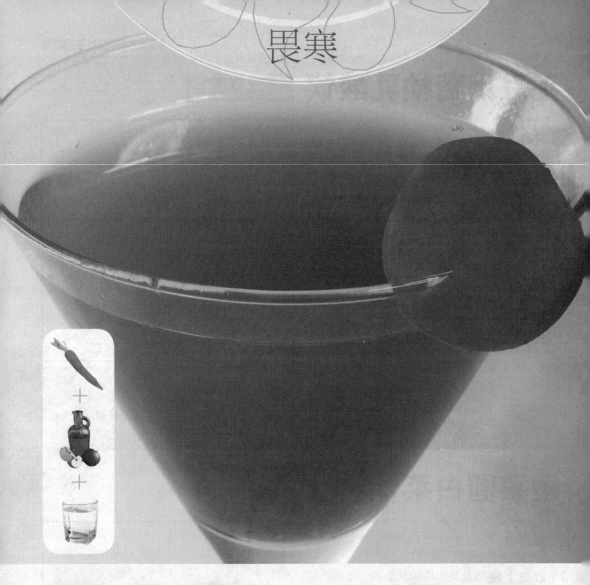

畏寒

胡萝卜苹果醋汁

促进血液循环，改善畏寒体质 ●

【材料】胡萝卜半根，苹果醋8毫升，饮用水200毫升。

【做法】❶将胡萝卜洗净切成丁；❷将胡萝卜、果醋、饮用水一起放入榨汁机榨汁。

养生功效，长期作息不规律、缺乏运动以及心肺功能不好的人，通常是畏寒体质，这些人怕冷的主要原因是脏器功能不调或代谢不畅。胡萝卜能够增强体力和免疫力，激活内脏功能和血液运行，从而达到调理内脏、暖身、滋养的功效。胡萝卜富含维生素，并有发汗的作用，对于促进血液循环有很好疗效。

果醋中的柠檬酸能够促进血液循环，消除疲劳，改善畏寒体质。

此款果汁适于畏寒体质者。

贴心提示　胡萝卜天然的胡萝卜素，能够维持呼吸道黏膜组织的完整性，保护气管与支气管和肺部，对于吸二手烟的人来说非常适宜。

姜枣橘子汁 暖宫散寒，改善月经不调

【材料】生姜2片，大枣4颗，橘子半个，饮用水200毫升。

【做法】❶ 将生姜去皮切成末；将大枣去核；将橘子洗净切成块状；❷ 将准备好的生姜、大枣、橘子和饮用水一起放入榨汁机榨汁。

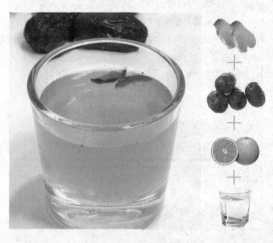

养生功效 生姜可以帮助暖胃驱寒，对缓解畏寒怕冷症状极有帮助，对于缓解痛经也疗效极佳，所以寒凉体质女性一定要多吃姜。

　　大枣性味甘温，具有补中益气、养血安神的作用；生姜性味辛温，具有温中止呕、解表散寒的作用；二者合用，可充分发挥姜的作用，促进气血流通，改善手脚冰凉的症状。

　　橘子则具有开胃理气、止咳润肺的功效。常用来治疗胸膈结气、呕逆少食、胃阴不足、口中干渴、肺热咳嗽及饮酒过度等。

　　此款果汁能够驱除体内寒气，适于畏寒之人。

贴心提示 品质好的生姜修整干净，不带泥土、毛根，不烂，无蔫萎、虫伤，无受热、受冻现象。姜受热易生白毛，皮变红，易烂；受冻则皮软，外皮脱落，手捏流姜汁。

南瓜桂皮豆浆 促进血液循环，驱走寒冷

【材料】南瓜4片，豆浆200毫升，桂皮适量。

【做法】❶ 将南瓜去皮，洗净切成块状；❷ 将准备好的南瓜、桂皮和豆浆一起放入榨汁机榨汁。

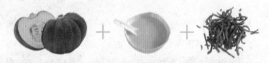

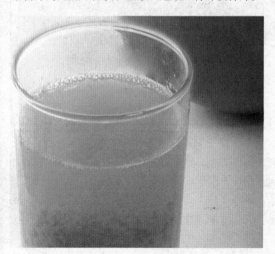

养生功效 南瓜不仅含有丰富的碳水化合物、淀粉、脂肪和蛋白质，更重要的是含有人体造血必需的微量元素铁和锌。桂皮用于肾阳不足的畏寒、肢冷、腰膝冷痛，亦可用于肾不纳气的虚喘、气逆。能温通血脉、散寒止痛，用于寒凝气滞引起的痛经、肢体疼痛。

　　此款果汁能够促进身体血液循环，均衡体质。

贴心提示 挑选南瓜应选择外形完整、充实饱满、干净、梗部坚硬、重量较重、表皮无黑点、无损伤的南瓜。

大枣生姜汁 滋阴壮阳，保持体温

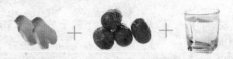

【材料】生姜2片，大枣4颗，饮用水200毫升。

【做法】❶将生姜去皮切成末；❷将大枣去核；❸将准备好的生姜、大枣和饮用水一起放入榨汁机榨汁。

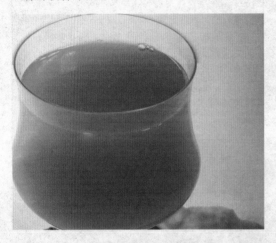

养生功效 枣具有益气养肾、补血养颜、安神壮阳、治虚劳损之功效。红枣中含量丰富的环磷酸腺苷、儿茶酸具有独特的防癌降压功效。红枣为补养佳品，食疗药膳中常加入红枣以补养身体、滋润气血。

姜含有挥发性姜油酮和姜油酚，不仅具有活血、祛寒、除湿、发汗等功能，还有健胃止呕和消水肿之功效。有关专家认为，冬季适度在饮食中加入姜，或是用姜进行身体和头部护理，可益气活血，使代谢加快，分泌功能增强，有效地改善女性冬季冷感症。

此款果汁能够滋阴润燥，消除体内寒气。

贴心提示 此果汁不宜多饮，以免吸收大量姜辣素，在经肾脏排泄过程中会刺激肾脏，并产生口干、咽痛、便秘等"上火"症状。

香瓜胡萝卜芹菜汁 促进新陈代谢，改善畏寒症状

【材料】香瓜半个，胡萝卜1根，芹菜半根，饮用水200毫升，蜂蜜适量。

【做法】❶将香瓜去皮去瓤，切成块状；将胡萝卜洗净去皮，切成块状；将芹菜洗净，切成块状；❷将香瓜、胡萝卜、芹菜和饮用水一起放入榨汁机榨汁；在榨好的果汁内加入适量蜂蜜搅拌均匀即可。

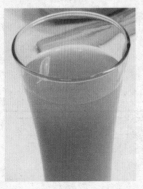
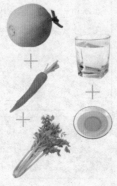

养生功效 寒冷会影响人体的泌尿系统，使排尿量增多，大量钠、钾、钙等矿物质随尿排出，因此也需要适当补充。同时，铁能明显增强人体的耐寒能力，可有意识地增加含铁量高的食物摄入，如动物肝脏、瘦肉、菠菜、蛋黄等。

芹菜叶柄含水分高，热量低，是钾的优质来源。只要可能，芹菜叶柄应该尽可能地与叶子一起食用，因为芹菜叶也含有丰富的营养。

此款果汁能够促进血液循环和新陈代谢。

贴心提示 挑选白色的香瓜应该选瓜比较小，瓜大头的部分没有脐，但是有一点绿，这种是一棵瓜藤的第一个叶子结的，比较好挑，因为长得小。还有就是挑有脐的，脐越大的越好，按一下脐的部分较软的。闻一闻香瓜的尾部，有香味的就是味甜的好瓜。

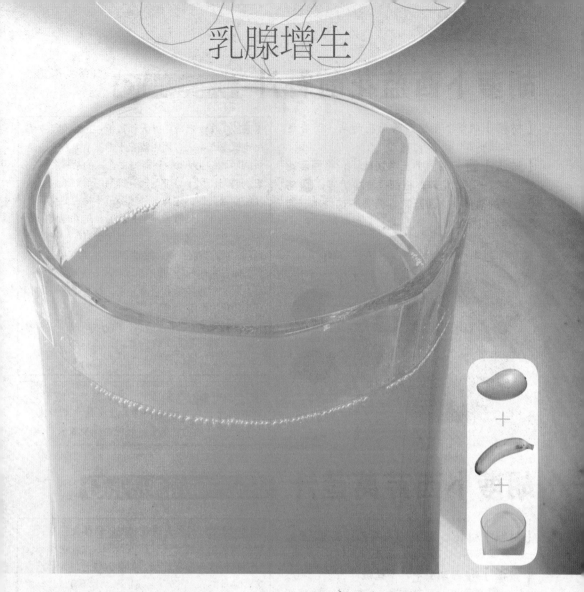

杧果香蕉牛奶汁 调节内分泌，缓解抑郁 ◑

【材料】杧果半个，香蕉一根，牛奶200毫升。

【做法】❶ 将杧果去皮，取出果肉；❷ 将香蕉去皮和果肉上的果络，切成块状；❸ 将准备好的杧果、香蕉和牛奶一起放入榨汁机榨汁。

贴心提示 杧果叶或汁对过敏体质的人可引起皮炎，故当注意。

养生功效 杧果含有大量的维生素A、维生素C、矿物质、杧果酮酸、异杧果醇酸等三醋酸和多酚类化合物，具有抗癌的药理作用。杧果汁能够促进胃肠蠕动，使粪便在结肠内停留时间缩短，因此杧果对防治结肠癌很有裨益。

香蕉里富含维生素A、B族维生素、维生素C以及8种主要氨基酸，铁和钙等矿物质及钾、镁等微量元素也很丰富，是一种很好的临时补充物。钾能防止血压上升及肌肉痉挛，还能缓解紧张情绪。

此款果汁能够安心怡神，调节内分泌。

胡萝卜西蓝花茴香汁 防治乳腺癌

【材料】胡萝卜半根，西蓝花两朵，茴香适量，饮用水200毫升。

【做法】❶将胡萝卜洗净切成丁；将西蓝花在水中焯一下，切碎；将茴香洗净切碎；❷将准备好的胡萝卜、西蓝花、茴香和饮用水一起放入榨汁机榨汁。

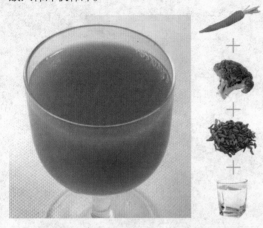

养生功效 患胃癌时人体胃液中的维生素C浓度也低于正常人，而西蓝花不但能给人补充一定量的硒和维生素C，还能提供大量的胡萝卜素，它们共同作用于癌细胞，有抑制癌前细胞病变的功能。西蓝花内还有多种吲哚衍生物，此化合物可以降低体内雌激素水平，从而预防乳腺癌的发生。此外，研究表明，西蓝花中提取的一种酶能预防癌症，有提高致癌物解毒酶活性的作用。

茴香油有不同程度的抗菌作用，能刺激胃肠神经血管，促进唾液和胃液分泌，起到增进食欲、帮助消化的作用。

此款果汁能够养颜美肌，预防乳腺癌。

贴心提示 西蓝花中容易生菜虫，常有残留的农药，在吃之前，将其放在盐水里浸泡几分钟，菜虫就跑出来了，还能去除残留农药。

胡萝卜西芹莴苣汁 补血，预防乳腺增生

【材料】胡萝卜1根，西芹半根；莴苣6厘米长，菠菜1棵，饮用水200毫升。

【做法】❶将胡萝卜、莴苣洗净去皮，切成块状；❷将西芹、菠菜洗净，切成段；❸将切好的胡萝卜、西芹、莴苣、菠菜和饮用水一起放入榨汁机榨汁。

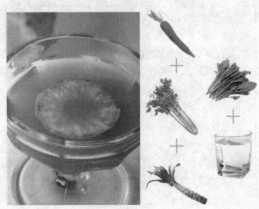

养生功效 很多女性在40岁以后都会感觉到便秘的情况越来越严重。研究证明，女性便秘不仅会引起轻度毒血症症状，如食欲减退、头晕乏力等。时间长了，还会导致贫血和营养不良，甚至使女性乳房组织细胞发育异常，从而增加患乳腺癌的可能性。

莴苣含有多种维生素和矿物质，具有调节神经系统功能的作用，其所含有机化合物中富含人体可吸收的铁元素，对缺铁性贫血病人十分有利。

菠菜含维生素A、B族维生素、维生素C，特别是维生素A、维生素C的含量比一般蔬菜多，是低热量、高纤维、高营养的减肥蔬菜。

此款果汁能够预防乳腺增生和癌症。

贴心提示 做菠菜时，先将菠菜用开水烫一下，可除去80%的草酸，然后再炒、拌或做汤就好。

橙子蛋蜜汁 预防乳腺增生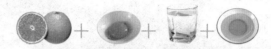

【材料】橙子1个，熟蛋黄1个，饮用水200毫升，蜂蜜适量。

【做法】❶将橙子去皮，切成块状；❷将准备好的橙子、蛋黄和饮用水一起放入榨汁机榨汁；❸在榨好的果汁内加入适量蜂蜜即可。

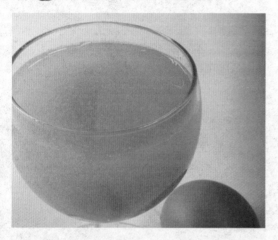

养生功效 橙子味酸性寒凉，有和中开胃、降逆止呕之功。

鸡蛋是获得蛋白质的良好来源，保证身体所需。鸡蛋还具有预防乳腺癌的功效，这是美国乳腺癌研究专刊公布出的最新医学研究成果。除了鸡蛋之外，植物脂肪和富含能促进肠蠕动的纤维素类食物也具有预防乳腺癌的功效。

此款果汁能够缓解焦虑和压力，调节机体内分泌紊乱。

贴心提示 生鸡蛋的蛋白质结构致密，大部分不能被人体吸收，只有煮熟后蛋白质才变得松软，人体胃肠道才可消化吸收。生鸡蛋有特殊的腥味，会引起中枢神经抑制，使唾液、胃液和肠液等消化液的分泌减少，从而导致食欲不振、消化不良。

小白菜香蕉牛奶汁 增强抵抗力，调节抑郁情绪

【材料】小白菜1棵，香蕉1根，牛奶200毫升。

【做法】❶将小白菜洗净，切碎；❷剥去香蕉的皮和果肉上的果络，切成块状；❸将准备好的小白菜、香蕉和牛奶一起放入榨汁机榨汁。

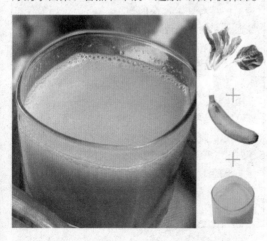

养生功效 小白菜中所含的维生素C，在体内形成一种"透明质酸抑制物"，这种物质具有抗癌作用，可使癌细胞丧失活力。

患有乳腺增生的人要多吃香蕉。香蕉中含有大量的碳水化合物、粗纤维，能将体内致癌物质迅速排出体外，其经细菌消化生成的丁酸盐是癌细胞生长的强效抑制物质。在压力较大，心情烦躁低落之时吃香蕉还能够使情绪平复，预防抑郁症。

此款果汁能够改善气郁体质，改善心情。

贴心提示 因小白菜性凉，故脾胃虚寒者不宜多食。小白菜不易生食。用小白菜制作菜肴，炒、煮的时间不宜过长，以免损失营养。小白菜包裹后冷藏只能维持2~3天，如两根一起贮藏，可稍延长1~2天。

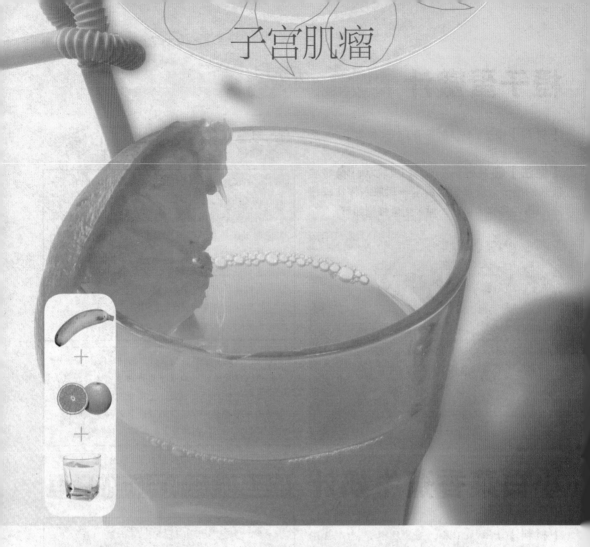

香蕉橙子果汁

改善肤质，预防子宫疾病

【材料】香蕉1根，橙子半个，饮用水200毫升。

【做法】❶ 将香蕉去皮和果肉上的果络，切成块状；❷ 将橙子洗净切成块状；❸ 将香蕉、橙子和饮用水一起放入榨汁机榨汁。

贴心提示 香蕉容易因碰撞挤压受冻而发黑，在室温下很容易滋生细菌，最好丢弃。香蕉不宜放在冰箱内存放，温度太低，反而易坏。

养生功效 香蕉中含有丰富的维生素B₆，而维生素B₆具有安定神经的作用，不仅可以稳定女性在经期的不安情绪，还有助于改善睡眠、减轻腹痛。

橙子含有丰富的维生素C，维生素C可以减轻电脑辐射的危害等，抑制色素形成，使皮肤白皙润泽。橙子中特有的纤维素、果胶以及橙皮苷等营养物质，具有生津止渴、开胃下气的功效，利于清肠通便，排出体内有害物质，增强机体免疫力。橙子对于缓解郁闷情绪也有很好的调节作用，因而有预防子宫肌瘤的作用。

此款果汁不仅能美容养颜，还有预防子宫疾病的功效。

菠菜胡萝卜牛奶果汁 预防贫血，滋阴凉血 ⏺

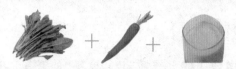

【材料】菠菜叶2片，胡萝卜半根，牛奶200毫升。

【做法】❶将菠菜叶、胡萝卜洗净切碎；❷将切好的菠菜叶、胡萝卜和牛奶一起放入榨汁机榨汁。

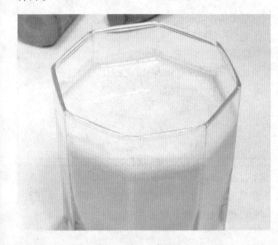

养生功效 菠菜含有人体造血原料之一的铁，常吃菠菜，令人面色红润，光彩照人，不患缺铁性贫血。现营养学家已测定出菠菜的含铁量为每100克含铁1.6~2.9毫克，在蔬菜中名列前茅。人体日常生活中摄入的蛋白质充足，则生长发育快，气血旺盛，精力充沛。

胡萝卜含有丰富的B族维生素、维生素C，更重要的是它含有胡萝卜素，胡萝卜素对能够促进身体的造血功能，对于补气养血极为有益。

此款果汁能够改善贫血症状，保养子宫。

贴心提示 早上吃菠菜有清除瘀血之效，中午吃可补血，晚上吃则可产生钙沉积。菠菜虽能健身益体，但肠胃虚寒、腹泻病人应少吃。

葡萄柚葡萄干牛奶汁 提高免疫力，保护子宫 ⏺

【材料】葡萄柚一个，牛奶200毫升，葡萄干适量。

【做法】❶将葡萄柚去皮，切成块状；❷将葡萄柚、葡萄干、牛奶一起放入榨汁机榨汁。

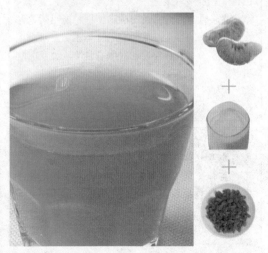

养生功效 葡萄柚中含有非常丰富的维生素C以及类胰岛素等成分，故有降血糖血脂、减肥养容等功效。经常食用，对富贵病有辅助治疗作用。葡萄柚还具有健胃、润肺、补血、清肠、利便等功效，女性食用能够缓解紧张抑郁。葡萄柚中含有大量的维生素C，能降低血液中的胆固醇。其中的果胶不仅可降低低密度脂蛋白水平，而且可以减少动脉壁的损坏程度。葡萄柚还有增强体质的功效，它帮助身体更容易吸收钙及铁质，所含的天然叶酸，对于孕妇而言，有预防贫血发生和促进胎儿发育的功效。

此款果汁尤其适于怀孕期间的女性。

贴心提示 柚皮又名橘红，广橘红性温，味苦、辛，有理气化痰、健脾消食、散寒燥湿的作用。也可以直接连皮榨汁喝。

香蕉葡萄汁 补充营养，使肌肤富有弹性

【材料】香蕉1根，葡萄6颗，饮用水200毫升。

【做法】❶ 将香蕉去皮和果肉上的果络，切成块状；❷ 将葡萄去皮去子，取出果肉；❸ 将准备好的香蕉、葡萄和饮用水一起放入榨汁机榨汁。

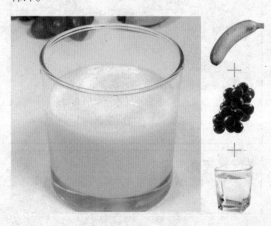

养生功效 葡萄营养丰富，酸甜可口，具有补肝肾、益气血、生津液、利小便等功效。生食能滋阴除烦，捣加熟蜜浓煎收膏，开水冲服，治疗烦热口渴尤佳。经常食用，对神经衰弱和过度疲劳均有补益。葡萄制干后，铁和糖的含量相对增加，是儿童、妇女和体弱贫血者的滋补佳品。紫葡萄富含花青素和类黄酮，这两类物质都是强力抗氧化剂，有对抗和清除体内自由基的功效。所以，它预防衰老的作用显著，不仅能减少皮肤上皱纹产生，还可以缓解老年人视力的退化。

此款果汁能够缓解压力和抑郁心情。

贴心提示 "提子"即广东语"葡萄"的意思。从广义上讲，红色的葡萄即为红提，黑色的葡萄称黑提，青色的葡萄则叫青提。

西蓝花猕猴桃汁 增强抵抗力，预防子宫疾病

【材料】西蓝花2朵，猕猴桃1个，饮用水200毫升。

【做法】❶ 将西蓝花在热水中焯一下，切成块状；❷ 将猕猴桃去皮，切成块状；❸ 将准备好的西蓝花、猕猴桃和饮用水一起放入榨汁机榨汁。

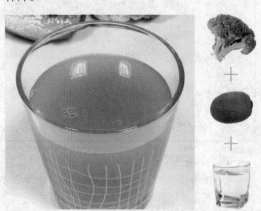

养生功效 西蓝花最负盛名的便是维生素C的含量，能提高人体机体免疫功能，在防治子宫疾病、乳腺癌、胃癌方面效果尤佳。西蓝花能给人补充一定量的硒、维生素C和胡萝卜素，起到抑制癌肿生长的作用。

猕猴桃有相当强大的抗癌作用，能阻断致癌物质亚硝胺的合成。其所含的叶黄素，能防治前列腺癌和肺癌；其所含的叶绿素是肝癌诱变的抑制剂。

此款果汁能够增强抵抗力，预防子宫疾病。

贴心提示 挑选猕猴桃的时候要细致地把果实全身轻摸一遍，选质地较硬的果实。凡是已经整体变软或局部有软点的果实，都尽量不要。猕猴桃要挑接蒂处是嫩绿色的，这种猕猴桃才新鲜。整体软硬一致，如果一个部位软就是烂的。

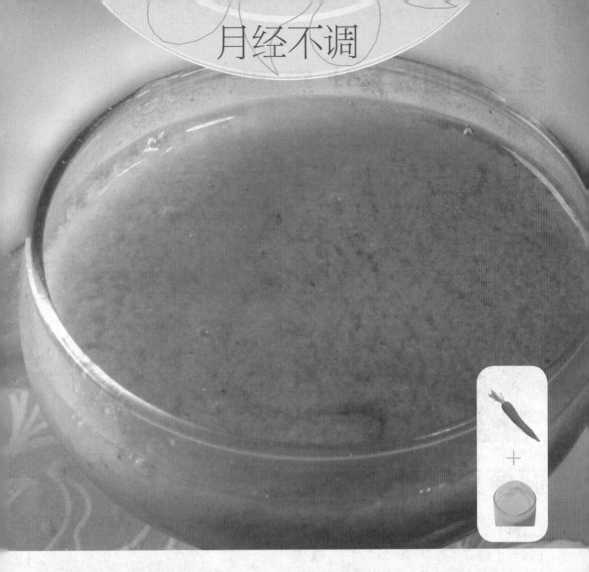

胡萝卜豆浆汁 治理月经不调 🫘

【材料】胡萝卜半根，豆浆200毫升。

【做法】❶将胡萝卜洗净切成丁；❷将胡萝卜丁和豆浆一起放入榨汁机榨汁。

贴心提示 🍶 生豆浆加热到80~90℃的时候，会出现大量的白色泡沫，此时的温度不能破坏豆浆中的皂苷物质，在出现"假沸"现象后再继续加热3~5分钟，使泡沫完全消失。但是如果将豆浆反复煮好几遍，这样虽然去除了豆浆中的有害物质，同时也造成了营养物质流失，因此，煮豆浆要恰到好处，控制好加热时间。

养生功效 豆浆有安神养志的功效，适宜在经期饮用。女性多贫血，豆浆有助于改善贫血女性的症状，其调养作用比牛奶要强。进入中老年的女性喝豆浆，还可调节内分泌、延缓衰老；青年女性喝豆浆，则美白养颜、淡化暗疮。

豆浆中的异黄酮对于月经不调有很好的调理作用，还能预防乳腺癌、骨质疏松等女性疾病。

此款果汁适于月经不调，痛经者。

圣女果圆白菜汁 缓解经期不适

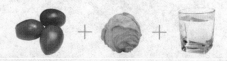

【材料】圣女果4个，圆白菜2片，饮用水200毫升。

【做法】❶将圣女果洗净切成块状；❷将圆白菜在水中焯一下，切成块状；❸将准备好的圣女果、圆白菜和饮用水一起放入榨汁机榨汁。

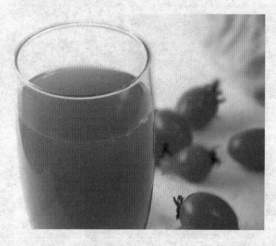

养生功效 圣女果味甘酸、性微寒，对便结、食肉过多、口渴口臭、胸膈闷热、喉炎肿痛者有益。圣女果含大量的维生素C，维生素C是人体结缔组织所需要的成分，对软骨、血壁管、韧带和骨的基层部分有增大其动力和伸缩自如能力的作用。

圣女果可以促进人体的生长发育，适合生长发育，还可以增加人体的抵抗能力，延缓人的衰老、减少皱纹的产生，所以，特别适合女性美容。

此款果汁适于女性经期饮用。

贴心提示 用番茄、西米同煮粥，食后能生津止渴、健胃消食，适用于高血压、心脏病、肝炎、口渴、食欲不振者。

菠萝豆浆汁 安神消痛

【材料】菠萝4片，柠檬2片，豆浆200毫升。

【做法】❶将菠萝、柠檬洗净切成丁；❷将菠萝、柠檬和豆浆一起放入榨汁机榨汁。

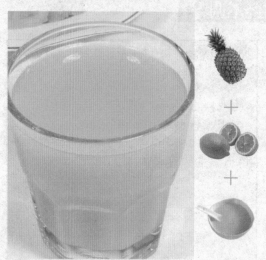

养生功效 豆浆中含有维生素、氧化剂和矿物质，还含有一种牛奶所没有的植物雌激素，该物质可调节女性内分泌系统的功能。妇女每天喝300~500毫升豆浆，坚持一个月即可起到调整内分泌的作用，可以明显改善心态和身体素质。临床发现，常喝豆浆能有效地预防乳腺癌和子宫癌的发生。

菠萝、柠檬和豆浆制成的果汁味道酸甜可口，其清香的气味还能够安神，解除烦躁。

此果汁加热饮用能够安神消痛，美化心情。

贴心提示 挑选菠萝要注意色、香、味三方面：果实青绿、坚硬、没有香气的菠萝不够成熟，色泽已经由黄转褐，果身变软，溢出浓香的便是果实成熟了，捏一捏果实，如果有汁液溢出就说明果实已经变质，不可以再食用了。

苹果菠萝老姜汁 驱除宫内寒气

【材料】苹果半个，菠萝2片，生姜4片，饮用水200毫升。

【做法】❶将苹果、菠萝、生姜洗净后切成块状；❷将准备好的苹果、菠萝、生姜和饮用水一起放入榨汁机榨汁。

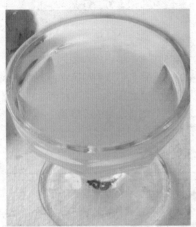

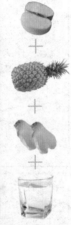

养生功效 生姜是传统治疗恶心、呕吐的中药，有"呕家圣药"之誉。在夏季，尤其是伏天内，细菌生长繁殖异常活跃，容易污染食物而引起急性肠胃炎，但是适当吃些生姜能起到防治作用，生姜还有杀灭口腔致病菌和肠道致病菌的作用。夏季人们好贪凉，喜爱电扇、空调对着吹，很容易受风寒，引起伤风感冒。这时及时喝点姜糖水，将有助于驱逐体内风寒。中医认为生姜能"通神明"，即提神醒脑，所以经常出现头昏、心悸及胸闷恶心的人，适当喝点生姜汤大有裨益。另外，生姜辛温，具有促进血液循环的作用，经期吃姜，有助于驱除宫内寒气。女性吃姜还能抗衰老、减少胆结石的发生。

苹果和菠萝具有益气润肺，生津止渴、益脾止泻、提高免疫力的功效。

贴心提示 菠萝和蜂蜜不能同时食用。

樱桃枸杞桂圆汁 补肾益气，延缓衰老

【材料】樱桃6颗，桂圆6颗，枸杞10粒，饮用水200毫升。

【做法】❶将樱桃洗净去核；将桂圆去壳去核，洗净；❷将准备好的樱桃、桂圆、枸杞和饮用水一起放入榨汁机榨汁。

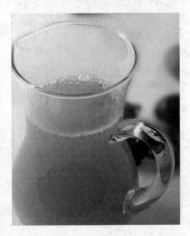

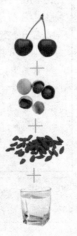

养生功效 樱桃含铁量高，铁是合成人体血红蛋白、肌红蛋白的原料，在人体免疫、蛋白质合成及能量代谢等过程中，发挥着重要的作用，同时也与大脑及神经功能、衰老过程等有着密切关系。常食樱桃可补充体内对铁元素的需求，促进血红蛋白再生，既可防治缺铁性贫血，又可增强体质，健脑益智。

桂圆对于脾胃虚弱、食欲不振，或气血不足、体虚乏力有很好的调节作用。

枸杞子含有丰富的营养成分，对造血功能有促进作用，还有抗衰老、抗肿瘤、抗脂肪肝及降血糖等作用。

此款果汁能够补肾益气，调理气色。

贴心提示 挑选桂圆要注意剥开时果肉应透明无薄膜，无汁液溢出，留意蒂部不应沾水，否则易变坏。

西芹苹果胡萝卜汁 改善经期不适

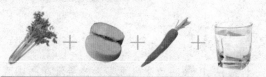

【材料】西芹半根，苹果半个，胡萝卜半根，饮用水200毫升。

【做法】❶将西芹、苹果、胡萝卜洗净切成块状；❷将三者连同饮用水一起放入榨汁机榨汁。

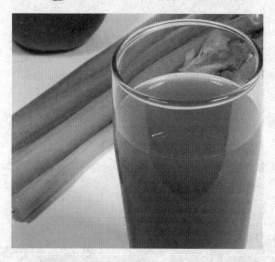

养生功效 西芹蛋白质含量比一般瓜果蔬菜高1倍，铁含量为番茄的20倍左右，西芹中还含丰富的胡萝卜素和多种维生素等，对人体健康都十分有益。

苹果不论滋味、形状还是颜色均可列为水果之冠，且是一年四季常年供应的水果之一。苹果是营养丰富的水果，而且可以调理肠胃、止泻、通便，并可用于治疗高血压，有预防和消除疲劳的功效。苹果中所含的钾元素能够增强身体的免疫功能，对于女性非常有帮助。

此果汁能够润肺除烦，改善经期不适。

贴心提示 白细胞减少症、前列腺肥大的病人均不宜多喝此果汁，以免使症状加重或影响治疗效果。

生姜苹果汁 改善血液循环，缓解经期疼痛

【材料】生姜4片，苹果半个，饮用水200毫升。

【做法】❶将生姜去皮，洗净切碎；❷将苹果洗净切成块状；❸将生姜、苹果和饮用水一起放入榨汁机榨汁。

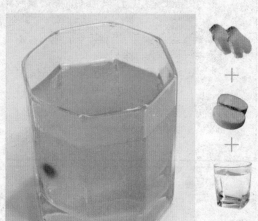

养生功效 生姜富含姜辣素，对心脏和血管有一定的刺激作用，可使心跳加快，血管扩张，从而使络脉通畅，供给正常。常饮生姜红糖水对妇女月经顺畅也有帮助，可让身体温暖，增加能量，活络气血，加快血液循环，月经也会排得较为顺畅。经后若感觉精神差，气色不好，可以在每天中餐前，喝一杯浓度约20%的生姜红糖水。不适症状较重时则可在晚餐前再加饮一杯，持续一星期即可有效改善。

苹果可以促进血液内白细胞的生成，提高人体的抵抗力和免疫力，促进神经和内分泌功能，同时，有助于美容养颜。

此款果汁能促进血液循环，缓解痛经。

贴心提示 食用苹果首先要选择没有受过农药污染的，生吃前要洗净。

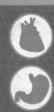

更年期综合征

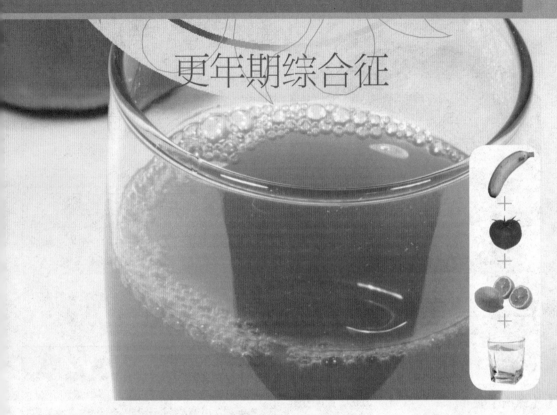

香蕉番茄汁　抗氧化，舒缓心情

【材料】香蕉1根，番茄1个，柠檬2片，饮用水200毫升。

【做法】①剥去香蕉的皮和果肉上的果络，切成块状；②将番茄洗净，在沸水中浸泡10秒；③剥去番茄的表皮，切成块状；④将柠檬洗净切成块状；⑤将准备好的香蕉、番茄、柠檬和饮用水一起放入榨汁机榨汁。

贴心提示　如果只把番茄当成水果吃补充维生素C，或盛夏清暑热，则以生吃为佳。

养生功效　香蕉被称为"快乐食物"。香蕉中所含的血清素、正肾上腺素、多巴胺都是脑中的神经传导物质，可以抗忧郁，振奋精神。

柠檬清新香甜，带有新鲜又强劲的轻快干净的香气，是柑橘类解毒、除臭功效最好的一种，也是许多香水工业常拿来当作定香剂的一种很好的香味来源。

香蕉中含有血管紧张素转化酶抑制物质，可抑制血压升高，对降低血压有辅助作用。

此款果汁能够抗氧化，调节情绪。

豆浆蓝莓果汁 改善更年期症状

【材料】蓝莓4颗，豆浆200毫升。

【做法】❶将蓝莓洗净且用盐水浸泡5分钟；❷将蓝莓和豆浆一起放入榨汁机榨汁。

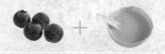

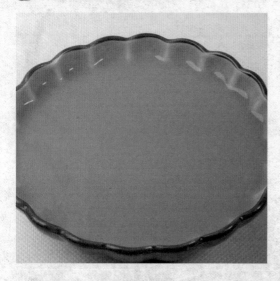

养生功效 鲜豆浆除了含有植物雌激素以外，还有大豆蛋白、异黄酮、卵磷脂等物质，对某些癌症如乳腺癌、子宫癌还有一定的预防作用，是一味天然的雌激素补充剂。

蓝莓中的花青素，有抗菌、抗自由基、抗视力退化及抗动脉硬化和血栓形成的作用。经常食用蓝莓制品，可营养皮肤，延缓脑神经衰老，增强心脏功能，预防老年痴呆。

此款果汁适用于步入更年期的中老年女性。

贴心提示 优质豆浆具有豆浆固有的香气，无任何其他异味；次质豆浆固有的香气平淡，稍有焦煳味或豆腥味；劣质豆浆有浓重的焦煳味、酸败味、豆腥味或其他不良气味。

芹菜柚姜味汁 缓解更年期生理症状

【材料】芹菜半根，柚子2片，生姜2片，饮用水200毫升。

【做法】❶将芹菜、柚子洗净切成块状；将生姜去皮，切成丁；❷将切好的芹菜、柚子、生姜和饮用水一起放入榨汁机榨汁。

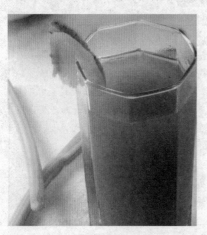

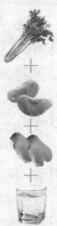

养生功效 芹菜子中分离出的一种碱性成分，对人体能起安定作用；对于皮肤苍白干燥、面色无华的人来说，食用芹菜也有很好的功效。

经常食用生姜能抗衰老，老年人常吃生姜可清除"老人斑"。

此款果汁适于更年期人群。

贴心提示 如果柚子一边大一边小，便说明它营养不良，它的果肉极可能是酸中带苦。成熟度比较高的柚子，外皮应当呈黄色。抓起柚子，拿手指摁一摁，皮薄的柚子，果肉很结实，水分足，甜度高。而一摁就下去一块，说明皮很厚。

木瓜豆浆汁 抗菌消炎，安神养心

【材料】木瓜半个，豆浆200毫升。

【做法】❶将木瓜去皮和瓤，切成块状；❷将木瓜和豆浆一起放入榨汁机榨汁。

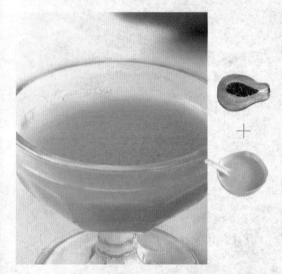

养生功效：木瓜含有大量的β-胡萝卜素，β-胡萝卜素能有效对抗破坏身体正常细胞、使人体加速衰老的自由基。类风湿性关节炎的规范化治疗主要使用两类药物：消炎止痛药和免疫调节药，木瓜里恰恰含有这两种药效成分。现代研究发现，木瓜的消炎止痛功效主要是靠木瓜中的木瓜苷来实现的。除了消炎止痛，木瓜具有一定的免疫调节作用，类风湿性关节炎实际上是一种免疫系统的疾病，免疫细胞敌我不分，将自己的关节当成了敌人反复攻击，这才使得关节反复出现炎症、疼痛、肿胀。

此款果汁能够消炎抗菌，抗氧化。

贴心提示：生豆浆里含有皂素、胰蛋白酶抑制物等有害物质，未煮熟就饮用，会发生恶心、呕吐、腹泻等中毒症状。

苹果油菜汁 补中益气，增强抵抗力

【材料】苹果半个，油菜叶4片，饮用水200毫升。

【做法】❶将苹果洗净切成块状；❷将油菜叶洗净切碎；❸将切好的苹果、油菜叶和饮用水一起放入榨汁机榨汁。

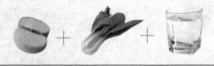

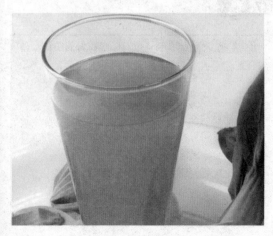

养生功效：油菜中含有大量的植物纤维素，能促进肠道蠕动，增加粪便的体积，缩短粪便在肠腔停留的时间，从而治疗多种便秘，预防肠道肿瘤。油菜所含钙量在绿叶蔬菜中为最高，一个成年人一天吃500克油菜，其所含钙、铁、维生素A和维生素C即可满足一天的生理需求。

油菜和苹果相组合，能够增强免疫力，改善更年期症状。

此款果汁能抗氧化，增强抵抗力，预防癌症。

贴心提示：苹果的营养价值高，含有多种维生素和酸类物质。但吃苹果要注意细嚼慢咽，这样不仅有利于消化，更重要的是能够为口腔杀菌。

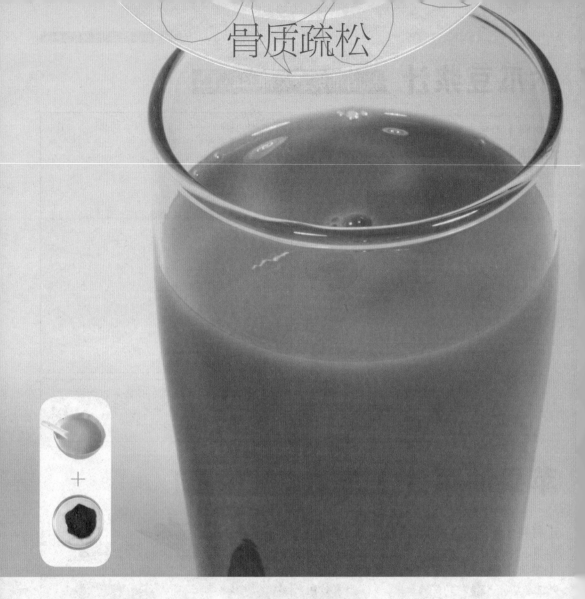

豆浆可可汁 预防骨质疏松

【材料】豆浆200毫升，可可粉1勺。

【做法】将豆浆和可可粉一起放入榨汁机榨汁即可。

养生功效 经常喝豆浆可以预防骨质疏松和便秘。老年人多喝鲜豆浆还可预防老年痴呆，防治气喘病。对于贫血病人的调养，豆浆比牛奶作用还要强，以喝热豆浆的方式补充植物蛋白，可以使人的抗病能力增强。更年期的女性每天喝一杯豆浆，就可以帮助调节内分泌系统，减轻并改善更年期症状，延缓衰老。

此款果汁具有延缓衰老，预防骨质疏松的功效。

贴心提示 豆浆中的草酸盐可与肾中的钙结合，会加重肾结石的症状，所以肾结石患者不宜饮用，另外，豆浆对痛风病人也不适宜。

橘子牛奶汁 增加骨密度

【材料】橘子半个，牛奶200毫升。

【做法】❶ 将橘子连皮洗净，切成块状；❷ 将切好的橘子和牛奶一起放入榨汁机榨汁。

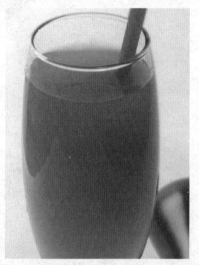

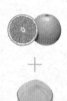

养生功效 膝关节退变增生是随年龄增长的正常生理过程，中老年人都有一定程度的骨质疏松，当站立和行走时全身重量均由双膝承担，膝关节长期劳损、反复扭伤时膝关节肌力减弱、失衡，产生不协调之摩擦损伤，久之，软骨面退变，弹性降低，部分或以至完全碎裂、脱落，而导致膝关节疼痛、积液、纤维组织增生。美国的研究人员发现，常规给实验室小鼠喂橘子汁能够预防骨质疏松。

此款果汁能够增强机体免疫力，预防骨质疏松。

贴心提示 橘皮菜：吃过橘子后，把新鲜的橘皮收集起来，清洗干净，在清水中泡2天，然后切成细丝，再用白糖腌20天，就成了非常可口的下酒菜。不仅吃起来甜香爽口，而且还有解酒的作用。

苹果荠菜香菜汁 补钙，促进骨骼生长

【材料】苹果半个，荠菜2根，香菜1棵，饮用水200毫升。

【做法】❶ 将苹果洗净，切成块状；❷ 将荠菜、香菜洗净后切碎；❸ 将苹果、荠菜、香菜和饮用水一起放入榨汁机榨汁。

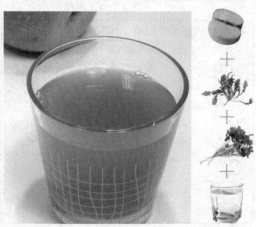

养生功效 经常饮用果蔬汁也是补充钙质的好方法，它可以提高我们的骨密度，防止由于吃过多酸性食物造成的钙流失。尤其是在绿叶蔬菜中，荠菜富含促进骨质形成所必需的维生素K，不仅能减少钙流失，还能提高骨骼强度，适宜多吃。

香菜营养丰富，香菜内含维生素C、胡萝卜素、维生素B_1、维生素B_2等，同时还含有丰富的矿物质，如钙、铁等，可以预防骨质疏松。

荠菜、香菜是一种很受欢迎的高钙蔬菜，苹果中的含钙量也比一般水果要丰富，而且其中的维生素B_6和铁还有助于钙质的吸收。

此款果汁能够补钙，预防骨质疏松。

贴心提示 香菜有损人精神、对眼不利的缺点，故不可多食。

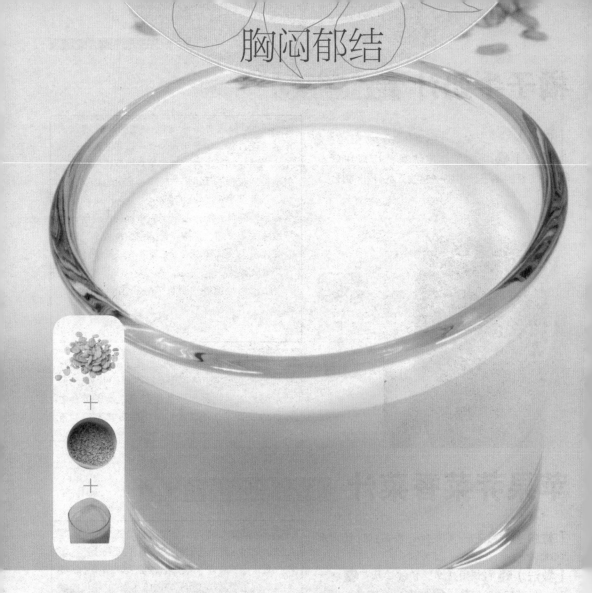

杏仁燕麦鲜奶汁 缓解胸闷症状

【材料】杏仁6颗，燕麦1勺，鲜奶200毫升。

【做法】❶ 将杏仁洗净；❷ 将准备好的杏仁、燕麦和鲜奶一起放入榨汁机榨汁。

贴心提示 杏仁在正确贮藏的情况下，营养成分比其他坚果保存得更久，即使是跨年度保存也没有明显的质量损失。保存在远离热源的凉爽干燥的地方，同时要避免阳光的直射。理想的库存温度是2~7℃。可以冷冻贮存，这样可以明显延长保质期。

养生功效 苦杏仁中含有苦杏仁苷，苦杏仁苷在体内能被肠道微生物酶或苦杏仁本身所含的苦杏仁酶水解，产生微量的氢氰酸与苯甲醛，对呼吸中枢有抑制作用，达到镇咳、平喘作用。

燕麦性味甘平，能益脾养心、敛汗，可用于体虚自汗、盗汗或肺结核病人。燕麦可以有效地降低人体中的胆固醇，经常食用，即可对中老年人的主要威胁——心脑血管病起到一定的预防作用。

此款果汁能够促进血液循环，益气除烦。

白萝卜圆白菜汁 疏肝解郁

【材料】白萝卜2片（1厘米厚），圆白菜2片，饮用水200毫升。

【做法】❶将白萝卜洗净去皮，切成块状；将圆白菜洗净切碎；❷将切好的白萝卜、圆白菜和饮用水一起放入榨汁机榨汁。

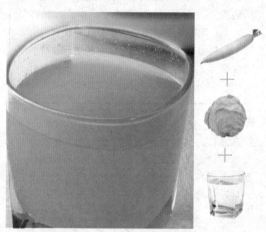

养生功效 白萝卜含有丰富的多种维生素，还含糖及钙、磷、铁无机盐，又含有大量淀粉酶及芥子油，能助消化。白萝卜中的芥子油，有促进胃肠蠕动、帮助消化的功能。有些人因食油腻过多引起消化不良、胃脘胀满，或滥吃人参补品，引起肚腹胀气，可用萝卜洗净、去皮后，切片食之，即能帮助消除肚腹胀气。中医认为该品味辛甘，性凉，入肺胃经，为食疗佳品，可以治疗或辅助治疗多种疾病。

此款果汁能够驱除肝火，缓解抑郁。

贴心提示 新鲜白萝卜，色泽嫩白；掂起来比较重，捏起来表面比较硬实；最前面的须是直的；如果白萝卜表面的气眼排列均匀，并在一条直线上，那么大多情况下，这是甜心白萝卜，反之，则可能会有些辣。

菠萝草莓橙汁 酸甜可口，消除郁闷情绪

【材料】菠萝2片，草莓8颗，橙子1个，饮用水200毫升。

【做法】❶将菠萝、草莓洗净，切成块状；❷将橙子去皮，分开；❸将准备好的菠萝、草莓、橙子和饮用水一起放入榨汁机榨汁。

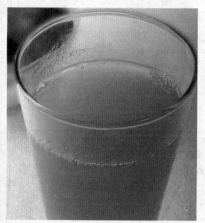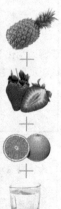

养生功效 菠萝的色泽和香味能够消除人的烦闷情绪。菠萝还有减肥的效果。菠萝的减肥秘密在于它丰富的果汁中富含一种叫菠萝朊酶的物质，能有效地分解脂肪、蛋白质，溶解阻塞于组织中的纤维蛋白和血凝块，消除水肿，清理肠胃，是减肥瘦身的好拍档。

草莓含有的维生素和矿物质远远高于苹果和梨，还含有葡萄糖、果糖、柠檬酸、苹果酸、胡萝卜素、核黄素等，这些营养素能够促进儿童的生长发育和老年人的身体健康。草莓中所含的维生素、矿物质不仅能够增强抵抗力，还能消除忧郁情绪，重拾美好心情。

此款果汁能缓解胸闷郁结、心情惆怅。

贴心提示 菠萝切成块状之后，要用盐水或苏打水浸泡20分钟后再榨汁，以防过敏。因菠萝蛋白酶能够溶解纤维蛋白，故不可饮用过多。

橘子蜜汁　调节心情，舒缓压力

【材料】橘子2个，饮用水200毫升，蜂蜜适量。

【做法】❶将橘子去皮，分开；❷将准备好的橘子和饮用水一起放入榨汁机榨汁；❸在榨好的果汁内加入适量蜂蜜搅拌均匀即可。

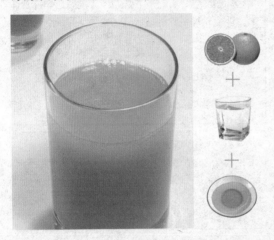

养生功效 蜂蜜含多种维生素、矿物质、果糖、葡萄糖、氧化酶、还原酶、有机酸和有益人体健康的微量元素，具有滋养润燥、排毒解毒的功效。蜂蜜能改善血液的成分，促进心脑和血管功能，因此经常服用对于心血管病人很有好处。食用蜂蜜能迅速补充体力，消除疲劳，增强对疾病的抵抗力。在所有的天然食品中，大脑神经元所需要的能量在蜂蜜中含量最高。蜂蜜中的果糖、葡萄糖可以很快被身体吸收利用，改善血液的营养状况。

此款果汁能够调节精神的紧张状态。

贴心提示 未满1岁的婴儿不宜吃蜂蜜：蜂蜜在酿造、运输与储存过程中，易受到肉毒杆菌的污染。婴儿由于抵抗力弱，食入肉毒杆菌后，则会在肠道中繁殖，并产生毒素，而肝脏的解毒功能又差，因而易引起肉毒杆菌性食物中毒。

柠檬菠萝汁　预防忧郁症

【材料】柠檬2片，菠萝2片。

【做法】❶将柠檬洗净，切成块状；❷将切好的柠檬和酸奶一起放入榨汁机榨汁。

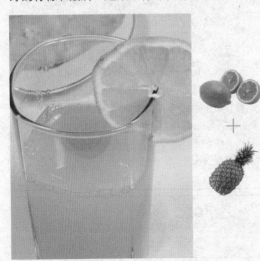

养生功效 菠萝中含有生物苷和菠萝蛋白酶，它们不仅能使血栓消退，还可及早抑制血栓形成。而血栓正是导致心肌梗死、脑血栓塞的主要原因。因此，菠萝是心脏病患者的理想水果，对于由血栓导致的冠状动脉和脑动脉血管栓塞引起的心脏病，具有缓解作用。

菠萝在饭后食用，能开胃顺气，解油腻，帮助消化。墨西哥人常常将菠萝制成药酒，用于开胃助消化。心情低落时，吃点菠萝或柠檬也能摆脱不良情绪的干扰。

此款果汁能够舒畅心情，预防忧郁症。

贴心提示 选购柠檬一定要选手感硬实的，表皮看起来紧绷绷、很亮丽，掂一掂分量很够，只有这种发育良好的果实，才会芳香多汁又不致酸度吓人。

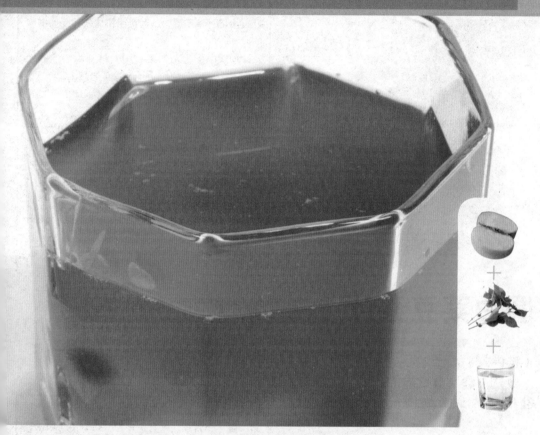

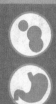

紫苏苹果汁 消炎，预防癌症

【材料】苹果半个，紫苏叶2片，饮用水200毫升。

【做法】❶将苹果去皮并切碎；❷将紫苏叶切碎；❸将切好的苹果、紫苏叶和饮用水一起放入榨汁机榨汁。

养生功效 紫苏叶中含有的木樨草素是一种类黄酮成分，有抗过敏、消炎等功效。如果身体发炎，体内细胞会受到损伤，进而会产生变异，有诱发癌症的危险。紫苏不仅有消炎的作用，还能预防癌症。

苹果则具有生津止渴、益脾止泻、和胃降逆、消炎防癌的功效。

此款果汁具有消炎理气，预防癌症的功效。

贴心提示 此款果汁味道略酸，饮用不习惯者可以加入适量蜂蜜。

117

西瓜汁 补充红色素，锻造抗癌体质

【材料】西瓜4片。

【做法】❶除去西瓜籽，并将西瓜切成块状；❷将切好的西瓜放入榨汁机榨汁。

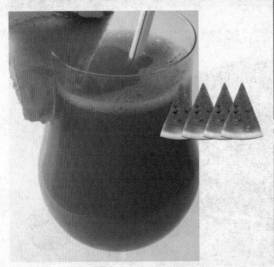

养生功效 西瓜所含的番茄红素和β-胡萝卜素是具有抗癌作用的抗氧化剂的组成成分。西瓜内含的枸杞碱可以抑制癌细胞繁殖及肿瘤的形成。其内含的配醣体可以促进体内产生T淋巴细胞及去活化巨噬细胞，从而产生抗体来抑制癌细胞的成长。

西瓜中的番茄红素有增强白细胞活性的功效，通常，果实越红，所含番茄红素越多。

此款果汁能够增强细胞活性，抗氧化。

贴心提示 将白菊花、川贝、麦冬、金银花各5克，上好绿茶3克，乌梅2～3粒，洗净后烘干，再放入烤箱烤酥，加少许精盐做成药沫。把西瓜从瓜蒂处切开，将瓜瓤搅碎，去掉瓜子，加入药沫，再倒入80克蜂蜜调匀。盖好瓜盖，冷藏10小时后即可食用。风味独特，而且有祛暑消炎、解热生津、养阴提神之功效。

圆白菜豆浆汁 去除活性氧，消除致癌物质

【材料】圆白菜叶2片，豆浆200毫升。

【做法】❶将圆白菜叶洗净，切成碎片；❷将切好的圆白菜和豆浆一起放入榨汁机榨汁。

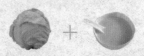

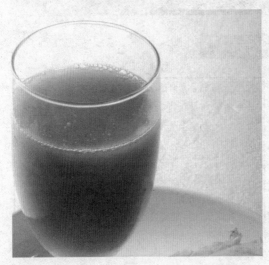

养生功效 圆白菜含有丰富的维生素、胡萝卜素、碳水化合物，具有抗衰老、抗氧化的功效。圆白菜能够提高人体免疫力，预防季节性感冒，保障癌症患者的身体和生活质量。在抗癌蔬菜中，圆白菜排在第三位。圆白菜有抗菌消炎的成分是在于它含有植物杀菌素，对咽喉疼痛、外伤肿痛、蚊叮虫咬、胃痛、牙痛有一定的作用。圆白菜中含有某种溃疡愈合因子，是胃溃疡患者的有效食疗食品。

此款果汁能够增强抵抗力，清除体内的致癌物质。

贴心提示 圆白菜叶也可以用热水焯一下。此款果汁不宜空腹食用。

番茄红彩椒香蕉果汁 抗氧化、抗癌

【材料】红彩椒半个，番茄1个，香蕉1根，饮用水200毫升。

【做法】❶ 将彩椒去子并切碎；❷ 将番茄表面划几道口子，在沸水中浸泡10秒；❸ 去掉番茄的表皮，并将番茄切成块状；❹ 将香蕉去皮，撕掉果肉上的果络，切成适当大小；❺ 将切好的彩椒、番茄、香蕉和饮用水一起放入榨汁机榨汁。

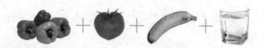

养生功效 番茄、红彩椒、香蕉最显著的功效为抗癌。彩椒中所含的辣椒红素，有很强的抗氧化性；香蕉则对增强白细胞的活性有很强功效；相对彩椒和香蕉来说，番茄所含的番茄红素具有更强的抗癌效果。

此款果汁对于预防癌症和癌症患者的生活调理有很好帮助。

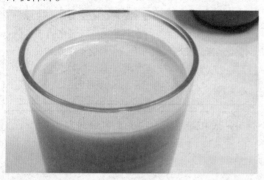

贴心提示 果汁中加入少量食盐能够充分提取番茄原有的甘甜。

番茄汁 消除体内活性氧

【材料】番茄2个。

【做法】❶ 在番茄的表皮划几道口子，在沸水中浸泡10秒；❷ 剥去番茄的表皮，将番茄切成块状；❸ 将切好的番茄放入榨汁机榨汁。

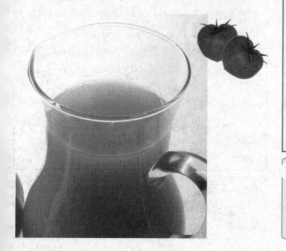

养生功效 番茄中所含的番茄红素通过有效清除体内的自由基，能够预防和修复细胞损伤，抑制DNA的氧化，从而降低癌症的发生率。

番茄红素还具有细胞生长调控和细胞间信息感应等生化作用。它能诱导细胞连接通信信号，保证细胞间正常生长控制信号的传递，调控肿瘤细胞增殖，起到抗癌防癌作用。研究表明，番茄红素能够有效预防前列腺癌、消化道癌、肝癌、肺癌、乳腺癌、膀胱癌、子宫癌、皮肤癌等。

此款果汁能够清除体内活性氧成分，起到抗癌作用。

贴心提示 不宜吃未成熟的青色番茄，因含有毒的龙葵碱。食用未成熟的青色番茄，会感到苦涩，吃多了，严重的可导致中毒，出现头晕、恶心、周身不适，甚至有生命危险。

西蓝花胡萝卜汁 抗氧化，防癌症

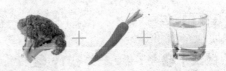

【材料】 西蓝花2朵，胡萝卜半根，饮用水200毫升。

【做法】 ❶将西蓝花洗净焯一下；❷将胡萝卜切成丁；❸将西蓝花和胡萝卜一起放入榨汁机榨汁。

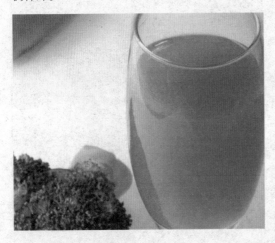

养生功效 胡萝卜所含的胡萝卜素经过机体作用后会转变成维生素A，有助于增强机体的免疫功能，在预防上皮细胞癌变的过程中具有重要作用；胡萝卜含有的木质素能提高机体免疫机制，间接消灭癌细胞。

西蓝花含较多维生素C，在防治胃癌、乳腺癌方面效果尤佳，同时西蓝花含有抗氧化防癌症的微量元素，长期食用可以减少癌症的发病概率。

此款果汁具有很强的抗氧化、防癌症功效。

贴心提示 大量胡萝卜素会引起闭经和抑制卵巢的正常排卵功能，因此，女性不宜大量饮用。

番茄胡萝卜汁 抑制活性氧，预防癌症

【材料】 番茄2个，胡萝卜半根。

【做法】 ❶在番茄的表皮划几道口子，在沸水中浸泡10秒；❷剥去番茄的表皮，将番茄切成块状；❸将胡萝卜洗净切成丁；❹将切好的番茄和胡萝卜一起放入榨汁机榨汁。

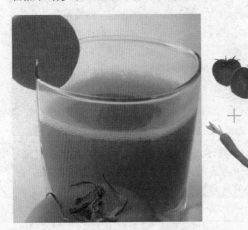

养生功效 人体自由基的氧化能力很强，会不断地攻击人体组织细胞，导致免疫力下降、衰老、皮肤老化、色斑、肿瘤及多种疾病发生。目前已知由自由基造成或参与的疾病有100多种，如肿瘤、心脑血管硬化、心肌梗死、糖尿病、老年痴呆等。研究发现，番茄红素淬灭清除自由基的能力最强，是胡萝卜素的2倍多，是维生素E的100倍。

富含类胡萝卜素的饮食能降低膀胱癌、宫颈癌、前列腺癌、喉癌和食道癌的风险。除了防癌，胡萝卜的营养素还能增强免疫力，促进耳朵、眼睛和肠胃的健康。

此款果汁能够抑制体内活性氧，消灭癌细胞。

贴心提示 番茄红素遇光、热和氧气容易分解，失去保健作用，因此，不宜在沸水中浸泡过久。

猕猴桃汁 增强免疫力，预防癌症

【材料】猕猴桃2个。

【做法】❶剥去猕猴桃的表皮并切成块状；❷将切好的猕猴桃放入榨汁机榨汁。

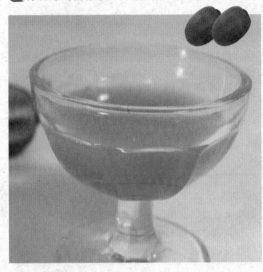

养生功效 中医认为，猕猴桃性寒味甘酸，归肾、胃经，具有调中理气、生津润燥、解热除烦、利尿通淋、和胃降逆的功效。猕猴桃是所有水果中维生素C含量最多的，猕猴桃所含的谷胱甘肽，有抑制癌症基因突变的作用。猕猴桃能通过保护细胞间质屏障，消除摄入的致癌物质，对延长癌症患者生存期起一定作用。猕猴桃的清热生津、活血行水之功，尤其适合乳癌、肺癌、宫颈癌、膀胱癌等患者放疗后食用。猕猴桃的抗氧化物质能够增强人体的自我免疫功能。

此款果汁能够增强免疫力，抑制肿瘤诱变。

贴心提示 猕猴桃营养价值极高，被誉为"水果之王"，含亮氨酸、苯丙氨酸、异亮氨酸、酪氨酸、缬氨酸、丙氨酸等十多种氨基酸，含有丰富的矿物质，每100克果肉含钙27毫克，磷26毫克，铁1.2毫克，还含有胡萝卜素和多种维生素。

海带西芹汁 预防结肠癌

【材料】西芹半根，海带汤200毫升。

【做法】❶将西芹洗净切碎；❷将切好的西芹和准备好的海带汤放入榨汁机榨汁。

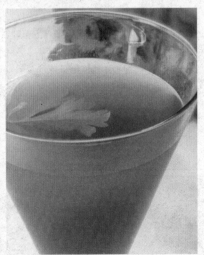
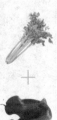

养生功效 广州人爱吃芹菜，相传1000多年前的南汉时代，在西关荔枝湾附近建起一座昌华苑，别称西园，那里种有一片芹菜，茎质脆嫩，味道浓香，很宜炒食，远近驰名。当时曾有"南蓢西芹菜茹之珍"的美称。据研究显示，西芹中含有的纤维素能够预防结肠癌。

海带能提高机体的体液免疫，调节免疫力。海带中富含抗癌明星硒元素，对于肿瘤有明显的抑制作用。海带含有大量的不饱和脂肪酸和食物纤维，能清除附着在血管壁上的胆固醇，调顺肠胃，促进胆固醇的排泄。

此款果汁能够预防结肠癌。

贴心提示 海带性寒，脾胃虚寒者忌食。患有甲亢的病人不要吃海带。孕妇、乳母不宜吃过多海带，因为海带中的碘可随血液循环进入胎（婴）儿体内，引起胎（婴）儿甲状腺功能障碍。

牛奶红辣椒汁 提高免疫力，抵制癌细胞

【材料】红辣椒1个，牛奶200毫升。

【做法】❶将红辣椒去子，切碎；❷将红辣椒和牛奶一起放入榨汁机榨汁。

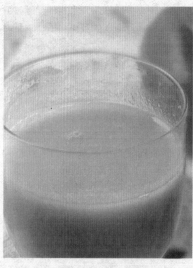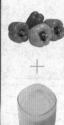

养生功效 红辣椒含有丰富的蛋白质、矿物质、维生素及胡萝卜素，有很强的抗癌功效。

蛋白质是构成人体细胞的基本元素，同样也是构成白细胞和抗体的主要成分。身体如果严重缺乏蛋白质，会促使淋巴细胞的数量减少，造成免疫功能严重下降。因此多摄取高蛋白质的食物，例如：肉类、蛋类、牛乳以及乳制品，丰富的动物蛋白质，内含的球蛋白能够帮助人体提高免疫力。

此款果汁对于预防癌症十分有效。

贴心提示 牛奶能够明显地影响人体对药物的吸收速度，还容易使牛奶中的钙与镁等矿物质离子与药物发生化学反应，生成非水溶性物质，不仅降低药效，还可能对身体造成危害。

番茄西蓝花汁 消除体内致癌物质的毒性

【材料】西蓝花2朵，番茄1个，饮用水200毫升。

【做法】❶将西蓝花在沸水中焯一下；❷将番茄表皮划几道口子，在沸水中浸泡10秒；❸剥去番茄的表皮，并切成大块；❹将西蓝花、番茄与饮用水一起放入榨汁机榨汁。

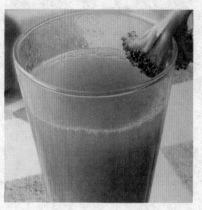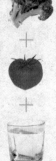

养生功效 番茄中有丰富的胡萝卜素、B族维生素，还有对保护血管健康、防治高血压有一定作用的芦丁，番茄中的特殊成分——番茄红素，有助消化和利尿的功效，常吃番茄，对肾脏病患者也很有益。番茄能够预防的癌症包括：前列腺癌、肺癌及胃癌，此外，对预防胰脏癌、大肠癌、食道癌、口腔癌、乳癌及子宫颈癌也可能有效。

长期以来，西蓝花被视为一种能降低癌症风险的蔬菜。西蓝花中富含的化合物莱菔硫烷被认为是一种具有抗癌作用的物质。

此款果汁能够抑制体内癌细胞的增长。

贴心提示 挑选西蓝花时，手感越重的，质量越好。不过，也要避免其花球过硬，这样的西蓝花比较老。买回后最好在4天内吃掉，否则就不新鲜了。

莴苣苹果汁 预防癌症和肿瘤

【材料】莴苣4厘米长，苹果半个，饮用水200毫升。

【做法】❶将莴苣去皮切成丁；❷将苹果去核切成丁；❸将切好的莴苣、苹果和饮用水一起放入榨汁机榨汁。

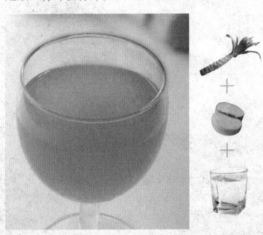

养生功效 莴苣叶含有的成分，能分解食物中的致癌物亚硝胺，防止各种癌症的发生。莴苣有促进利尿、改善心肌收缩、体内电解质平衡的维持、帮助牙齿及骨骼的生长、维持甲状腺生理功能、促进新陈代谢等功效。所含的有机酸、酶、有机镁容易被人体吸收利用；维生素K可帮助伤口结痂、减少出血量。

研究证实，苹果中的多酚能够抑制癌细胞的增殖。苹果中含有的黄酮类物质是一种高效抗氧化剂，它不但是最好的血管清理剂，而且是癌症的克星。

此款果汁能够降低胆固醇，防癌抗癌。

贴心提示 莴苣中的某种物质对视神经有刺激作用，古书记载莴苣多食使人目糊，停食数天，则能自行恢复，故视力弱者不宜多饮，有眼疾特别是夜盲症的人也应少饮。

杧果椰奶汁 防癌抗癌

【材料】杧果半个，椰奶200毫升。

【做法】❶将杧果去皮，取出果肉；❷将准备好的杧果和椰奶一起放入榨汁机榨汁。

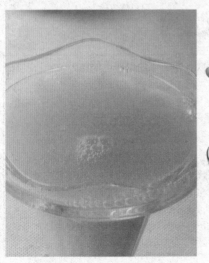

养生功效 杧果有预防或抑制某些类型结肠癌和乳腺癌的作用。研究人员对杧果中的多酚进行了研究，特别是其中的生物活性成分丹宁。研究发现，细胞分裂周期因多酚而被打破，这可能是杧果预防或抑制癌症的一种机制。杧果中的多酚提取物对结肠癌、乳腺癌、肺癌、白血病和前列腺癌有预防作用，尤其对乳腺癌和结肠癌非常有效。

椰奶有很好的清凉消暑、生津止渴的功效。此外，还有强心、利尿、驱虫、止呕止泻的功效。

此款果汁不仅能够防癌抗癌，还能增强肠胃蠕动能力。

贴心提示 熟的杧果放冰箱中保鲜，不可水洗后放入（水洗后会缩短存放时间），可用塑料袋或保鲜膜包好。极熟的可保留3天，稍熟的可放置7~10天。

咳嗽

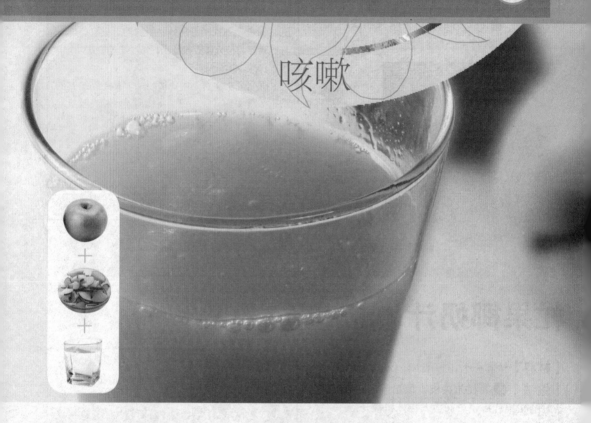

苹果小萝卜汁 助消化，止咳嗽

【材料】青苹果半个，小萝卜2个，饮用水200毫升。

【做法】❶将苹果洗净，切成丁；❷将小萝卜洗净切成块；❸将切好的苹果、胡萝卜和饮用水一起放入榨汁机榨汁。

贴心提示 萝卜主泻，胡萝卜为补，所以二者最好不要同食。若要一起吃时应加些醋来调和，以利于营养吸收。白萝卜宜生食，但要注意吃后半小时内不能进食，以防其有效成分被稀释。

养生功效 苹果中的粗纤维能使大便松软，有机酸能促进肠道蠕动，有利排便。

小萝卜性凉味甘辛，具有通气导滞、止咳化痰、解毒散瘀的功效。食积腹胀，消化不良，胃纳欠佳，可以生捣汁饮用；恶心呕吐，泛吐酸水，慢性痢疾，均可切碎蜜煎细细嚼咽；便秘，可以煮食；口腔溃疡，可以捣汁漱口。咳嗽咳痰，最好切碎蜜煎细细嚼咽；咽喉炎、扁桃体炎、声音嘶哑、失音，可以捣汁与姜汁同服。

此款果汁能够预防感冒，消减感冒症状。

草莓樱桃汁 消痛止咳，清神

【材料】草莓4颗，樱桃6颗，饮用水200毫升。

【做法】❶将草莓洗净，切成块状；将樱桃洗净去核；❷将准备好的草莓、樱桃和饮用水一起放入榨汁机榨汁。

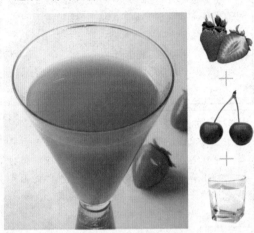

养生功效 草莓对胃肠道有一定的滋补调理作用，还可治疗贫血。草莓除可以预防坏血病外，对防治动脉硬化、冠心病也有较好的疗效。草莓中含有天冬氨酸，可以自然平和地清除体内的重金属离子。

樱桃性温热，兼具补中益气之功，对腰腿疼痛、咽喉炎有良效。樱桃萃取物的抗炎效果是阿司匹林的10倍。

草莓和樱桃制成的果汁色泽鲜亮，味道甜美，经常饮用不仅能够消炎止咳，还有养精怡神的作用。

贴心提示 樱桃要选大颗、颜色深有光泽、饱满、外表干燥、樱桃梗保持青绿的。避免买到碰伤、裂开和枯萎的樱桃。樱桃洗干净后，可放置在餐巾纸上吸收残余水分，干燥后装入保鲜盒或塑料袋中放入冰箱中。

莲藕荸荠汁 生津润肺，清热化痰

【材料】莲藕4片，荸荠6颗，饮用水200毫升。

【做法】❶将莲藕洗净去皮切成丁；将荸荠去皮，取出果肉；❷将荸荠、莲藕、饮用水一起放入榨汁机榨汁。

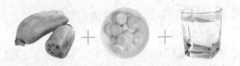

养生功效 荸荠营养丰富，含有蛋白质、脂肪、粗纤维、胡萝卜素、B族维生素、维生素C、铁、钙、磷和碳水化合物，具有清热泻火的良好功效。荸荠质嫩多津，可治疗热病津伤口渴之症。荸荠是凉性食物，对于风热引起的感冒咳嗽有效。

莲藕生用性寒，有清热凉血作用，可用来治疗热性病症；莲藕味甘多液，对热病口渴、衄血、咯血、下血者尤为有益。

此款果汁能够止咳化痰，生津润肺。

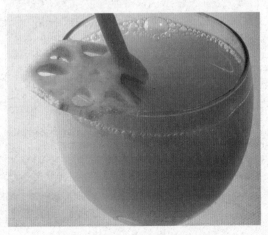

贴心提示 藕性偏凉，产妇不宜过多饮用。脾胃消化功能低下、大便溏泄者不宜多喝。

番茄葡萄柚乳酸饮 润喉，开胃消食

【材料】番茄1个，葡萄柚1个，乳酸饮料200毫升。

【做法】❶将番茄表皮划几道口子，在沸水中浸泡10秒；剥去番茄的表皮，并切成大块；将葡萄柚去皮，切成块状；❷将准备好的番茄、葡萄柚、乳酸饮料一起放入榨汁机榨汁。

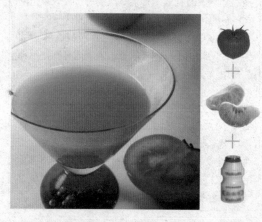

养生功效 番茄具有健胃消食、生津止渴、润肠通便的功效，其所含苹果酸、柠檬酸等有机酸，能促使胃液分泌和脂肪及蛋白质的消化，并且能够增加胃酸浓度，有助胃肠疾病的康复。番茄汁与温水用来漱喉，能够减轻咽喉疼痛的症状。

葡萄柚中含有天然维生素P、维生素C以及可溶性纤维素。研究发现，每天饮用葡萄柚汁的人，较少出现呼吸系统疾病。葡萄柚对于感冒、喉咙疼痛，能起到缓解作用。

此款果汁能够开胃消食，增强机体免疫力。

贴心提示 葡萄柚性凉、味甘酸，具有清热、止渴之效，葡萄柚精油是由果皮压榨而得的，气味清新、香甜，有柑橘的果香味。葡萄柚精油可以抗忧郁，尤其在冬天出现的忧郁或昏昏欲睡等症状，可以使人恢复精神，是季节性精神失调的调节剂。

莲藕橘皮蜜汁 清热化瘀，止咳化痰

【材料】莲藕4厘米长，饮用水200毫升，蜂蜜、生橘皮适量。

【做法】❶将莲藕洗净去皮，切成块状；❷将切好的莲藕和饮用水、生橘皮一起放入榨汁机榨汁；❸在榨好的果汁内加入适量的蜂蜜搅拌均匀即可。

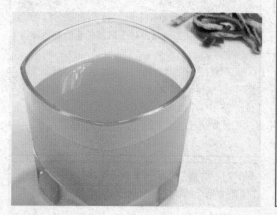

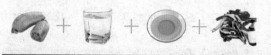

养生功效 咳嗽是呼吸道感染的一种基本的临床表现，它可体现在多种疾病中，如上呼吸道感染、气管支气管炎、急慢性咽炎、各种炎症引起的肺部感染等。莲藕味甘，生藕性寒，能清热润肺、凉血化瘀；熟藕性温，可健脾开胃、补心生血、止泻固精。莲藕汤能防治咳嗽，可将带皮莲藕切薄片，同饴糖一起熬汤饮用；莲藕汤还可以消除口腔炎。

橘皮入药称为"陈皮"，具有理气燥湿、化痰止咳、健脾和胃的功效，常用于防治胸胁胀痛、疝气、乳胀、乳房结块、胃痛、食积等症。

此款果汁能够化痰止咳，补益气血。

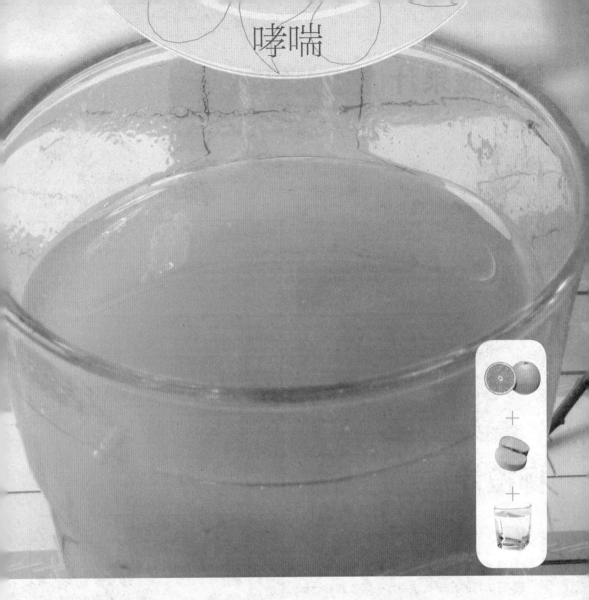

橘子苹果汁 止咳平喘，促进血液循环

【材料】橘子半个，苹果半个，饮用水200毫升。

【做法】❶将橘子连皮洗净切成块状；❷将苹果洗净切成块状；❸将切好的橘子、苹果，饮用水一起放入榨汁机榨汁。

贴心提示● 胃肠、肾、肺功能虚寒者不可多吃，以免诱发腹痛。

养生功效 中医认为，橘子味甘酸、性寒，具有润肺清肠、理气化痰、补血健脾等诸多功效，同时在除痰止渴、理气散结方面也有功效。

苹果可以帮助孕妇和孩子补充维生素A、维生素E、维生素D和锌元素，它们能降低孩子患哮喘的概率。此外，苹果中的黄酮类化合物也有助于治疗哮喘、支气管炎症等呼吸道疾病。

此款果汁能够促进血液循环，改善哮喘症状。

综合蔬果汁 辅助治疗气喘

【材料】苹果半个，柳橙半个，胡萝卜半个，圆白菜2片，菠菜2片，饮用水200毫升。

【做法】❶将苹果、圆白菜、菠菜洗净后切碎；❷将柳橙带皮洗净切成块状；❸将胡萝卜洗净去皮后切成块状；❹将准备好的苹果、柳橙、胡萝卜、圆白菜、菠菜和饮用水一起放入榨汁机榨汁。

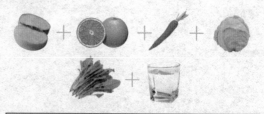

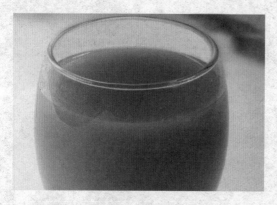

养生功效 苹果含有大量的维生素、矿物质和丰富的膳食纤维，特别是果胶等成分，具有一般苹果补心益气、益胃健脾等功效。

说起化痰止咳，陈皮是首要选择。根据实验表明，橙皮的功效比陈皮更为有效。橙子性味甘苦而温，是治疗食欲不振、感冒咳嗽、胸腹胀痛的良药。

此款果汁含有多种对呼吸系统有益的营养元素，适于哮喘患者。

贴心提示 此款果汁适宜饭后两小时后饮用。

柳橙汁 清热化痰，平喘

【材料】柳橙一个，饮用水200毫升，蜂蜜适量。

【做法】❶将柳橙洗净去皮，将果肉切成块状；❷将切好的柳橙和饮用水一起放入榨汁机榨汁；❸在榨好的果汁内加入适量蜂蜜搅拌均匀即可。

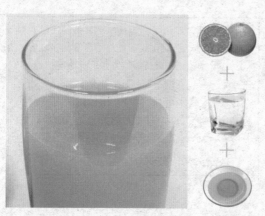

养生功效 柳橙，果肉味酸，甘，性平，无毒；果皮味苦，辛，性温；子味苦，性温。果肉滋润健胃，果皮化痰止咳。柳橙的营养成分中有丰富的膳食纤维、维生素A、B族维生素、维生素C、磷、苹果酸等，对于有便秘困扰的人而言，柳橙中丰富的膳食纤维可帮助排便，但不是榨汁，要连果肉吃，效果才看得见。

柳橙的维生素C含量丰富，能降低有害胆固醇。柳橙皮又叫黄果皮，可作为健胃剂、芳香调味剂，对慢性支气管炎、哮喘有效。

此款果汁适于感冒咳嗽、哮喘症状。

贴心提示 "皮薄"是柳橙挑选的第一个原则，再就是"果心结实"，用手轻轻地按触柳橙，去体会"皮薄、果心结实"的感觉。

莲藕甜椒苹果汁 治疗哮喘，防治感冒

【材料】莲藕4厘米长，甜椒一个，苹果1个，饮用水200毫升。

【做法】❶将莲藕洗净去皮，切成块状；将甜椒洗净去子，切成块状；将苹果洗净去核，切成块状；❷将切好的莲藕、甜椒、苹果和饮用水一起放入榨汁机榨汁。

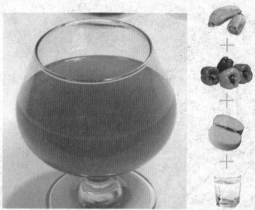

养生功效 藕的药用价值相当高，对于哮喘患者来说，是理想的食用蔬菜。莲藕能够防治咳嗽和哮喘，患支气管炎者，可用洗净的鲜藕（不必削去皮）榨汁饮用。藕汁对晨起时痰中带血丝及晚上声音嘶哑的病人，亦有良好效果。此外，将藕节部分粉碎取汁饮用，也可止咳和解除胸闷。

春季冷暖空气交替频繁，此时节慢性支气管炎、哮喘等容易急性发作。研究人员认为，多吃苹果可降低哮喘的发病率，可能是因为水果里的抗氧化剂抵消了环境污染中有害物质的氧化作用，从而使发炎减轻了。同时研究证明，苹果对于提高免疫力同样有效。

此款果汁能够防治哮喘和感冒。

贴心提示 甜椒的挑选：要挑色泽鲜亮的，个头饱满的；同时还要用手掂一掂，捏一捏，分量沉而且不软的就是新鲜的、优质的甜椒。甜椒有3个爪和4个爪的，越是4个爪的口感越好。

柳橙菠菜汁 止咳化痰，对抗气喘

【材料】柳橙1个，菠菜2棵，柠檬2片，饮用水200毫升。

【做法】❶将柳橙去皮，分开；将菠菜洗净切碎；将柠檬洗净，切成块状；❷将准备好的柳橙、菠菜、柠檬和饮用水一起放入榨汁机榨汁。

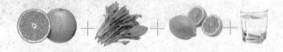

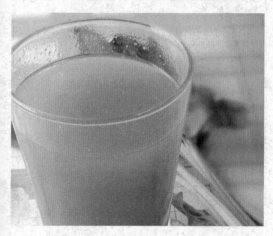

养生功效 实验表明，橙皮的止咳化痰功效胜过陈皮，是治疗感冒咳嗽、胸腹胀痛、哮喘的良药。

菠菜中的有效成分能够改善过敏体质，从而降低因过敏引起的咳嗽、哮喘。

柠檬有祛痰功效。在夏季痰多、咽喉不适时，将柠檬汁加温水和少量食盐，可将喉咙积聚的浓痰顺利咳出。

此款果汁能够缓解气喘症状。

贴心提示 柠檬含有烟酸和丰富的有机酸，其味极酸。柠檬酸汁的杀菌作用，对食品卫生很有好处。实验显示，酸度极强的柠檬汁在15分钟内可把活海生贝壳内所有的细菌杀死。

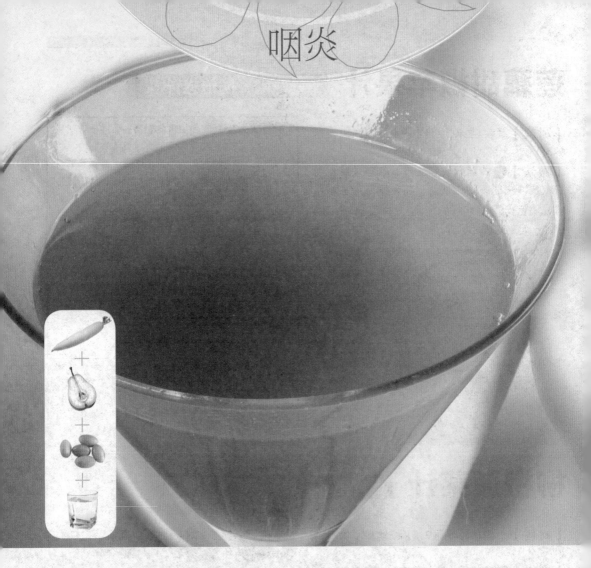

白萝卜雪梨橄榄汁

利咽生津，适用于急性咽炎

【材料】白萝卜4片（1厘米厚），雪梨1只，橄榄2个，饮用水100毫升。

【做法】❶ 将白萝卜去皮，洗净后切成块状；将雪梨去皮去核，切成丁；将橄榄去核，取出果肉；❷ 将准备好的白萝卜、雪梨、橄榄和饮用水一起放入榨汁机榨汁。

贴心提示 色泽变黄且有黑点的橄榄说明已不新鲜，食用前要用水洗净。市售色泽特别青绿的橄榄果如果没有一点黄色，说明已经矾水浸泡过，为的是好看，最好不要食用或吃时务必要漂洗干净。

养生功效 白萝卜含芥子油、淀粉酶和粗纤维，具有促进消化，增强食欲，加快胃肠蠕动和止咳化痰的作用。

《本草纲目》载："梨，生者清六腑之热，熟者滋五脏之阴。"梨汤水可以用以治疗肺炎、呼吸道疾病、肺心病、高血压等症，疗效显著。梨所含鞣酸等成分，能够祛痰止咳。

橄榄有利咽化痰、清热解毒、生津止渴、除烦醒酒、化刺除鲠之功。中医素来称橄榄为"肺胃之果"，对于肺热咳嗽、咯血颇有益。

此款果汁对于治疗咽炎有显著疗效。

草莓葡萄柚汁 生津利喉，消炎止痛

【材料】草莓4颗，葡萄柚2片，饮用水200毫升。

【做法】❶将草莓去蒂，切成块状；❷将葡萄柚去子，切成块状；❸将切好的草莓和葡萄柚一起放入榨汁机榨汁。

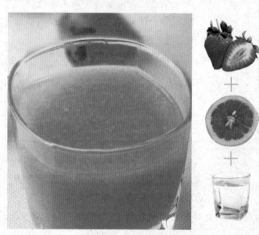

养生功效 草莓中所含的胡萝卜对保护眼睛和肝脏有益。人们的日常饮食对人体内的炎症有着重要影响。在抗炎食物中最有效的是Ω-3脂肪酸，许多鱼类都富含这种脂肪酸。草莓富含氨基酸、果糖、蔗糖、葡萄糖、柠檬酸、苹果酸、果胶、胡萝卜素、维生素B_1、维生素B_2及矿物质钙、镁、磷、铁等，这些营养素对消除身体炎症有利。

葡萄柚能够下气消痰、健胃消食、消肿止痛、利咽消炎。葡萄柚中含有胰岛素成分还能减低血糖，保护心血管。

此款果汁能够促进身体发育，消炎止痛。

贴心提示 在众多的秋令水果中，柚子可算是个头最大的了，一般都在1000克以上，它在每年的农历8月15左右成熟，皮厚耐藏，故有"天然水果罐头"之称。

橘子雪梨汁 清热化痰，提高免疫力

【材料】橘子半个，雪梨1个，饮用水200毫升。

【做法】❶将橘子连皮洗净切成块状；❷将雪梨去皮去核，切成丁；❸将切好的橘子、雪梨和饮用水一起放入榨汁机榨汁。

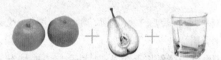

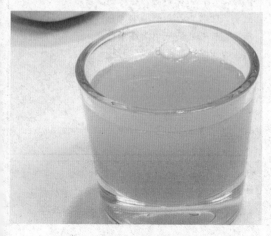

养生功效 雪梨味甘性寒，具生津润燥、清热化痰、养血生肌之功效，对急性气管炎和上呼吸道感染的患者出现的咽喉干、痒、痛、音哑、痰稠、便秘、尿赤均有良效。雪梨又有降低血压和养阴清热的效果，所以高血压、肝炎、肝硬化病人常吃梨有好处。

此款果汁能够生津润燥，清热化痰。

贴心提示 梨性寒，一次不宜多饮。尤其脾胃虚寒、腹部冷痛和血虚者，尽量少饮。

西瓜苹果汁 清热化痰，健脾益胃

【材料】西瓜2片，苹果半个，饮用水200毫升。

【做法】❶将西瓜去皮去子，切成块状；❷将苹果洗净切成块状；❸将切好的西瓜、苹果和饮用水一起放入榨汁机榨汁。

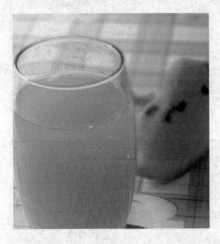
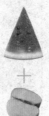

养生功效 西瓜清热解暑，对治疗肾炎、糖尿病及膀胱炎等疾病有辅助疗效。

咽炎是一种常见病，为慢性感染所引起的弥漫性咽部病变，主要是咽部黏膜炎症。多发于成年人，其主要病因有屡发急性咽炎、长期粉尘或有害气体刺激、烟酒过度或其他不良生活习惯、鼻窦炎分泌物刺激、过敏体质或身体抵抗力减低等。苹果中所含的果酸成分能够缓解咽炎症状。

此款果汁能够除烦去腻，润喉解暑。

贴心提示 研究人员发现，苹果核含有少量有害物质——氢氰酸。氢氰酸大量沉积在身体，会导致头晕、头痛、呼吸速率加快等症状，严重时可能出现昏迷。

西瓜香瓜梨汁 消炎止痛，补充维生素

【材料】西瓜2片，香瓜2片，梨半个，饮用水200毫升。

【做法】❶将西瓜去皮去子，切成块状；将香瓜去皮去瓤，切成块状；将梨去核，切成小块；❷将西瓜、香瓜、梨和饮用水一起放入榨汁机榨汁。

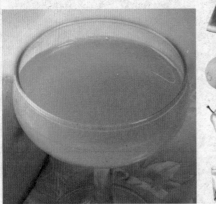
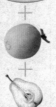

养生功效 西瓜皮性凉，有清热解暑、利尿的功效，还有消炎降压、减少胆固醇沉积、软化及扩张血管、促进新陈代谢的作用。

香瓜含有大量的碳水化合物、柠檬酸、胡萝卜素和B族维生素、维生素C等，且水分充沛，可消暑清热，生津解渴，除烦等。香瓜能够帮助肾脏病人吸收营养。甜瓜中含有转化酶，可以将不溶性蛋白质转变成可溶性蛋白质，能帮助肾脏病人吸收营养，对肾病患者有益。

此款果汁能够止渴生津，消炎止痛。

贴心提示 西瓜含有约5%的糖分，糖尿病患者吃西瓜过量，还会导致血糖升高、尿糖增多等后果，严重的还会出现酮症酸中毒昏迷反应。

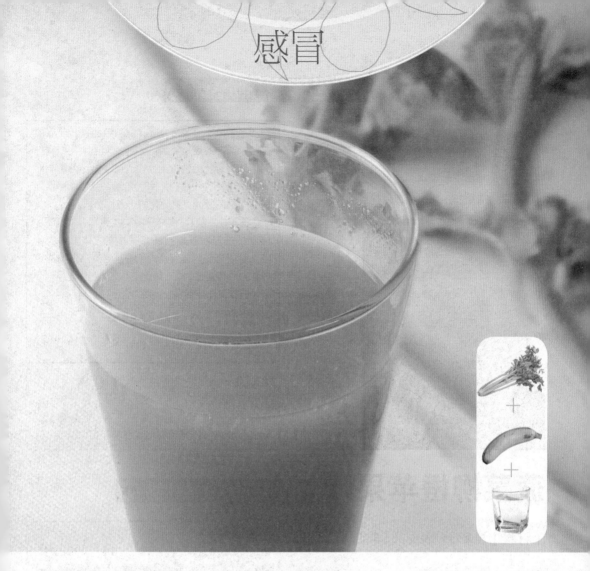

芹菜香蕉汁 双重镇静效果

【材料】西芹半根，香蕉1根，饮用水200毫升。

【做法】❶去西芹的叶和茎，将其切碎；❷将香蕉切成块状；❸将切好的西芹、香蕉，饮用水一起放入榨汁机榨汁。

贴心提示 购买香蕉时手捏香蕉有软熟感的其味必甜，果肉淡黄，纤维少，口感细嫩，带有一股桂花香。香蕉买回来后，最好用绳子串挂起来，拣带黑斑较软熟的先吃，越熟越甜，越软越好吃。

养生功效 芹菜味甘、苦、性凉，归肺、胃、肝经，具有平肝清热、祛风利湿的功效，用于高血压病、眩晕头痛、面红目赤、血淋、痈肿等症。多食芹菜能够安定情绪，消除烦躁。

营养学家发现，人们在食用香蕉后会精神愉快，心情舒畅。这是因为人们在食入香蕉后，使大脑中的5-羟色胺含量增加，这种物质会使人们的心情安适、快乐。

此款果汁能够作用于神经系统，缓解感冒引起的头痛。

菠菜香蕉汁 增强免疫力，预防感冒

【材料】菠菜2棵，香蕉1根。

【做法】❶ 将菠菜洗净去根，切碎；❷ 剥去香蕉的皮和果肉上的果络，切成块状；❸ 将准备好的菠菜、香蕉和牛奶一起放入榨汁机榨汁。

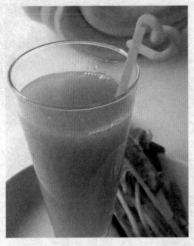

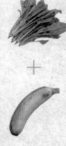

养生功效 菠菜富含酶，能刺激肠胃、胰腺的分泌，既助消化，又润肠道，有利于大便顺利排出体外，避免大便毒素吸收入血液循环而影响面容，使全身皮肤显得红润、光泽。菠菜能够增强人体的抗病能力，有效预防季节性感冒。

香蕉性寒味甘，含有丰富的维生素、蛋白质、膳食纤维等物质，不仅能够补充人体所需的营养，还能增强人体免疫力。香蕉含有高量糖质，在体内可转变成热量，因此是补充体力的佳品。

此款果汁能够增强免疫力，预防感冒。

贴心提示 菠菜含有少量草酸，草酸与钙质结合易形成草酸钙，它会影响人体对钙的吸收。因此，菠菜不能与含钙豆类、豆制品类及木耳、虾米、海带、紫菜等食物同时食用。

菠菜柳橙苹果汁 防治感冒，补充体能

【材料】菠菜2棵，柳橙1个，苹果1个，饮用水200毫升。

【做法】❶ 将菠菜去根洗净，切碎；将柳橙去皮，分开；将苹果洗净去核，切成块状；❷ 将准备好的菠菜、柳橙、苹果和饮用水一起放入榨汁机榨汁。

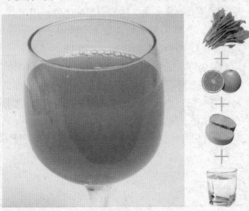

养生功效 橙子中含有丰富的维生素C、维生素P，能增加毛细血管的弹性，增加机体抵抗力，降低血中胆固醇，同时能够预防和治疗感冒。

苹果性平，味甘酸，具有生津止渴的功效。英国近期研究发现，怀孕时多吃苹果，生下的孩子更健康，罹患百日咳或哮喘的危险更小。苹果还可以减少患上肺病、哮喘、肺癌等疾病的危险。研究表明，苹果汁有强大的杀灭传染性病毒的作用，经常食用苹果的人远比不吃或少吃的人得感冒的概率要低。

此款果汁能够提高免疫力，防治感冒。

贴心提示 菠菜里含有的无机铁，是构成血红蛋白、肌红蛋白的重要成分，要更好地吸收菠菜的无机铁，还要在吃菠菜时多吃点高蛋白的食物。

柳橙香蕉酸奶汁 缓解感冒症状

【材料】柳橙1个，香蕉1根，酸奶200毫升。

【做法】❶将柳橙去皮，分开；❷剥去香蕉的皮和果肉上的果络；❸将准备好的柳橙、香蕉和酸奶一起放入榨汁机榨汁。

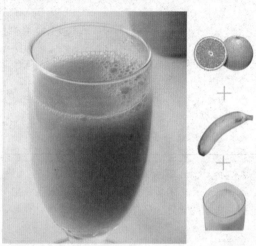

养生功效 日本癌症学会在几年前发表了香蕉具有提高免疫力、预防癌症效果的报告，一天吃2根香蕉，就能有效地改善体质；此外，香蕉能够增强抵抗力，预防感冒。

酸奶能将牛奶中的乳糖和蛋白质分解，使人体更易消化和吸收；酸奶有促进胃液分泌、提高食欲、加强消化的功效；酸奶所含的乳酸菌能减少某些致癌物质的产生，因而有防癌作用；酸奶能抑制肠道内腐败菌的繁殖，并减弱腐败菌在肠道内产生的毒素；酸奶还有降低胆固醇的作用，特别适宜高血脂的人饮用。

此款果汁能够缓解感冒症状。

贴心提示 香蕉营养价值高，但是并非人人适宜吃。香蕉糖分高，一根香蕉约含120卡路里热量（相等于半碗白饭），患糖尿病者也必须多注意食用香蕉的量不能多。

雪梨苹果汁 缓解咳嗽症状

【材料】雪梨、苹果各一个，饮用水200毫升。

【做法】❶将雪梨、苹果洗净去核，切成块状；❷将切好的雪梨、苹果和饮用水一起放入榨汁机榨汁。

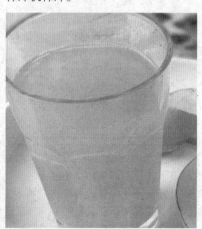

养生功效 梨有润喉生津、润肺止咳、滋养肠胃等功能，最适宜于冬春季节发热和有内热的病人食用。梨对缓解肺热咳嗽、小儿风热、咽干喉痛、大便燥结等症较为适宜。

实验表明，经常吃苹果的人感冒的概率要明显小于不吃苹果的人。这是因为苹果中含有丰富的纤维素，能够增强人体的免疫细胞功能，从而起到预防流感的作用。多吃苹果还能够改善呼吸和消化系统的功能，还能清除肺部的垃圾，净化人体。

此款果汁能够缓解咳嗽症状。

贴心提示 一个苹果吃的时间长了，被咬掉的表面便会呈现黄色，那部分果肉的水分含量也会减少，变得不那么脆了。这其实是苹果氧化的结果。虽然口感和外观变得不太好，但其实它的营养元素并没有丢失，一般来说，吃了也不会产生危害。

苹果莲藕橙子汁　增强免疫力，远离热伤风

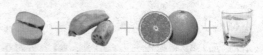

【材料】苹果1个，莲藕6厘米长，橙子1个，饮用水200毫升。

【做法】❶将苹果洗净去核，切成块状；将橙子去皮，分开；将莲藕洗净去皮，切成丁；❷将准备好的苹果、莲藕、橙子和饮用水一起放入榨汁机榨汁。

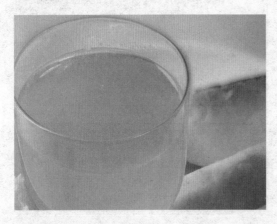

养生功效 苹果是碱性食品，吃苹果可以迅速中和体内过多的酸性物质（包括运动产生的酸及鱼、肉、蛋等酸性食物在体内产生的酸性代谢产物），增强体力和抗病能力。苹果含有较多果糖、多种有机酸、果胶及微量元素。吃苹果有助于刺激抗体和白细胞的产生，因此可以增强人体免疫力。

专家认为，秋季食用莲藕能防治感冒、咽喉疼痛等多种疾病。

此款果汁能够增强免疫力，预防感冒。

贴心提示 藕性寒，生吃清脆爽口，但碍脾胃。脾胃消化功能低下、大便溏泄者不宜生吃。选择藕节短、藕身粗的为好，从藕尖数起第二节藕最好。

菠菜橘子汁　预防感冒

【材料】菠菜2棵，橘子1个，饮用水200毫升。

【做法】❶将菠菜洗净切碎；❷将橘子去皮，分开；❸将准备好的菠菜、橘子和饮用水一起放入榨汁机榨汁。

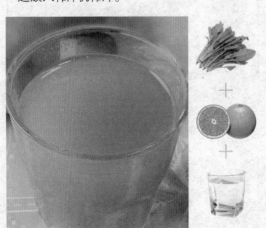

养生功效 橘子可谓全身都是宝：不仅果肉的药用价值较高，其皮、核、络、叶都是"地道药材"。橘络，即橘瓣上的网状经络，有通络化痰、顺气活血之功效，常用于治疗痰滞咳嗽等症。

菠菜除含有大量铁元素外，还含有人体所需要的叶酸。研究发现，缺乏叶酸会导致精神疾病，包括抑郁症和早老性痴呆等。多食菠菜能够预防情绪感冒，从而缓解压力，增强生命动力。

此款果汁能够提高免疫力，预防感冒。

贴心提示 不要给宝宝喂食过多的橘子或橘子汁。这是因为婴幼儿肝脏功能不健全，食用过多橘子时，肝脏不能将体内过多的胡萝卜素转化为维生素A，出现"胡萝卜素血症"。

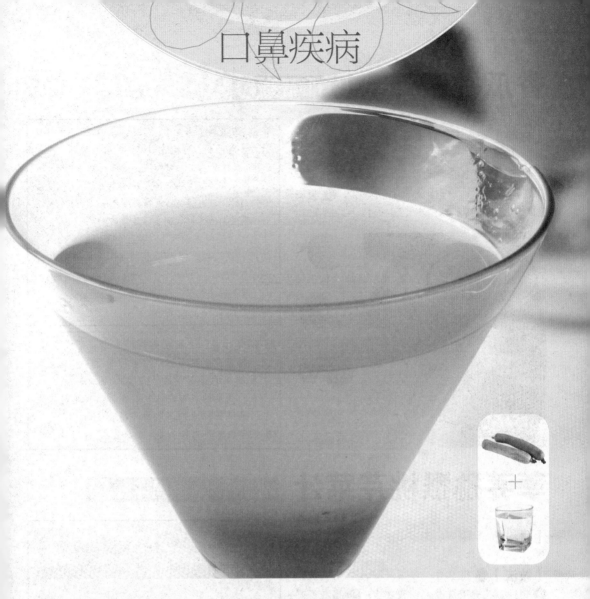

清凉丝瓜汁 预防口鼻疾病

【材料】丝瓜半根，饮用水200毫升。

【做法】❶将丝瓜去皮，在热水中焯一下，再在冷水中浸泡1分钟；❷将丝瓜切成块状；❸将切好的丝瓜和饮用水一起放入榨汁机榨汁。

贴心提示 选购丝瓜最要紧的是挑硬的买，因为新鲜的丝瓜总是硬的。当然买丝瓜还要掌握其他标准：如瓜条匀称、瓜身白毛完整，表示瓜嫩而新鲜；不要买大肚瓜，肚大的子多。

养生功效 丝瓜中含有防止皮肤老化的B族维生素和为皮肤增白的维生素C等成分，能保护皮肤、消除斑块，使皮肤洁白、细嫩。丝瓜还可入药，具有清暑凉血、解毒通便、祛风化痰、通经络、行血脉、下乳汁、调理月经不顺等功效。丝瓜还含有一种具抗过敏性物质泻根醇酸，有很强的抗过敏作用。丝瓜中所含丰富的维生素C对预防口鼻疾病有显著功效。

此款果汁具有抗过敏、通经络的作用。

香瓜香菜汁 保持口腔清爽

【材料】香瓜半个，香菜1棵，柠檬2片，饮用水200毫升。

【做法】❶ 将香瓜去皮去瓤，洗净后切成块状；❷ 将香菜、柠檬洗净切成块状；❸ 将香瓜、香菜、柠檬和饮用水一起榨汁。

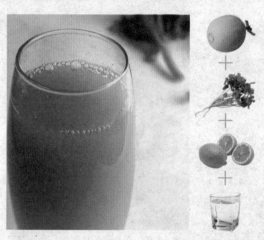

养生功效 香瓜现在各地普遍栽培，果肉生食，止渴清燥，可消除口臭，但瓜蒂有毒，生食过量，即会中毒。研究发现，各种香瓜均含有苹果酸、葡萄糖、氨基酸、甜菜茄、维生素C等丰富营养，对感染性高烧、口渴等，都具有很好的疗效。

香菜营养丰富，内含维生素C、维生素B1、维生素B2、胡萝卜素等，同时还有丰富的矿物质，如钙、铁、磷、镁等。香菜内还含有苹果酸钾等，对于驱除口腔异味有很好作用。

此款果汁能够清除口腔异味。

贴心提示 香菜在生长过程中非常容易长虫，很多农户使用"灌根生长法"将农药直接顺着香菜的根部倒在土壤里，因此香菜也成了农药残留的"重灾区"。因而，在选择香菜时，最好选择短的、矮的。在食用时，一定要把根部切掉至少半寸以上才安全。

荸荠猕猴桃芹菜汁 清新口气，坚固牙齿

【材料】荸荠4颗，猕猴桃2个，芹菜半根，饮用水200毫升。

【做法】❶ 将荸荠、芹菜洗净，切成块状；❷ 将猕猴桃去皮洗净，切成块状；❸ 将准备好的荸荠、猕猴桃、芹菜和饮用水一起放入榨汁机榨汁。

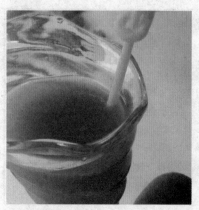

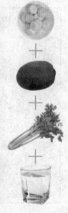

养生功效 荸荠质嫩多津，可治疗热病津伤口渴之症。荸荠中含的磷是根茎类蔬菜中较高的，能满足人体生长发育和维持生理功能的需要，对牙齿骨骼的发育有很大好处。

猕猴桃的维生素C含量丰富，是最有益于牙龈健康的水果。猕猴桃还含有碳水化合物、膳食纤维、维生素和微量元素，这些物质对人体都是有好处的，能够清热降火、润燥通便，使人体的免疫力得到增强。

猕猴桃和芹菜的共性是保持口腔的清洁，荸荠则能够生津润燥。

此款果汁能够很好地保养肺部。

贴心提示 荸荠的品质要求：以个大、洁净、新鲜、皮薄、肉细、味甜、爽脆、无渣者质佳。

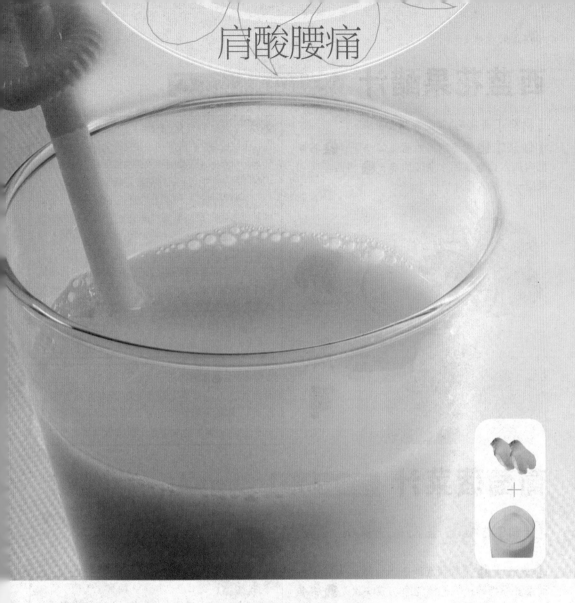

生姜牛奶汁 消炎镇痛，暖身护腰 🥛

【材料】生姜2片，牛奶200毫升。

【做法】❶把生姜切碎；❷将切好的生姜和牛奶一起放入榨汁机榨汁。

贴心提示 🥛 秋天气候干燥，燥气伤肺，再吃辛辣的生姜，容易伤害肺部，加剧人体失水，所以秋季不宜吃姜。此时吃姜也不宜过多，以免吸收姜辣素，在经肾脏排泄过程中会刺激肾脏，并产生口干、咽痛、便秘等症状。

养生功效 生姜甘辛而温，具有散寒发汗、温胃止吐、杀菌镇痛、抗炎之功效，还能舒张毛细血管，增强血液循环，兴奋肠胃，帮助消化。鲜姜可用于"风寒邪热、伤寒头痛、鼻塞、咳逆止气、止呕、祛痰下气"。干姜适用于"寒冷腹痛、中恶霍乱、胀满、风邪消毒、皮肤间结气、止唾血"。生姜里的姜醇具有消炎镇痛、改善血液循环、缓解肩痛和腰椎疼痛等功效。

此款果汁能够消毒解痛，驱除体内寒气。

西蓝花果醋汁 改善周身血液循环

【材料】西蓝花2簇，果醋10毫升。

【做法】❶用热水将西蓝花焯一下；❷将果醋内加入适量饮用水调节酸味；❸将西蓝花和果醋一起放入榨汁机榨汁。

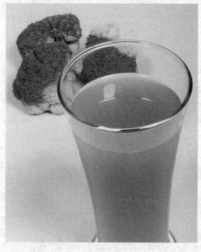
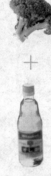

养生功效 西蓝花中的维生素K能维护血管的韧性，不易破裂。肩酸腰痛主要是因为体内的血液循环不畅引起的，果醋能够改善血液循环，使血液呈弱碱性，从而能起到缓解肩酸腰痛等疲劳症状。

果醋中含有十种以上的有机酸和人体所需的多种氨基酸。醋酸等有机酸有助于人体三羧酸循环的正常进行，从而使有氧代谢顺畅，有利于清除沉积的乳酸，起到消除疲劳的作用。另外，果醋中含有的钾、锌等多种矿物元素在体内代谢后会生成碱性物质，能防止血液酸化，达到调节酸碱平衡的目的。

此款果汁能够改善血液循环，赶走疲劳。

贴心提示 因为果醋含有微量"醋"，空腹时大量饮用，对胃黏膜产生的刺激作用较强，因而，胃酸过多的人或胃溃疡患者不宜多喝。一般果醋含糖量都比较高，糖尿病患者忌喝。

葡萄菠菜汁 缓解疲劳

【材料】葡萄10颗，菠菜2棵，柠檬2片，饮用水200毫升。

【做法】❶将葡萄洗净去子，取出果肉；将菠菜洗净切碎；将柠檬洗净切成块状；❷将准备好的葡萄、菠菜、柠檬和饮用水一起放入榨汁机榨汁。

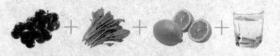

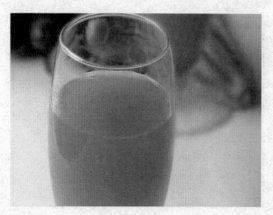

养生功效 葡萄味甘微酸、性平，葡萄中所含的葡萄糖，能很快被人体吸收。当人体出现低血糖时，若及时饮用葡萄汁，可很快使症状得到缓解。老年人胃气虚弱，胃阴不足；或患有慢性胃炎、胃口不好的人，每次饭前嚼食葡萄干6~9克，既能开胃口，又可补虚弱。

菠菜含维生素A、B族维生素、维生素C，特别是维生素A、维生素C的含量比一般蔬菜多，是高纤维素、低热量、高营养的减肥蔬菜。菠菜对于缓解身体疲劳亦有作用。

此款果汁能够缓解疲劳和亚健康状态。

贴心提示 不宜将菠菜与黄瓜同食，黄瓜中会有维生素C分解酶，会破坏菠菜里的维生素C。

蜜香椰奶汁 缓解身体疲倦

【材料】葡萄6颗，柠檬2片，椰奶200毫升，冰糖适量。

【做法】❶将葡萄洗净去皮，取出果肉；❷将柠檬洗净切成块状；❸将准备好的葡萄、柠檬和椰奶一起放入榨汁机榨汁。

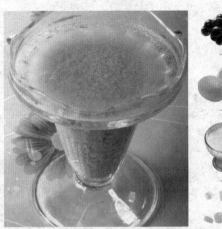

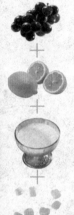

养生功效 黑葡萄中的钾、镁、钙等矿物质的含量要高于其他颜色的葡萄，这些矿物质离子大多以有机酸盐形式存在，对维持人体的离子平衡有重要作用，可有效抗疲劳。红葡萄含逆转酶，可软化血管，防止血栓形成。研究证明，这种酶可以通过减缓动脉壁上胆固醇的堆积而保护心脏，因此对预防心血管病和中风很有益处。

椰奶有利尿、强心、生津、利水、止呕止泻等功效。椰奶营养很丰富，是补充营养、缓解身体疲乏的佳饮。

此款果汁能够迅速补充体内能量，增强免疫功能。

贴心提示 取葡萄汁与甘蔗汁各一杯混匀，慢慢咽下，一日数次，对声音嘶哑有辅助治疗的作用。

菠萝苦瓜蜂蜜汁 消除疲劳，缓解酸痛

【材料】菠萝2片，苦瓜6厘米长，饮用水200毫升，蜂蜜适量。

【做法】❶将菠萝洗净切块；将苦瓜去瓤洗净切丁；❷将菠萝、苦瓜和饮用水一起放入榨汁机榨汁；❸在榨好的果汁内加入适量蜂蜜搅拌均匀即可。

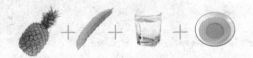

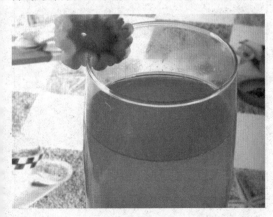

养生功效 菠萝营养丰富，可用于伤暑、身热烦渴、腹中痞闷、消化不良、心情低沉等症。

苦瓜性凉，爽口不腻，含有丰富的蛋白质、碳水化合物、粗纤维，特别是维生素C含量也很高。具有促进血液循环、消烦去燥、缓解全身酸痛的功效。

此款果汁能够消烦除燥，缓解酸痛。

贴心提示 清代王孟英的《随息居饮食谱》说："苦瓜清则苦寒；涤热，明目，清心。……熟则色赤，味甘性平，养血滋肝，润脾补肾。"即是说瓜熟色赤，苦味减，寒性降低，滋养作用显出，与未熟时相对而言，以清为补之。

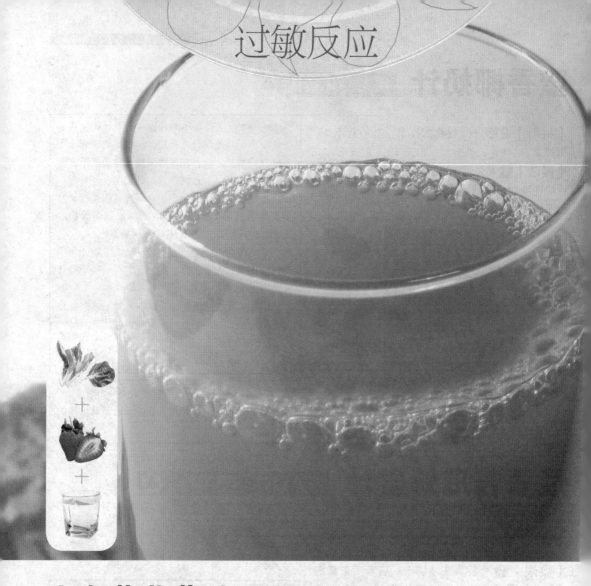

小白菜草莓汁 均衡维生素，抗过敏 👤

【材料】小白菜2棵，草莓6颗，饮用水200毫升。

【做法】❶将小白菜洗净切碎；❷将草莓去蒂洗净，切成块状；❸将切好的小白菜、草莓和饮用水一起放入榨汁机榨汁。

贴心提示 草莓不要先浸在水中，以免农药溶出在水中后再被草莓吸收，并渗入果实内部；把草莓浸在淘米水中3分钟，淘米水有分解农药的作用；再用流动的自来水冲净淘米水及可能残存的有害物。

养生功效 小白菜是蔬菜中含矿物质和维生素最丰富的菜。小白菜富含抗过敏的维生素A、B族维生素、维生素C，矿物质钾、硒等，有助于荨麻疹的消退。

草莓含有果胶和丰富的膳食纤维，可以帮助消化、通畅大便。草莓除可以预防坏血病外，对防治动脉硬化、冠心病也有较好的功效。草莓中含有的多酚具有抗过敏的功效。

此款果汁适用于过敏体质者。

甜茶草莓汁 补充战胜过敏的"多酚"

【材料】草莓6个，甜茶200毫升。

【做法】❶将草莓的叶子去掉，洗净后切成小块；❷将切好的草莓和甜茶一起放入榨汁机榨汁。

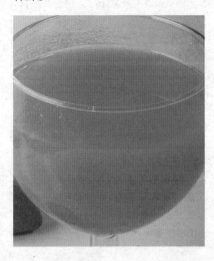

养生功效 甜茶具有清热解毒、防癌抗癌抗过敏、润肺化痰止咳、减肥降脂降压、降低血胆固醇、抑制和延缓血管硬化、防治冠心病和糖尿病等众多的保健功能。甜茶提取物对咳嗽有抑制作用，显示止咳祛痰效果，并具有较好的镇痛、抗炎、镇静作用。在日本，甜茶已用作抗敏药。甜茶中所含的黄酮物质可分解黑色素、抑制黑斑和黄褐斑的形成。

草莓中所含的多酚能够抑制身体的肥大细胞合成组胺，具有抗过敏的功效，并且对于惊吓引起的过敏反应也有一定的抑制作用。

此款果汁适用于过敏体质者。

贴心提示 种植草莓的过程中，会经常使用农药。农药、肥料以及病菌等很容易附着在草莓粗糙的表面，如果清洗不干净，很可能引起腹泻，甚至农药中毒。因此，吃草莓一定要把好清洗关。

芦荟苹果汁 改善过敏体质

【材料】芦荟6厘米长，苹果1个，饮用水200毫升。

【做法】❶将芦荟、苹果洗净去皮，切成块状；❷将准备好的芦荟、苹果和饮用水一起放入榨汁机榨汁。

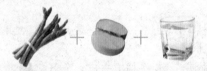

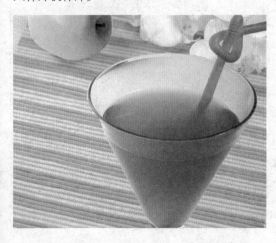

养生功效 芦荟中的黏多糖类物质，有很好的扶正祛邪作用，能提高机体免疫力，增强人体免疫功能。芦荟还有抗衰老、抗过敏等作用。

现今，过敏体质的人越来越多，多半是由于快节奏的生活习惯和密集的办公室环境造成的，尤其是各种电子辐射。因而，做好防辐射的措施也能够改善过敏体质。

此款果汁可改善过敏体质。

贴心提示 芦荟味苦性寒，主要适用于实证病型，对于虚证病症就不太合适。尤其是阳气不足、脾胃虚弱或虚寒体质的人食用，有时不仅不会起到治疗效果反而还会加重病情。

紫甘蓝猕猴桃汁 抗过敏，增强抵抗力

【材料】紫甘蓝2片，猕猴桃2个，饮用水200毫升。

【做法】❶ 将紫甘蓝洗净，切碎；将猕猴桃去皮洗净，切成块状；❷ 将切好的紫甘蓝、猕猴桃和饮用水一起放入榨汁机榨汁。

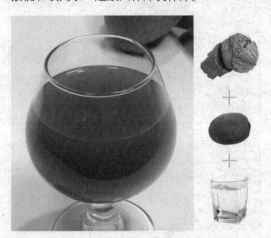

养生功效 紫甘蓝含有丰富的硫元素，这种元素的主要作用是杀虫止痒，对于各种皮肤瘙痒、湿疹等疾患具有一定疗效。经常吃紫甘蓝还能够防治过敏症。此外，为了防止感冒引起的咽喉部炎症，在冬春季节感冒的高发季节，也应当经常吃紫甘蓝。

猕猴桃含有丰富的叶黄素，叶黄素在视网膜上积累能防止斑点恶化。猕猴桃还含有丰富的抗氧化物质，从而能增强机体的免疫能力。

此款果汁能够抗过敏，增强抵抗力。

贴心提示 腌制后的食物，大多含有较多的亚硝酸盐，这种物质易与人体中胺类物质生成亚硝胺，是一种容易致癌的物质。因此，过多食用对身体无益。吃过腌制食用后可适当吃点猕猴桃，以增强机体免疫力。

柳橙蔬菜果汁 疏肝理气，预防过敏

【材料】柳橙1个，紫甘蓝2片，柠檬2片，芹菜半根，饮用水200毫升。

【做法】❶ 将柳橙去皮，分开；❷ 将紫甘蓝、柠檬、芹菜洗净，切成块状；❸ 将准备好的柳橙、紫甘蓝、柠檬、芹菜和饮用水一起放入榨汁机榨汁。

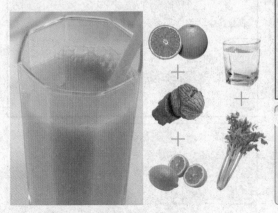

养生功效 紫甘蓝的营养丰富，每千克鲜菜中含碳水化合物27~34克，粗蛋白11~16克，其中含有的维生素成分及矿物质都高于结球甘蓝。所以公认紫甘蓝的营养价值高于结球甘蓝。据测定，紫甘蓝里含胡萝卜素、维生素B$_1$、维生素B$_2$、维生素C、尼克酸、碳水化合物、蛋白质、脂肪、粗纤维和矿物质，能够增强肠胃蠕动力，降低体内坏的胆固醇。经常吃紫甘蓝能够预防皮肤和体质过敏。

此款果汁能够增强肝脏功能，预防过敏。

贴心提示 紫甘蓝适应性强，病害少，结球紧实，色泽艳丽，耐贮藏，耐运输，营养丰富，产量高，南方除炎热的夏季，北方除寒冷的冬季外，均能栽培，凡能种甘蓝的地方都能种植紫甘蓝。

第四章
不同人群，喝对蔬果汁不生病

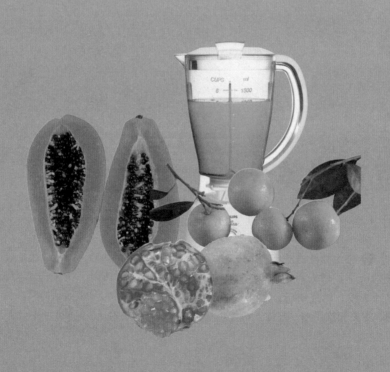

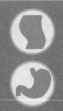

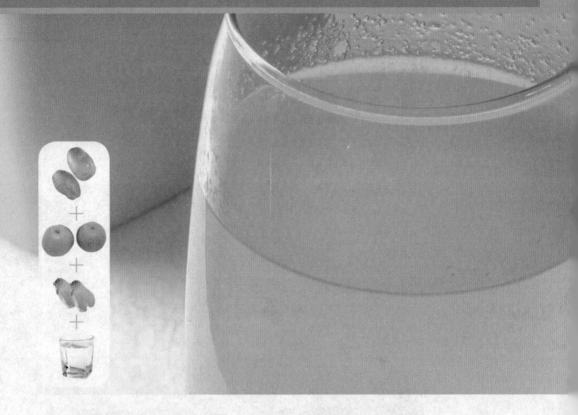

土豆芦柑姜汁 防止和缓解孕吐

【材料】土豆半个，芦柑1个，生姜1片（1厘米厚），饮用水200毫升。

【做法】❶将土豆洗净去皮，切成块状，并在沸水中焯一下；剥去芦柑的皮，分开果肉；将生姜洗净去皮，切成块状；❷将准备好的土豆、芦柑、生姜和饮用水一起放入榨汁机榨汁。

贴心提示 存放久的土豆表面往往有蓝青色的斑点，如在煮土豆的水里放些醋，斑点就会消失；粉质土豆一煮就烂，即使带皮煮也难保持完整。

养生功效 芦柑所散发的气味能够沁人心脾，防止孕吐。

中医认为，女性健康是以血的充足和脉络的通畅为根本，而外来的寒邪是对血脉伤害最大的因素，往往造成肢体疼痛、痛经、恶露不下、崩漏等寒凝血瘀的症候。这时吃姜可以温暖胞宫、通利血脉，起到驱除寒邪、迅速改善症状的效果。

此款果汁能够有效缓解孕吐症状。

莴苣生姜汁 帮助肠胃蠕动，增进食欲

【材料】莴苣4厘米长，生姜1片（2厘米长），饮用水200毫升。

【做法】❶将莴苣、生姜去皮洗净，切成块状；❷将切好的莴苣、生姜和饮用水一起放入榨汁机榨汁。

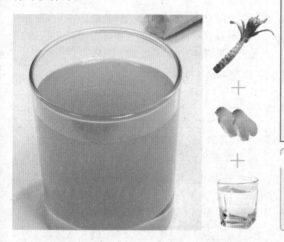

养生功效 莴苣微带苦味，可刺激消化酶的分泌，增进食欲，还可增强胆汁、胃液的分泌，因此可促进食物的消化。莴苣所含的氟元素可促进牙釉质和牙本质的形成和发展，有利于牙齿和骨骼的发育。莴苣还富含钾物质，钾能促进排尿和促使乳汁的分泌，孕妇食用颇有益处。

中医认为，生姜可温中止呕、解表散寒。生姜具有清胃、促进肠内蠕动、降低胆固醇、治疗恶心呕吐、抗病毒感冒、稀释血液和减轻风湿病等多种功能。

此款果汁能够增加食欲，缓解孕吐。

贴心提示 莴苣外形应粗短条顺、不弯曲、大小整齐；皮薄、质脆、水分充足、笋条不蔫萎、不空心、表面无锈色；不带黄叶、烂叶、不老、不抽薹；整修洁净，基部不带毛根。

香蕉蜜桃牛奶果汁 促进排便，改善孕期肤色

【材料】香蕉1根，蜜桃1个，牛奶200毫升。

【做法】❶剥去香蕉的皮和果肉上的果络，切成块状；❷将蜜桃洗净去核，切成块状；❸将香蕉、蜜桃和牛奶一起放入榨汁机榨汁。

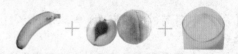

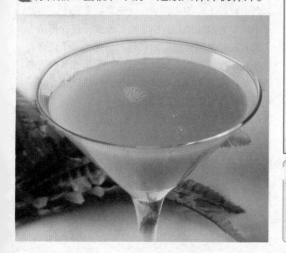

养生功效 蜜桃有补益气血、养阴生津的作用，可用于大病之后气血亏虚、面黄肌瘦、心悸气短者。桃子含有丰富的维生素和矿物质，其中的含铁量很高，是缺铁性贫血病人的理想食物。孕妇能吃桃子，但不可多吃，因为孕妇在怀孕期间，由于体内激素的变化，体内偏温燥，而桃子也属于温性水果，孕妇吃多了会加重燥热，造成胎动不安，可能会引起流产。

此款果汁能够预防便秘，舒缓情绪。

贴心提示 水蜜桃皮很薄，果肉丰富，宜于生食，入口滑润不留渣子。刚熟的桃子硬而甜，熟透的桃子软而多汁，吃时宜轻轻拿起，小心地把皮撕下去。

榴莲果汁 健脾补气，温补身体

【材料】榴莲1/4个，饮用水200毫升。

【做法】❶将榴莲去壳，取出果肉，切成块状；❷将切好的榴莲和饮用水一起放入榨汁机榨汁。

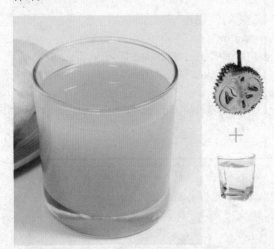

养生功效 榴莲营养价值极高，经常食用可以强身健体，健脾补气，补肾壮阳，温暖身体，属滋补有益的水果；榴莲性热，可以活血散寒，缓解经痛，特别适合受痛经困扰的女性食用；它还能改善腹部寒凉、促进体温上升，是寒性体质者的理想补品。榴莲所含的维生素C在机体中具有广泛的生理功能，它能增强人体免疫功能，预防和治疗缺铁性贫血、恶性贫血及坏血病，病后及妇女产后可用榴莲来补养虚寒性身体。

此款果汁可温补身体。

贴心提示 为了避免饮用时上火，最好在饮用榴莲果汁的同时吃两三个山竹，山竹能抑制榴莲的温热火气，保护身体不受伤害。咽干、舌燥、喉痛等热病体质和阴虚体质者慎饮；糖尿病、心脏病和高胆固醇血症患者不应饮用。

葡萄苹果汁 产后调养

【材料】葡萄8颗，苹果1个，饮用水200毫升。

【做法】❶将葡萄洗净去核；将苹果洗净去核，切成块状；❷将准备好的葡萄、苹果和饮用水一起放入榨汁机榨汁。

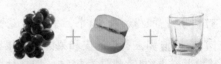

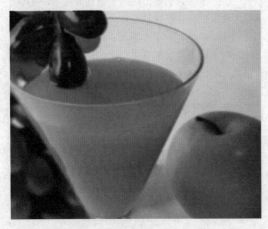

养生功效 葡萄具有补虚健胃的功效。身体虚弱、营养不良的人，多吃些葡萄或葡萄干，有助于恢复健康。葡萄含铁丰富。研究发现，葡萄干的含铁量是新鲜葡萄的15倍，另外葡萄干还含有多种矿物质、维生素和氨基酸，是体虚贫血者的佳品。葡萄干含有类黄酮成分，有抗氧化作用，可清除体内自由基，抗衰老。

此款果汁有助于产后调理，增强产妇免疫力。

贴心提示 民间用野葡萄根30克煎水服，用于治疗妊娠呕吐和浮肿，有止吐和利尿消肿的功效。还有人用新鲜葡萄根30克煎水喝，用于治疗黄疸型肝炎。

菠萝西瓜皮菠菜汁 补气生血

【材料】菠萝2片，西瓜皮2片，菠菜2棵，饮用水200毫升。

【做法】❶ 将菠萝洗净，切成块状；将西瓜皮切成块状；将菠菜洗净切碎；❷ 将准备好的菠萝、西瓜皮、菠菜和饮用水一起放入榨汁机榨汁。

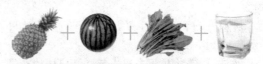

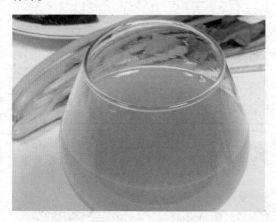

养生功效 哈佛医学院的两项大型研究发现，常吃富含β–胡萝卜素的蔬果，如菠菜、花椰菜，可以降低罹患白内障的概率。菠菜中的叶酸是近来相当热门的营养素。因为研究发现，缺乏叶酸，会使脑中的血清素减少，而导致精神性疾病，因此含有大量叶酸的菠菜，被认为是快乐食物之一。叶酸对怀孕中的妇女更为重要。因为怀孕期间补充足够的叶酸，可以预防新生儿先天性缺陷的发生。

此款果汁能够补气生血，全面补充维生素。

贴心提示 用手轻轻按压菠萝，坚硬而无弹性的是生菠萝；挺实而微软的是成熟度好的；过陷甚至凹陷者为成熟过度的菠萝；如果有汁液溢出则说明果实已经变质，不可以再食用。

芝麻菠菜汁 益气补血

【材料】芝麻2勺，菠菜2把，饮用水200毫升。

【做法】❶ 将菠菜洗净切碎；❷ 将菠菜、芝麻和饮用水一起放入榨汁机榨汁。

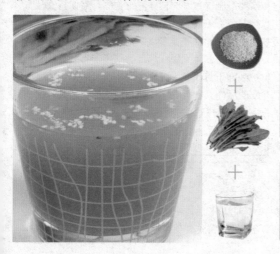

养生功效 芝麻中含有丰富的卵磷脂和亚油酸，不但可治疗动脉粥样硬化，补脑，增强记忆力，而且有防止头发过早变白、脱落及美容润肤、保持和恢复青春活力的作用。祖国医学认为，芝麻是一种滋养强壮药，有补血、生津、润肠、通乳和养发等功效。适用于身体虚弱、头发早白、贫血、津液不足、大便秘结等症。

菠菜中含铁量较高，芝麻跟菠菜一起食用，可以帮助体内吸收铁质，及时为身体补血。

此款果汁能够益气补血，补充营养。

贴心提示 吃整粒芝麻的方式则不是很科学，因为芝麻仁外面有一层稍硬的膜，只有把它碾碎，其中的营养素才能被吸收。所以，整粒的芝麻炒熟后，最好用食品加工机搅碎或用小石磨碾碎了再吃。

杧果苹果橙子汁 补充各种营养和维生素

【材料】杧果1个，苹果1个，橙子1个，饮用水200毫升，蜂蜜适量。

【做法】❶将杧果去皮去核，切成块状；将苹果洗净去核，切成块状；将橙子去皮，分开；❷将准备好的杧果、苹果、橙子和饮用水一起放入榨汁机榨汁；❸在榨好的果汁内加入适量蜂蜜搅拌均匀即可。

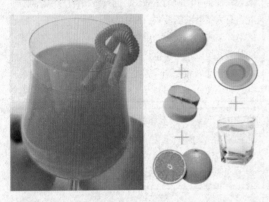

养生功效 杧果有益胃、止呕、止晕的功效。杧果的胡萝卜素含量特别高，有益于视力，能润泽皮肤，是美容佳果。

　　苹果性平味甘酸微咸，准妈妈每天吃个苹果可以减轻孕期反应。苹果皮中含有丰富的抗氧化成分及生物活性物质，吃苹果皮对健康有益。

　　橙子含橙皮苷、柠檬酸、苹果酸、琥珀酸、糖类、果胶和维生素等。又含挥发油0.1%~0.3%，挥发油中含萜、醛、酮、酚、醇、酯、酸及香豆精类等成分70余种，它们能够为身体补充营养。

　　此款果汁能够补充营养，防止孕吐。

贴心提示 杧果属于湿热的一种水果。但凡怀孕前月经有黑色血块、身上有疮毒或湿疹、春天容易拉肚子、嘴唇红老是上火的孕妇绝对不能吃杧果。

草莓番茄汁 补养气血

【材料】草莓10颗，番茄1个，饮用水200毫升。

【做法】❶将草莓去蒂，洗净切成块状；将番茄洗净，在沸水中浸泡10秒；剥去番茄的表皮，切成块状；❷将准备好的草莓、番茄和饮用水一起放入榨汁机榨汁。

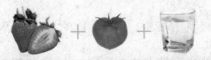

养生功效 番茄营养丰富但热量相当低，是人们需要节制饮食时的良好解饥食品，对保持女性身材苗条有一定作用。若每天用番茄汁1杯，加入适量鱼肝油饮服，或常饮番茄汁，或用番茄汁洗脸，能使面容光泽红润。番茄所含谷胱甘肽是维护细胞正常代谢不可缺少的物质，能抑制酪氨酸酶的活性，使沉着于皮肤和内脏的色素减退或消失，起到预防蝴蝶斑或妊娠斑的作用。

　　此款果汁能够滋阴养血，适于孕产妇。

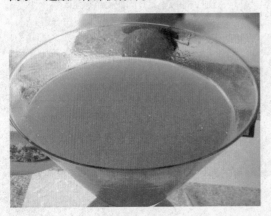

贴心提示 将草莓洗净去蒂，切小块。依序放入草莓、碎冰块、汽水、果糖至调理杯中，搅打均匀。以长汤匙略微拌一拌，再继续搅打20秒钟。不光味道鲜美，还有助于防治高血脂和心脏病。

红薯香蕉杏仁汁 确保孕妈妈营养均衡

【材料】红薯半个，香蕉1根，牛奶200毫升，杏仁适量。

【做法】❶将红薯洗净去皮，切成丁；❷剥去香蕉的皮和果肉上的果络，切成块状；❸将准备好的红薯、香蕉、杏仁和牛奶一起放入榨汁机榨汁。

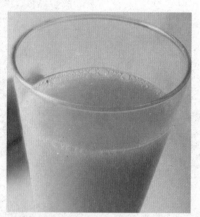
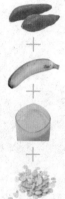

养生功效 红薯含有丰富的淀粉、膳食纤维、胡萝卜素、维生素A、B族维生素、维生素C以及钾、铁、铜、硒、钙等10余种微量元素和亚油酸等，营养价值很高，被营养学家称为营养最均衡的保健食品。

杏仁味苦下气，且富含脂肪油。脂肪油能提高肠内容物对黏膜的润滑作用，故杏仁有润肠通便之功能。苦杏仁中所含的脂肪油可使皮肤角质层软化，润燥护肤，有保护神经末梢血管和组织器官的作用。

此款果汁能够补充孕妈妈所需的营养。

贴心提示 红薯最好在午餐这个黄金时段吃。这是因为我们吃完红薯后，其中所含的钙质需要在人体内经过4~5小时进行吸收，而下午的日光照射正好可以促进钙的吸收。这种情况下，在午餐时吃红薯，钙质可以在晚餐前全部被吸收，不会影响晚餐时其他食物中钙的吸收。

杂锦果汁 补充天然维生素

【材料】猕猴桃1个，番石榴1个，菠萝2片，橙子1个，饮用水200毫升。

【做法】❶将猕猴桃去皮，切成块状；将番石榴、菠萝洗净，切成块状；剥去橙子的皮，分开；❷将准备好的猕猴桃、番石榴、菠萝、橙子和饮用水一起放入榨汁机榨汁。

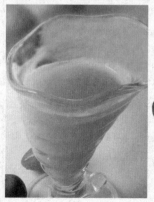
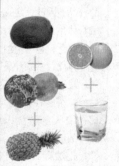

养生功效 猕猴桃对育龄女性来说是很好的营养食品。孕前或怀孕初期，常吃猕猴桃，可补充足够的叶酸，有助于防治胎儿各类生育缺陷和先天性心脏病。猕猴桃中还含三种天然的抗氧化维生素；胡萝卜素可以提高人体免疫力，有助于胎儿眼睛的发育；丰富的维生素C和维生素E能够提高身体的抵抗力，促进人体对糖分的吸收，让胎儿获得营养。

番石榴富含蛋白质和脂质。常吃能抗老化、排出体内毒素、促进新陈代谢、调节生理机能、常保身体健康，是孕产妇的最佳水果。

此款果汁能够补充天然维生素。

贴心提示 番石榴要挑那种颜色比较浅的，黄绿或白绿色，形状比较规则的。硬一点的口感比较脆，软的比较甜，但口感没那么好。最好的番石榴是外脆里软。

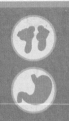

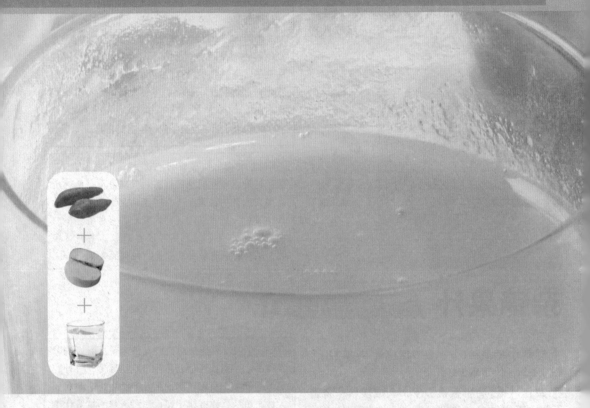

红薯苹果牛奶　增强免疫力，促进骨骼生长

【材料】红薯半个，苹果半个，牛奶200
毫升。

【做法】❶ 将红薯洗净，去皮后切成小块；
❷ 将苹果洗净，去皮后切成小块；❸ 将切好的
红薯、苹果和牛奶一起放入榨汁机榨汁。

贴心提示　红薯的选购与食用原则：优先挑
选纺锤形状的红薯，表面看起来要光滑，闻起来
没有霉味，发霉的红薯含酮毒素，不可食用；此
外，不要买表皮呈黑色或褐色斑点的红薯。

养生功效　苹果含有丰富的锌，是补锌最理想
的食品。因此，应该让孩子多吃一些苹果，从中摄
取身体生长发育必需的锌乃至其他营养素，既可预
防锌缺乏，也可矫治因缺锌引起的病症。治疗锌缺
乏症方面，苹果汁具有惊人的医疗效果，采用"苹
果疗法"的效果，甚至优于含锌量高的牡蛎。

红薯能补脾益气、润肠通便、生津止渴。红
薯含有大量膳食纤维，在肠道内无法被消化吸
收，故能刺激肠道，增强蠕动，通便排毒。

此款果汁能够开胃助消化。

樱桃酸奶 肤色红润，预防小儿感冒

【材料】樱桃15颗，酸奶200毫升。

【做法】❶将樱桃洗净去核；❷将樱桃果肉和酸奶一起放入榨汁机榨汁。

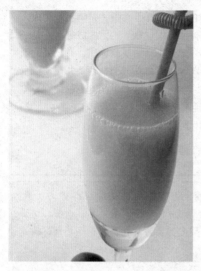

养生功效 樱桃含有维生素A、维生素C、维生素E、维生素P、钙、铁、磷等矿物质，胡萝卜素，叶酸，蛋白质，碳水化合物等。樱桃的含铁量特别高，维生素A含量也很高，常食樱桃可促进血红蛋白再生，既可防治缺铁性贫血，又可健脑益智、增强体质。樱桃营养丰富并且热量低，不易使人长胖。樱桃有助于消炎，还能预防癌症。樱桃中含有橡黄素和鞣花酸，这两种物质的混合物可以抑制肿瘤生长，还可以杀死致癌细胞。樱桃还可抗病毒、抗病菌。

酸奶含有多种酶，促进消化吸收，同时维护肠道菌群生态平衡，形成生物屏障，抑制有害菌对肠道的入侵。酸奶还有预防感冒的功效。

此款果汁适于补养气血，预防小儿感冒。

贴心提示 此款果汁不宜加热饮用。因为酸奶一经加热，所含的大量活性乳酸菌便会被杀死，其营养功效便会大大降低。

雪梨黄瓜汁 润肠通便，香甜可口

【材料】雪梨半个，黄瓜一根，蜂蜜适量。

【做法】❶将雪梨洗净，去皮并切成块状；❷将黄瓜洗净并切成块状；❸将切好的雪梨和黄瓜一起放入榨汁机榨汁；❹在榨好的果汁内放入适量蜂蜜搅拌均匀。

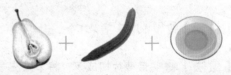

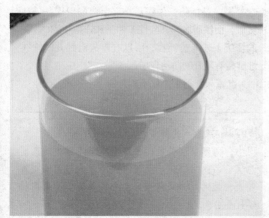

养生功效 雪梨味甘性寒，含苹果酸、柠檬酸、维生素C、胡萝卜素等，具生津润燥、清热化痰之功效。

夏天是口腔溃疡高发的季节，专家指出，黄瓜汁中含有大量的营养物质并且具有清热去火的功效，在夏天饮用更具败火效果。经过研究发现，夏季饮用黄瓜汁除了能预防口腔溃疡以外，同时还能有效防治头发脱落问题。

此款果汁营养丰富，能够润肠通便。

贴心提示 因黄瓜性凉，脾胃虚弱、腹痛腹泻、肺寒咳嗽者，胃寒患者饮之易致腹痛泄泻。

西蓝花橙子豆浆 促进小儿大脑、骨骼发育

【材料】西蓝花2朵，橙子半个，豆浆200毫升。

【做法】❶将西蓝花洗净在热水中焯一下；❷将橙子去皮洗净后切成块状；❸将西蓝花、橙子、豆浆一起放入榨汁机榨汁。

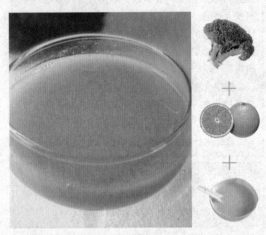

养生功效 西蓝花的维生素C含量极高，有利于小儿的生长发育和增强免疫功能。宝宝常吃西蓝花，可促进生长、维持牙齿及骨骼正常、保护视力、提高记忆力。

鲜豆浆中含有大豆卵磷脂，卵磷脂是构成人体细胞膜、神经组织、脑髓的重要成分。它是一种含磷类脂体，是生命的基础物质，有很强的健脑作用。所以，豆浆可以健脑益智。儿童常喝豆浆，可补充因学习紧张而严重消耗的脑细胞，增强记忆力，提高学习效率。

此款果汁适于发育迟缓者。

贴心提示 优质的西蓝花清洁、坚实、紧密，外层叶子部分保留，紧裹菜花，新鲜、饱满且呈绿色。反之劣质西蓝花块状花序松散，这是过熟的表现。

菠萝苹果汁 开胃助消化

【材料】菠萝4片，苹果1个，饮用水200毫升。

【做法】❶将菠萝片切成丁；将苹果洗净切成块状；❷将切好的菠萝、苹果、饮用水一起放入榨汁机榨汁。

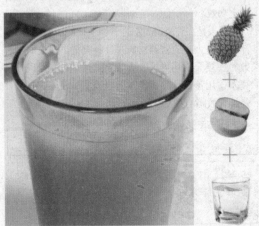

养生功效 苹果内富含锌，锌是人体中许多重要酶的组成成分，是促进生长发育的重要元素，尤其是构成与记忆力息息相关的核酸及蛋白质不可缺少的元素，常常吃苹果可以增强记忆力，具有健脑益智的功效。

苹果含有丰富的矿物质和多种维生素。婴儿常吃苹果，可预防佝偻病。小宝宝容易出现缺铁性贫血，而铁质必须在酸性条件下和在维生素C存在的情况下才能被吸收，所以吃苹果对婴儿的缺铁性贫血有较好的防治作用。

此款果汁适于消化不良，胃口不佳者。

贴心提示 菠萝切开后，香气馥郁，果目浅而小，内部呈淡黄色，果肉厚而果芯细小的菠萝为优品；劣质菠萝果目深而多，内部组织空隙较大，果肉薄而果芯粗大；未成熟菠萝的果肉脆硬且呈白色。

百合山药汁 固肾利水，防治小儿盗汗 🍴

【材料】山药8厘米长，饮用水200毫升，百合适量。

【做法】❶ 将山药洗净去皮，切成块状；❷ 将切好的山药和百合、饮用水一起放入榨汁机榨汁。

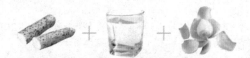

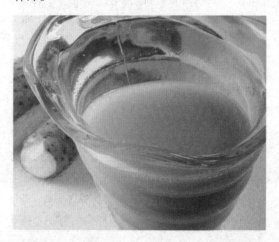

养生功效 百合入心经，性微寒，能清心除烦，宁心安神，用于热病后余热未消、神思恍惚、失眠多梦、心情抑郁、喜悲伤欲哭等病症。百合鲜品含黏液质，具有润燥清热作用，中医用之治疗肺燥或肺热咳嗽等症常能奏效。

此款果汁能够滋肾益精，预防小儿盗汗。

贴心提示 山药质地细腻，味道香甜，不过，山药皮中所含的皂角素或黏液里含的植物碱，容易导致皮肤过敏，所以最好用削皮的方式，并且削完山药的手不要乱碰，马上多洗几遍手，要不然就会抓哪儿哪儿痒；处理山药时应避免直接接触。

胡萝卜山楂汁 消食生津，促进食欲 🍴

【材料】胡萝卜1根，山楂8颗，饮用水200毫升，蜂蜜适量。

【做法】❶ 将胡萝卜洗净去皮，切成块状；将山楂洗净，切下果肉；❷ 将准备好的胡萝卜、山楂和饮用水一起放入榨汁机榨汁。

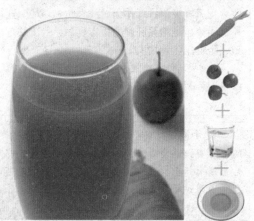

养生功效 胡萝卜性味甘、平，入肺、脾二经，主要作用是健脾、化滞，常用于治疗消化不良、久痢、咳嗽等症。胡萝卜是碱性食物，富含果胶，果胶可使大便成形并吸附肠道内的细菌和毒素。胡萝卜中的挥发油也能促进消化和杀菌。此外，胡萝卜中还含有一定量的矿物质和微量元素，能补充因腹泻而丢失的营养物质。给腹泻的患儿喝胡萝卜汤，可以止泻。

山楂可以促进胃液分泌，增加胃内酶素等功能。让小孩适量吃些山楂，可有助于消食化积。

此款果汁能够帮助消化，促进食欲。

贴心提示 山楂味道偏酸，胃酸过多的人和老人与其直接吃，不如用来泡水、煮粥。山楂红糖水、山楂枸杞粥，不仅弥补了酸味，而且健胃消食，营养与口味兼得。

红枣苹果汁 补中益气，促进智力发育

【材料】红枣15颗，苹果1个，饮用水200毫升。

【做法】❶将红枣洗净放入锅中，用微火炖熟至烂透；❷将苹果洗净去核，切成块状；❸将准备好的红枣、苹果和饮用水一起放入榨汁机榨汁。

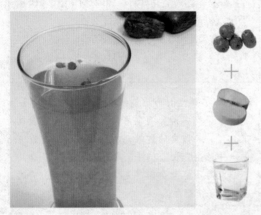

养生功效 枣中富含钙和铁，正在生长发育高峰的青少年容易发生贫血、缺钙，大枣有理想的食疗作用。此外，枣还可以宁心安神、益智健脑、增强食欲。

苹果中的粗纤维可使宝宝大便松软，排泄便利。同时，有机酸可刺激肠壁，增加蠕动，起到通便的效果。搭配蔬菜米粉，功效更会加倍，很适合肠胃不佳的宝宝食用。1岁半以上的宝宝可将肉、苹果、骨头一起炖着吃。既可补充优质蛋白质，同时也可补充钙、磷等矿物质和维生素，增强免疫力，益智健脑。

此款果汁能够促进小儿发育，补充营养。

贴心提示 常食大枣可治疗身体虚弱、神经衰弱、脾胃不和、消化不良、劳伤咳嗽、贫血消瘦等症，另外养肝防癌功能尤为突出。

菠萝油菜汁 补充维生素，预防便秘

【材料】菠萝2片，油菜1棵，饮用水200毫升。

【做法】❶将菠萝洗净，切成块状；❷将油菜洗净切碎；❸将切好的菠萝、油菜和饮用水一起放入榨汁机榨汁。

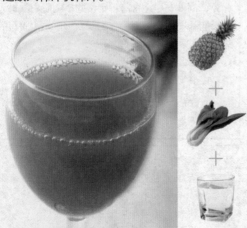

养生功效 油菜为低脂肪蔬菜，且含有膳食纤维，能与胆酸盐和食物中的胆固醇及甘油三酯结合，并从粪便中排出，从而减少脂类的吸收，故可用来降血脂。中医认为油菜能活血化瘀，用于治疗疖肿、丹毒。油菜中所含的植物激素，能够增加酶的形成，对进入人体内的致癌物质有吸附排斥作用，故有防癌功能。此外，油菜还能增强肝脏的排毒机制，对皮肤疮疖、乳痈有治疗作用。

此款果汁能够增强小儿抵抗力，对于易患湿疹的儿童最为合适。

贴心提示 菠萝中含有羟色胺、菠萝蛋白酶、苷类，苷类对口腔黏膜有一定刺激性，吃后可能引起上火、口腔溃疡等症状。少数对菠萝蛋白酶过敏的人，吃后会出现腹痛、恶心、头痛等症状。

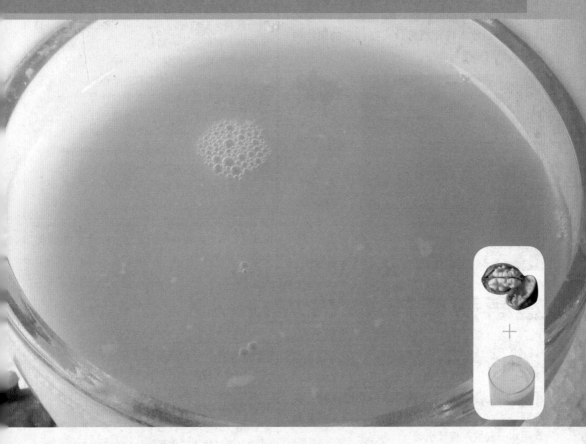

核桃牛奶汁 补充营养，改善睡眠

【材料】 核桃6个，牛奶200毫升。

【做法】 ❶ 将核桃去壳取出果肉；❷ 将核桃肉和牛奶一起放入榨汁机榨汁。

贴心提示 核桃外果皮为肉质，灰绿色，上有棕色斑点。内果皮坚硬，有皱褶，黄褐色。果实采集于白露前后，将果实外皮沤烂，内果漂洗晾晒，清理干净，就是人们所说的"核桃"了。

养生功效 核桃中所含脂肪的主要成分是亚油酸甘油酯，食后不但不会使胆固醇升高，还能减少肠道对胆固醇的吸收，因此，可作为高血压、动脉硬化患者的滋补品。此外，这些油脂还可供给大脑基质的需要。核桃中所含的微量元素锌和锰是脑垂体的重要成分，有健脑益智作用。

核桃和牛奶属于经典搭配，能够使人体很好的吸收养分，保护大脑。

此款果汁能缓解大脑疲劳，改善睡眠质量。

鲜葡萄蜜汁 补益大脑，缓解压力

【材料】葡萄6颗，柠檬半个，蜂蜜适量，饮用水200毫升。

【做法】❶ 将葡萄洗净去皮去子，取出果肉；将柠檬洗净切成块状；❷ 将葡萄、柠檬和饮用水一起放入榨汁机榨汁；在榨好的果汁内加入适量蜂蜜搅匀即可。

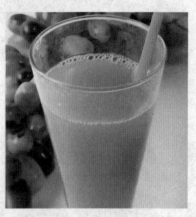
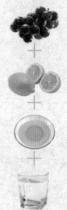

养生功效 葡萄不仅味美可口，而且营养价值很高。成熟的浆果中含有15%~25%的葡萄糖，以及许多种对人体有益的矿物质和维生素。身体虚弱、营养不良的人，多吃葡萄有助于恢复健康，因为葡萄含有氨基酸、蛋白质、卵磷脂及矿物质等多种营养成分，特别是糖分的含量很高，而且主要是葡萄糖，容易被人体直接吸收。

柠檬能够清凉身体、镇静或补充能量、消除疲劳、帮助记忆、杀菌、杀虫、补身、止血，去除老死细胞使肤色明亮，改善微血管。用于去除鸡眼、扁平疣。也可净化心灵，帮助改善优柔寡断和无幽默感，激励身体执行行动和理清思路，炙热烦躁时，可带来清新的感受。

此款果汁适于学习压力大的学生。

贴心提示 葡萄干是儿童、妇女及体弱贫血者的滋补佳品，但吃多了则易发胖或上火。

草莓菠萝汁 改善记忆力

【材料】草莓6颗，菠萝2片，饮用水200毫升。

【做法】❶ 将草莓去蒂洗净，切成块状；将菠萝洗净切成块状；❷ 将切好的草莓、菠萝和饮用水一起放入榨汁机榨汁。

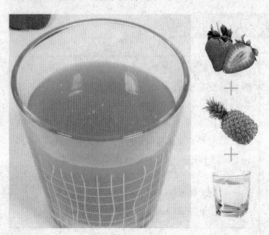

养生功效 草莓等蔬菜水果中含有一种名叫非瑟酮的天然类黄酮物质，它能刺激大脑信号通路，从而提高长期记忆力。非瑟酮在神经细胞分化过程中所激活的信号通路对记忆力的形成有促进作用，神经学家将这个过程称为"长期增益"过程。该过程通过加强神经细胞之间的联系，将一些记忆储存在大脑中。

菠萝味甘性温，能够消食止泻、解暑止渴。菠萝所含的B族维生素能防止皮肤干裂，润泽头发。此外，菠萝的香味和酸酸甜甜的味道还可以消除身体的紧张感和增强身体的免疫力。

此款果汁能够促进智力发育，改善记忆力。

贴心提示 癌症患者，尤其是鼻咽癌、肺癌、扁桃体癌、喉癌者宜食草莓。

苹果胡萝卜菠菜汁

【材料】苹果半个，胡萝卜半根，菠菜叶4片。

【做法】❶将苹果、胡萝卜洗净后切成丁；将菠菜叶洗净，可用热水焯一下；❷将切好的苹果、胡萝卜、菠菜叶一起放入榨汁机榨汁。

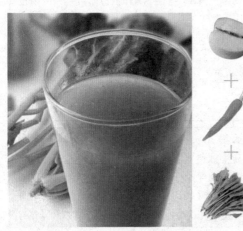

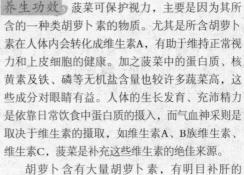

养生功效 菠菜可保护视力，主要是因为其所含的一种类胡萝卜素的物质。尤其是所含胡萝卜素在人体内会转化成维生素A，有助于维持正常视力和上皮细胞的健康。加之菠菜中的蛋白质、核黄素及铁、磷等无机盐含量也较许多蔬菜高，这些成分对眼睛有益。人体的生长发育、充沛精力是依靠日常饮食中蛋白质的摄入，而气血神采则是取决于维生素的摄取，如维生素A、B族维生素、维生素C，菠菜是补充这些维生素的绝佳来源。

胡萝卜含有大量胡萝卜素，有明目补肝的作用。

贴心提示 胡萝卜不要和木耳一起煮，会引起皮炎；煮胡萝卜不要加醋，会影响维生素C的吸收；胡萝卜和人参放一起煮就什么营养都没有了；生吃胡萝卜不好吸收，最好是放油炒，这是最好吸收的。

猕猴桃葡萄芹菜汁

【材料】猕猴桃2个，芹菜半根；葡萄果汁100毫升，饮用水100毫升。

【做法】❶将猕猴桃洗净去皮，切成块状；将芹菜洗净切成块状；❷将切好的猕猴桃、芹菜和葡萄果汁、饮用水一起放入榨汁机榨汁。

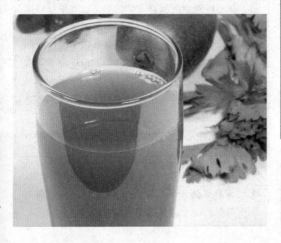

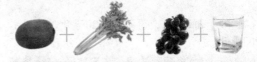

养生功效 猕猴桃含有丰富的维生素C、维生素A、维生素E以及钾、镁、纤维素，还含有其他水果比较少见的营养成分——叶酸、胡萝卜素、钙、黄体素、氨基酸、天然肌醇。猕猴桃含有亮氨酸、苯丙氨酸、异亮氨酸、酪氨酸等10多种氨基酸，以及丰富的矿物质，包括丰富的钙、磷、铁，还含有胡萝卜素和多种维生素，对保持人体健康具有重要的作用。

此款果汁能够润肠通便，补充身体能量。

贴心提示 购买猕猴桃首先从外观形状看，凡使用过膨大剂的果实，果身变粗，尖端明显肥大，成直桶形状。膨大剂使用浓度越大，上述表现越明显。

白菜心胡萝卜荠菜汁 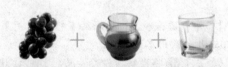 明目养生，增强抵抗力

【材料】胡萝卜半根，荠菜1棵，白菜心适量，饮用水100毫升。

【做法】❶将胡萝卜洗净后切成丁；将荠菜、白菜心洗净后切小；❷将胡萝卜、荠菜、白菜心、饮用水一起放入榨汁机榨汁。

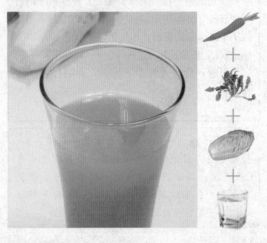

养生功效 荠菜具有和脾、利水、止血、明目的功效，常用于治疗产后出血、痢疾、水肿、肠炎、胃溃疡、感冒发热、目赤肿疼等症。

胡萝卜含有的多种营养物质，都对眼睛健康有保护作用。尤其是胡萝卜素，被吸收利用后转变成维生素A，维生素A和蛋白质可结合成视紫红质，此物是眼睛视网膜的杆状细胞感弱光的重要物质。同时，维生素A还可使上皮细胞分泌黏液，防止发生干眼病。

此款果汁能够护目养颜，增强抵抗力。

贴心提示 食用胡萝卜要重视烹饪方法，比如素炒胡萝卜丝，胡萝卜片配山药片炒肉，牛肉炖胡萝卜土豆等方法，都能使β-胡萝卜素被人体吸收，而生食只能增加消化系统的负担，即使是"小人参"也只能"穿肠过"了。

葡萄果醋汁 缓解紧张神经

【材料】葡萄8颗，葡萄果醋20毫升，饮用水200毫升。

【做法】❶将葡萄洗净，去皮去子；❷将葡萄的果肉、葡萄果醋和饮用水一起放入榨汁机榨汁。

养生功效 葡萄中含有能辅助睡眠的物质——褪黑素。褪黑素是大脑中松果腺分泌的一种物质，其与睡眠之间有着密切的关系，晚上是褪黑素分泌旺盛的时期，预示着即将要睡眠了，早晨是褪黑素分泌最少的时候，也就是该睡醒的时间了。饮用葡萄汁还有助于提高短期记忆和非语言类的三维空间记忆；紫葡萄汁还有助于保护脑功能，减缓或者逆转记忆力减退。葡萄所含的香味能够缓解压抑感。

此款果汁具有开胃助消化、放松身心的功效。

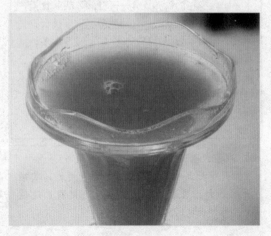

贴心提示 葡萄含糖量高，多吃易引起内热、导致腹泻、烦闷等副作用。也容易引起蛀牙及肥胖，还有肠胃虚弱者不宜多食。

第 4 节 老年人

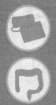

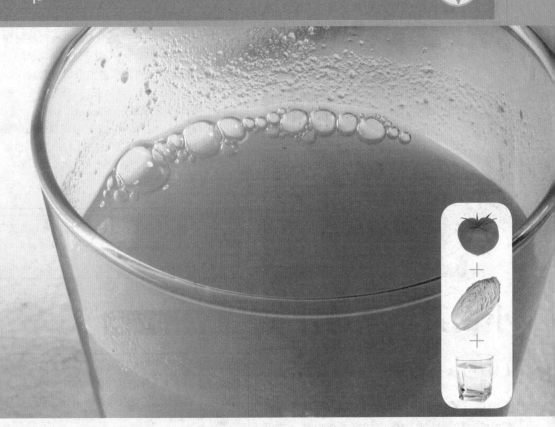

番茄大白菜汁 预防高血压、便秘

【材料】番茄1个，白菜2片，饮用水200毫升。

【做法】❶将番茄洗净，在沸水中浸泡10秒；❷剥去番茄的表皮，切成块状；❸将白菜洗净，切成块状；❹将切好的番茄、白菜和饮用水一起放入榨汁机榨汁。

贴心提示　如果打算生吃番茄，应当买粉红色的。这种番茄酸味淡，生吃较好；如果要熟吃，就尽可能买大红番茄。

养生功效　从医学理论研究来看，由于番茄红素能防止血中低密度脂蛋白氧化，因而能减少动脉粥样硬化和冠心病的患病危险。白内障和老年性黄斑变性是老年人常见的眼科疾病。而与血液中番茄红素浓度低的人相比，血液中番茄红素浓度高者发生老年性黄斑变性的机会可减少50%。

此款果汁能够抗氧化，预防心血管疾病。

161

圆白菜胡萝卜汁 预防痛风

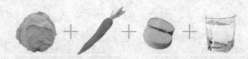

【材料】圆白菜2片，胡萝卜半根，苹果1个，饮用水200毫升。

【做法】❶将圆白菜、胡萝卜洗净切碎；将苹果洗净去核，切成块状；❷将圆白菜、胡萝卜、苹果和饮用水一起榨汁。

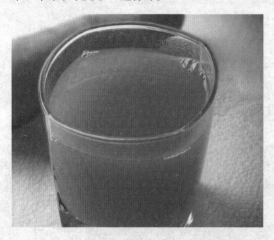

养生功效 圆白菜中含有大量人体必需营养素，这些营养素都具有提高人体免疫功能的作用。圆白菜有健脾养胃、缓急止痛、解毒消肿、清热利水的作用，可用于内热引起的胸闷、口渴、咽痛、小便不通、耳目不聪、睡眠不佳、关节不利和腹腔隐痛等症。

胡萝卜含有大量胡萝卜素，可以增强肠胃蠕动。胡萝卜素在机体内转变为维生素A能够增强机体的免疫功能，这一点，对于老年人来说尤为合适。

此款果汁能够预防痛风。

贴心提示 圆白菜能抑制癌细胞，通常秋天种植的圆白菜抑癌功能非常好，因此秋冬时期的圆白菜可以多吃。

小白菜苹果奶汁 增强抵抗力，开胃

【材料】小白菜1棵，苹果1个，牛奶200毫升。

【做法】❶将小白菜洗净切段；❷将苹果洗净去核，切成块状；❸将切好的小白菜、苹果和牛奶一起放入榨汁机榨汁。

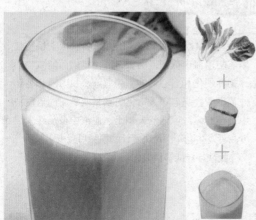

养生功效 小白菜中所含的矿物质能够促进骨骼的强壮，加速人体的新陈代谢和增强机体的造血功能，胡萝卜素、烟酸等营养成分，也是维持生命活动的重要物质。

苹果具有降低胆固醇含量的作用。苹果中含有能增强骨质的矿物元素硼与锰。美国的一项研究发现，硼可以大幅度增加血液中雌激素和其他化合物的浓度，这些物质能够有效预防钙质流失。医学专家认为，停经妇女如果每天能够摄取3克硼，那么她们的钙质流失率就可以减少46%，绝经期妇女多吃苹果，有利于钙的吸收和利用，防治骨质疏松。

此款果汁能够增强抵抗力。

贴心提示 从营养学的角度来说，应该选择连皮吃苹果，因为与果肉相比，苹果皮含有更多的抗氧化物质。

莴苣苹果汁 对抗失眠

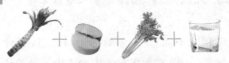

【材料】莴苣6厘米长，苹果1个，西芹半根，饮用水200毫升。

【做法】❶将莴苣去皮，切成块状；将苹果洗净去核，切成块状；将西芹洗净，切成块状；❷将准备好的莴苣、苹果、西芹和饮用水一起放入榨汁机榨汁。

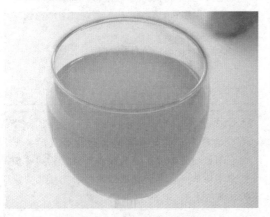

养生功效 莴苣含有的核酸、叶酸、谷胱甘肽、胆碱、精氨酸、甘露聚糖、肽酶芦丁等均能有效抑制癌细胞生长。莴苣还可作为肝癌患者进行食疗的营养品，可减轻疲劳、增进食欲。

苹果对健康有利，更是老人健康的守护神。但由于苹果在栽种过程中可能使用了大量农药，在食用苹果时要清洗干净或削皮。

芹菜含有一种碱性成分，对人体能起安定作用，有利于消除烦躁，安定情绪，对抗失眠。

此款果汁能够平稳情绪，对抗失眠。

贴心提示 西芹不能和兔肉同食，会引起头发脱落；与鸡肉同食，会伤元气；与甲鱼同食，会引起中毒。

丝瓜苹果汁 预防老年性疾病

【材料】丝瓜半根，苹果1个，饮用水200毫升。

【做法】❶将丝瓜洗净去皮，切成丁，在沸水中焯一下；❷将苹果洗净去核，切成块状；❸将准备好的丝瓜、苹果和饮用水一起放入榨汁机榨汁。

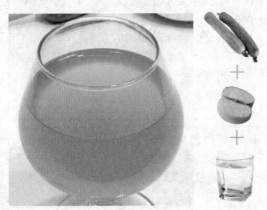

养生功效 丝瓜中含防止皮肤老化的B族维生素，增白皮肤的维生素C等成分，能保护皮肤、消除老年斑。丝瓜中维生素C含量较高，可用于抗坏血病及预防各种维生素C缺乏症。

苹果不但能促进胆固醇代谢，有效清除体内的坏胆固醇，更可促进脂肪排出体外。法国人做过一项实验，让一组身体健康的中年男女每日进食两三个苹果，一个月后，测量他们体内胆固醇水平，发现80%的人血中低密度脂蛋白胆固醇都降低了；同时，高密度脂蛋白胆固醇却有所增加。苹果对于治疗中老年人心血管疾病很有帮助。

此款果汁能够对抗高血压，保护肾脏健康。

贴心提示 丝瓜易发黑是因为被氧化。减少发黑要快切快炒，也可以在削皮后用水泡一下，用盐水过一过，或者是用开水焯一下。

香蕉番茄牛奶汁 预防痛风

【材料】香蕉1根，番茄1个，牛奶200毫升。

【做法】❶剥去香蕉的皮和果肉上的果络，切成块状；❷将番茄洗净，在沸水中浸泡10秒；去掉番茄的表皮，切成块状；❸将准备好的香蕉、番茄和牛奶一起放入榨汁机榨汁。

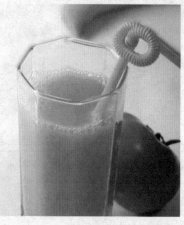

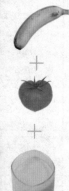

养生功效 钾离子有抑制钠离子压缩血管和损坏心血管的作用。老人吃香蕉能维持体内钾钠平衡和酸碱平衡，使神经肌肉保持正常，心肌收缩协调。香蕉能缓解老人胃酸对胃黏膜的刺激，是胃病患者理想的食疗佳果。

番茄红素含量最高的是番茄。番茄红素必须在加热或有油脂的情况下才能被人体吸收。因为加热后，番茄的细胞壁破碎，番茄红素能得到充分释放。

此款果汁能够预防心血管疾病。

贴心提示 醉后呕吐会造成体内的钾、钙、钠等元素的大量流失，因此要及时补充钾、钙、钠等养分。可喝些番茄汁，因为番茄汁中丰富的钾、钙、钠成分刚好补充了体内流失元素的不足。

菠萝猕猴桃鲜奶汁 口味香甜，开胃促消化

【材料】菠萝4片，猕猴桃半个，鲜奶200毫升。

【做法】❶将菠萝洗净切成小块；❷将猕猴桃去皮，切成块状；❸将切好的菠萝、猕猴桃和鲜奶一起放入榨汁机榨汁。

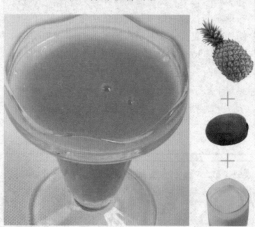

养生功效 猕猴桃含有丰富的维生素C，维生素C对于美丽容颜、防止雀斑、黑斑、延缓老化都非常有助益。

常吃猕猴桃具有减肥健美之功效，洁面后涂上猕猴桃按摩，待猕猴桃颗粒充分溶解吸收，可改善毛孔粗大，美白肌肤。猕猴桃中含有特别多的果酸，果酸能抑制角质细胞内聚力及黑色素沉淀，有效地去除或淡化黑斑，并在改善干性或油性肌肤组织上也有显著的功效。

此款果汁适于脾胃不和者，同时能够改善老年人的气色。

贴心提示 食用猕猴桃时，可以用水果刀削去猕猴桃果实表皮，也可以用刀从果实的中间横向切断，再用小勺舀食。这样的食用方法比较文雅、干净卫生。

柠檬橘子汁 开胃促消化的佳品

【材料】柠檬1个，橘子1个，蜂蜜适量。

【做法】❶ 将柠檬带皮洗净切成块状；将橘子去皮，切成块状；❷ 将切好的柠檬和橘子一起放入榨汁机榨汁；❸ 在榨好的果汁内加入适量蜂蜜即可。

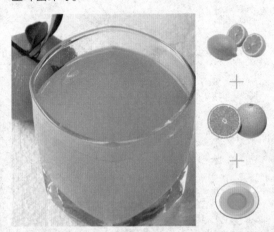

养生功效 橘子含有丰富的糖类，还含有维生素、苹果酸、柠檬酸、蛋白质、脂肪、食物纤维以及多种矿物质等，有益健康。日本研究人员对6000多人进行调查后发现，吃橘子的人患冠心病、高血压、糖尿病、痛风的比率比较低。橘子含维生素C与柠檬酸，具有美容、消除疲劳的作用。如果把橘子内侧的薄皮一起吃下去，除维生素C外，还可摄取膳食纤维——果胶，它可以促进通便，并且可以降低胆固醇。

柠檬有个别名便是"开胃果"，别看柠檬食之味酸、微苦，不能像其他水果一样生吃鲜食，但柠檬果皮富含芳香挥发成分，可以生津解暑，开胃醒脾。夏季暑湿较重，很多人神疲乏力，长时间工作或学习之后往往胃口不佳，喝一杯柠檬泡水，清新酸爽的味道让人精神一振，更可以开胃。

此款果汁能够促进消化，健胃消食。

草莓苹果汁 适宜饭后饮用，帮助消化

【材料】草莓8颗，苹果1个，饮用水200毫升。

【做法】❶ 将草莓去蒂，洗净，切成块状；❷ 将苹果洗净去核，切成块状；❸ 将准备好的草莓、苹果和饮用水一起放入榨汁机榨汁。

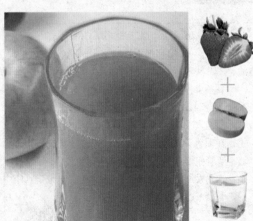

养生功效 现代医学研究认为，草莓对胃肠道有一定的调理滋补作用。草莓除了可以预防坏血病外，对防治动脉硬化、心脏病也有较好的功效。

苹果含有大量的维生素、矿物质和丰富的膳食纤维，特别是果胶等成分，其止泻效果还是十分显著的。有些老年人由于平时摄入的钠过量而导致高血压的发生。苹果含有较多的细纤维素及维生素C，通过它们来刺激消化系统蠕动，使肠道中积存的致癌物质尽快排出体外，同时还能抑制致癌物——亚硝胺的形成，促进抗体生成，增强细胞的吞噬功能，提高机体抗病毒和抗癌能力。

此款果汁能够帮助肠胃消化食物。

贴心提示 吃苹果前刷牙，刷牙会给食物和牙齿之间加上一道屏障。吃完苹果后要及时漱口。

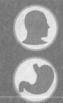

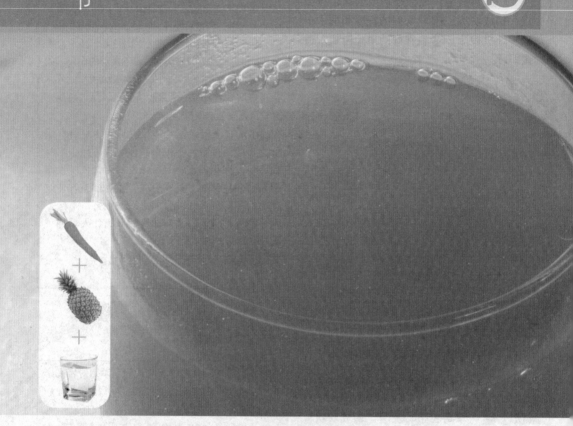

胡萝卜菠萝汁 提高免疫力

【材料】胡萝卜半根，菠萝2片，饮用水200毫升。

【做法】❶将胡萝卜去皮洗净切成块状；❷将菠萝洗净切成块状；❸将切好的胡萝卜、菠萝和饮用水一起放入榨汁机榨汁。

> 贴心提示 喜欢吃胡萝卜也要注意节制。因为维生素A是脂溶性的，当它在人体内过剩时不会随尿液排出，而是贮藏在肝脏与脂肪中，容易导致维生素A中毒，出现恶心、呕吐、头痛、头晕、视力模糊等症状。

养生功效 胡萝卜富有营养，有补益作用；能防止维生素A、B族维生素缺乏引起的疾病；挥发油、咖啡酸对羟基苯甲酸等有一定杀菌作用。

很多女性都有经后感冒的现象，因为女性每次来月经时，身体抵抗力较平时下降，尤其是平时体质较弱且月经量又多的女性，更为明显。因此，在月经来临之前可连续饮用菠萝汁，不仅能够缓解紧张情绪，还能够增强人体免疫力。

此款果汁能够提高免疫力。

166

芦荟香瓜橘子汁　对抗辐射，提高免疫力

【材料】芦荟6厘米长，香瓜2片，橘子半个，饮用水200毫升。

【做法】❶ 将芦荟洗净，切成丁；将香瓜去皮去瓤，洗净切成块状；将橘子去皮去子，洗净切成块状；❷ 将准备好的芦荟、香瓜、橘子和饮用水一起放入榨汁机榨汁。

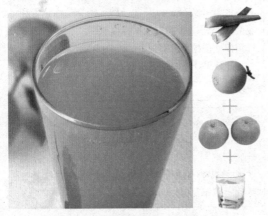

养生功效 芦荟中的黏液是防止细胞老化和治疗慢性过敏的重要成分。芦荟能够促进血液循环，对抗电磁辐射、保护细胞、提高免疫力、解酒护肝。

经常食用香瓜汁可以帮助治疗食欲不振、胃酸过多、溃疡和尿路感染。它可以缓解疲劳，因此可以帮助治疗失眠。

橘子能够减少体内的坏胆固醇，防止高血脂。鲜橘子汁中含有很强的抗癌物质，它能使致癌化学物质分解，抵制和阻断癌细胞的生长，阻止致癌物质对细胞核的损伤，从而保护基因的完好。橘子对于现代人的各种辐射亦有好的疗效。

此款果汁能够对抗电脑辐射，消除疲劳。

贴心提示 脾胃虚寒、腹胀者忌食，有吐血、咳血病史患者，胃溃疡及心脏病患者慎饮。

菠萝甜椒杏汁　消除疲倦，预防感冒

【材料】菠萝2片，甜椒半个，杏4颗，饮用水200毫升。

【做法】❶ 将菠萝洗净，切成块状；❷ 将甜椒、杏洗净去子去核，切成块状；❸ 将准备好的菠萝、甜椒、杏和饮用水一起放入榨汁机榨汁。

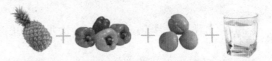

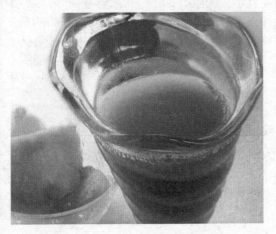

养生功效 发烧、咳嗽、嗓子疼都是感冒最明显的症状，除了躺在床上安静地休息，不妨饮用一杯新鲜的菠萝汁，它有降温的作用，并能有效地安抚支气管。

此款果汁能够预防和缓解感冒症状。

贴心提示 市面上出售的菠萝分为"糖格""花格""无格"三种。所谓"糖格"即是"糖心菠萝"，它的果皮透红，散发香味，含糖量较高，果肉深黄色，呈半透明状态，好像冰糖的样子。"花格"的果皮青多黄少，果肉半黄，含糖量较低。"无格"则果皮全是青色，果肉全白，还未成糖，味道很酸，不好吃。

167

苹果红薯汁 提高记忆力，预防失眠

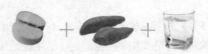

【材料】苹果1个，红薯1个，饮用水100毫升。

【做法】❶将苹果洗净去核，切成块状；❷将红薯洗净蒸熟；❸将蒸熟的红薯去皮，切成块状；❹将切好的红薯与苹果一起放入榨汁机榨汁。

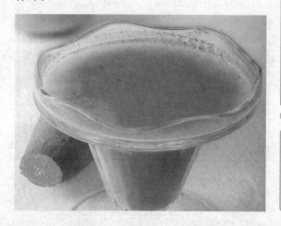

养生功效 苹果所含的多酚及黄酮类物质对预防心脑血管疾病尤为重要。苹果中的可溶性纤维——果胶，可有效地降低胆固醇。

红薯含有大量纤维素、维生素、淀粉等人体必需的营养成分，以及镁、磷、钙等矿物元素和亚油酸等，这些物质能保持血管弹性，对防治老年习惯性便秘十分有效。

此款果汁能够增强记忆力和免疫力。

贴心提示 红薯含有气化酶，吃后有时会发生烧心、吐酸水、肚胀排气等现象，但只要一次别吃得过多，而且和米面搭配着吃，并配以咸菜或喝点菜汤即可避免。食用凉的红薯也可致上腹部不适。

洋葱苹果汁 安神养心，提高睡眠质量

【材料】洋葱半个，苹果1个，饮用水200毫升。

【做法】❶剥掉洋葱的表皮，切成块状，再用微波炉加热30秒，使其变软；将苹果去皮，切成小块；❷将洋葱、苹果放入榨汁机，加入饮用水后榨汁即可。

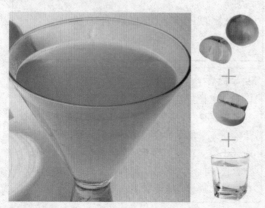

养生功效 洋葱在切的时候挥发的刺激性成分是硫化芳基，它具有镇静作用。洋葱含碳水化合物、蛋白质及各种无机盐、维生素等营养成分，对机体代谢起一定作用，能较好地调节神经，增强记忆力。洋葱的挥发成分也有刺激食欲、帮助消化的作用。对于经常在外用餐的上班族来说再合适不过。

城市生活节奏十分紧张，职业人群的压力很大，很多人都有不同程度的紧张、忧郁，这时拿起一个苹果闻一闻，不良情绪就会有所缓解，同时还有提神醒脑之功。

此款果汁具有安神养心、改善睡眠质量的功效。

贴心提示 如果把苹果作为煲汤材料，加热后又能起到收敛、止泻的作用。因为鞣酸和加热后的果胶具有收敛作用，能使大便内水分减少，从而达到止泻目的。

葡萄圆白菜汁 　赶走亚健康状态

【材料】葡萄10颗，圆白菜2片，饮用水200毫升。

【做法】❶将葡萄去子，取出果肉；将圆白菜洗净切碎；❷将准备好的葡萄、圆白菜和饮用水一起放入榨汁机榨汁。

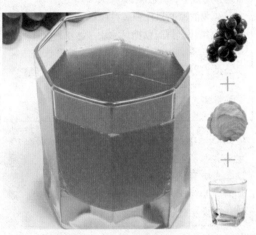

养生功效 葡萄主治气血虚弱、肺虚咳嗽、心悸盗汗、风湿痹痛、淋症、浮肿等症，也可用于脾虚气弱、气短乏力、水肿、小便不利等病症的辅助治疗。

圆白菜的第一大功效是能提高人体免疫力，可预防感冒，保护癌症患者的生活指标。研究人员经过反复对比发现，圆白菜提高免疫力的功效与临床使用的同类药品相当。圆白菜的第二大功效是较强的抗氧化、防衰老作用。对于饮食不规律、饮食结构不科学的上班族来说，食用圆白菜还能够保护肠胃健康。

此款果汁能够改善和预防亚健康。

贴心提示 日本科学家认为，圆白菜的抗氧化效果与芦笋、菜花同样处在较高的水平。圆白菜的药用效果往往依其外观、产地而有所不同。未完全成熟、叶形舒展的嫩株抗氧化效果最佳。

苹果葡萄柚汁 　降肝火，舒缓情绪

【材料】苹果1个，柚子两片，饮用水200毫升。

【做法】❶将苹果洗净去核，切成块状；❷将柚子去皮，切成块状；❸将准备好的苹果、柚子和饮用水一起放入榨汁机榨汁。

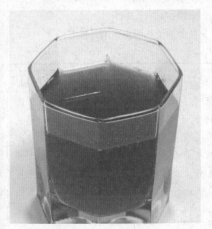

养生功效 苹果是低热量食物，是减肥的理想食物，苹果酸可使人体内的脂肪分解，防止体态过胖，并使皮肤润滑柔嫩，这是因为苹果中营养成分可溶性大，易被吸收。

葡萄柚不但有浓郁的香味，更可以净化繁杂思绪，也可以提神醒脑。至于葡萄柚所含的高量维生素C，不仅可以维持红细胞的浓度，使身体有抵抗力，而且也可以助人缓解压力。最重要的是，在制造多巴胺、正肾上腺素时，维生素C是重要成分之一。

此款果汁能够平稳情绪，降低肝火。

贴心提示 有关医学研究表明，病人尤其是老年病人，服药时不要吃柚子或喝柚子汁。因为柚子与抗过敏药特非那定的相互作用会引起室性心律失常，甚至致命性的心室纤维颤动。

菠萝柠檬汁 改善易怒和焦躁情绪

【材料】菠萝2片，柠檬2片，饮用水200毫升。

【做法】❶将菠萝、柠檬洗净，切成块状；❷将准备好的菠萝、柠檬和饮用水一起放入榨汁机榨汁。

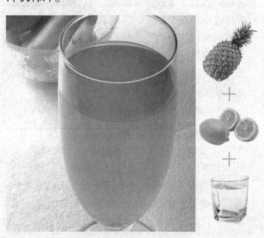

养生功效 现代人的压力多由精神紧张、情绪不良所致，因此中医要求减少欲望，保持心平气和。在如何缓解压力方面，中医认为，情绪抒发有度，当喜则喜，当怒则怒，及时而不太过是养生之道。菠萝含有丰富的B族维生素、维生素C，能够消除疲劳，释放压力。

鲜美清凉的果汁要属柠檬汁了，直接用鲜果压榨出果汁，再配以糖、冰块、冰水，搅拌后即可饮用。那淡淡的酸甜，幽幽的清香直沁人心脾，使人心神清爽，唇齿留香，忘却一切烦恼。

此款果汁能够改善不良情绪。

贴心提示 患有溃疡病、肾脏病、凝血功能障碍的人应禁食菠萝。过敏体质者最好不要吃菠萝，因为他们食用菠萝后可能会发生过敏反应。脑手术恢复期的病人也不适合食用，因为一旦发生过敏，将会危及生命。

西瓜菠萝蜂蜜汁 清热解毒

【材料】西瓜2片，菠萝2片，蜂蜜适量。

【做法】❶将西瓜去皮去子切成块状；将菠萝片切成丁；❷将切好的西瓜和菠萝一起放入榨汁机榨汁；在榨好的果汁内加入适量蜂蜜搅拌均匀即可。

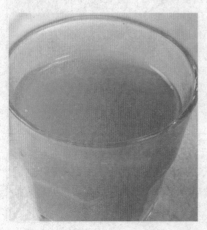

养生功效 西瓜果肉所含瓜氨酸、精氨酸成分，能促进大鼠肝中的尿素形成，而导致利尿作用。用来治一切热症、暑热烦渴、小便不利、咽喉疼痛、口腔发炎、酒醉。西瓜子中含脂肪油、蛋白质、维生素B₂、淀粉、戊聚糖、丙酸、尿素、蔗糖等，能清肺润肺、和中止渴、助消化、可治吐血、久咳。

此款果汁能够清热解毒，消暑解渴。

贴心提示 夏天大家都喜欢把西瓜放入冰箱冰镇着吃，其实冰镇后西瓜富含的营养成分，远远低于室温存放下的西瓜。据研究显示：西瓜在被采摘后依然可以产生营养成分，但急剧冷却将会延缓营养产生的进程，进而降低营养成分。通常情况下，西瓜在13℃下可存放14~21天；但在冰镇情况下，例如只有5℃的话，西瓜1周后就会开始腐烂。

哈密瓜菠萝汁 生津止渴，促消化

【材料】哈密瓜、菠萝各2片，饮用水200毫升。

【做法】❶将哈密瓜去皮，洗净切成丁；❷将菠萝洗净切成丁；❸将切好的哈密瓜、菠萝一起放入榨汁机榨汁。

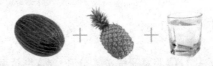

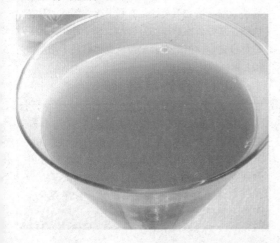

养生功效 现代医学研究发现，哈密瓜等甜瓜类的蒂含苦毒素，具有催吐的作用，能刺激胃壁的黏膜引起呕吐，适量的内服可急救食物中毒，而不会被胃肠吸收，是一种很好的催吐剂。

哈密瓜淡雅的清香能够使人心情愉悦，同时起到生津止渴的功效。哈密瓜香甜可口，果肉细腻，而且果肉愈靠近种子处，甜度越高，愈靠近果皮越硬，因此，皮最好削厚一点，吃起来更美味。

此款果汁清热去燥，酸甜可口。

贴心提示 菠萝的果实顶部充实，果皮变黄，果肉变软，呈橙黄色，说明它已达到九成熟。这样的菠萝果汁多，糖分高。

甘蔗汁 改善神经衰弱

【材料】甘蔗30厘米长。

【做法】❶将甘蔗去皮洗净，切成块状；❷将切好的甘蔗放入榨汁机榨汁。

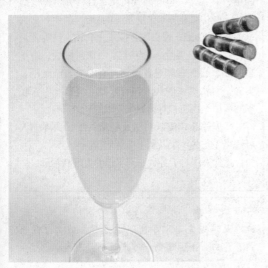

养生功效 经科学分析，甘蔗含有人体所需的其他营养物质，如蛋白质、脂肪、钙、磷、铁。甘蔗的含铁量在各种水果中，雄踞冠军宝座。甘蔗还有滋补清热的作用，作为清凉的补剂，对于低血糖、大便干结、小便不利、反胃呕吐、虚热咳嗽和高热烦渴等病症有一定的疗效，劳累过度或饥饿头晕的人，只要吃上两节甘蔗就会使精神重新振作起来。

此款果汁能够舒缓情绪，预防神经衰弱。

贴心提示 若保管欠妥易于霉变，那种表面带"死色"的甘蔗，切开甘蔗，其断面呈黄色或猪肝色，闻之有霉味，咬一口带酸味、酒糟味的甘蔗误食后容易引起霉菌中毒，导致视神经或中枢神经系统受到损害，严重者还会使人双目失明，患全身痉挛性瘫痪等难以治愈的疾病。

橘子杧果汁 改善情绪低落

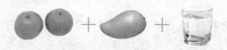

【材料】橘子1个，杧果1个，饮用水200毫升。

【做法】❶将橘子去皮，分开；❷将杧果去皮去核，并把果肉切成块状；❸将准备好的橘子、杧果和饮用水一起放入榨汁机榨汁。

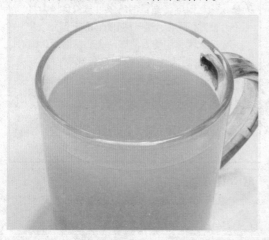

养生功效 杧果的果实中含有糖、蛋白质以及粗纤维，杧果中维生素A的含量非常高，维生素C含量也不低。橘子和杧果所含的芳香味道能够使人的心情变得美好，有利于改善郁闷、愁苦情绪，是办公室解压的好食品。橘子和杧果均是橙黄色食物，据研究，橙黄色食物有利于增加胃口，提高神经兴奋感。

此款果汁能够使人走出情绪低谷。

贴心提示 橘子的保存方法：找点儿小苏打，用水溶解了，用苏打水把橘子一个个洗一遍，再将橘子自然晾干，使苏打水在橘子外形成保护膜，然后，把它们放到塑料袋里，最后，把袋子封口，一定要封紧，千万不要让空气进入袋子。

莴苣芹菜汁 对抗失眠

【材料】莴苣6厘米长，芹菜1根，饮用水200毫升。

【做法】❶将莴苣洗净去皮，切成块状；❷将芹菜洗净切成块状；❸将准备好的莴苣、芹菜和饮用水一起放入榨汁机榨汁。

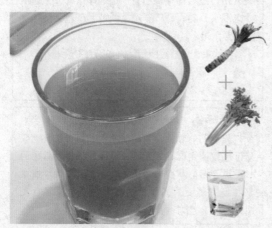

养生功效 莴苣味苦、性寒，有益五脏、通经脉、健筋骨、利小便等功效，可治疗高血压、慢性肾炎、产后乳汁不通等症。通常人们食用莴苣的茎，其实，莴苣叶同样可食，且营养价值要高于茎。叶中维生素C含量是茎的4倍，胡萝卜素含量为茎的近6倍，蛋白质、碳水化合物、铁等含量也都高于茎。莴苣中含钾丰富而钠含量低，适于高血压、心脏病等患者食用，有助于降低血压。另外，对肾炎水肿病人亦有好处。莴苣叶中含较多的菊糖类物质，有镇静、安眠的功效。

肝火过旺，皮肤粗糙及经常失眠、头疼的人可适当多吃些芹菜以利于缓解症状。

此款果汁对于各种原因引起的失眠有帮助。

贴心提示 块根芹具有可食用的粗根，生食或烹调做菜，对小便热涩不利、妇女月经不调、赤白带下、瘰疬、疟腮等病症有利。

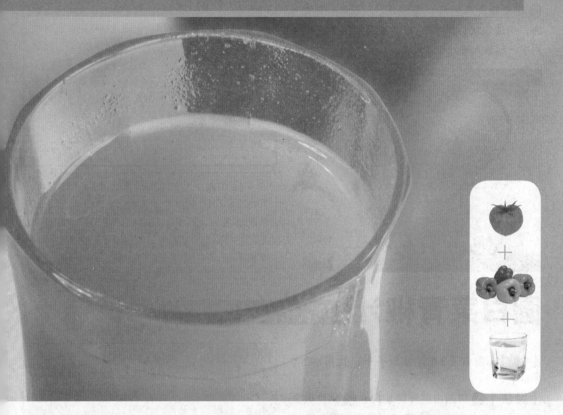

番茄甜椒汁 缓解眼睛疲劳

【材料】番茄1个，甜椒半个，饮用水200毫升。

【做法】① 将番茄洗净，在沸水中浸泡10秒；② 将番茄去皮，切成块状；将甜椒洗净去子，切成块状；③ 将切好的番茄、甜椒和饮用水一起放入榨汁机榨汁。

贴心提示 黄瓜含有一种维生素C分解酶，会破坏其他蔬菜中的维生素C。

养生功效 番茄所含维生素A、维生素C，可预防白内障，还对夜盲症有一定防治效果；番茄红素具有抑制脂质过氧化的作用，能防止自由基的破坏，抑制视网膜黄斑变性，维护视力。

甜椒味辛、性热，入心、脾经；有温中散寒、开胃消食的功效。甜椒的色泽越是鲜艳，抗氧化的功效越显著。

此款果汁能够缓解眼睛疲劳，舒缓心情。

胡萝卜苹果芹菜汁 缓解疲劳，充沛精力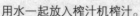

【材料】胡萝卜半根，苹果1个，芹菜半根，饮用水200毫升。

【做法】❶ 将胡萝卜洗净去皮，切成块状；❷ 将苹果洗净去核，切成块状；❸ 将芹菜洗净，切成块状；❹ 将胡萝卜、苹果、芹菜和饮用水一起放入榨汁机榨汁。

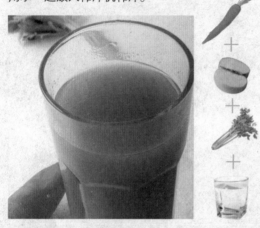

养生功效 春困秋乏，头脑不够清醒，肢体疲乏，影响司机的反应能力和应变能力，给安全行车带来潜在隐患。多吃些防止疲倦的食物是改善的好办法，维生素是真正的清醒剂，不妨多吃些胡萝卜、大白菜、韭菜、土豆、柑橘之类富含维生素的食物。胡萝卜不仅可以使头脑清醒，缓解疲劳症状，还能够改善眼睛疲劳，提高注意力。

胡萝卜、苹果、芹菜均含有对眼睛有益的成分，三者结合，对于开车族、上班族和学生均有好处。

此款果汁能够改善亚健康，缓解疲劳。

贴心提示 《中国居民膳食指南》建议每天吃200~400克水果，基本上一个大的富士苹果就能满足。其实也没有必要恪守"每日一苹果"，每周3~4个即可，可以搭配着吃些其他时令水果。

圆白菜青椒汁 抗氧化，缓解腰痛

【材料】圆白菜2片，青椒半个，饮用水200毫升。

【做法】❶ 将圆白菜洗净切碎；❷ 将青椒洗净去子，切成块状；❸ 将切好的圆白菜、青椒和饮用水一起放入榨汁机榨汁。

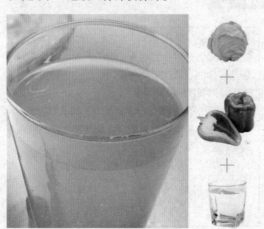

养生功效 圆白菜的叶子抗氧化作用最强，叶子可以用来吸收人体皮肤衰老的成分，并能促进皮肤的血液循环。不同的圆白菜，抗氧化作用也不同，外层叶子越多、越嫩的圆白菜，其抗氧化的作用就越强。

辣椒辛温，能够通过发汗而降低体温，并缓解肌肉疼痛；辣椒的有效成分辣椒素是一种抗氧化物质，它可阻止有关细胞的新陈代谢，从而终止细胞组织的癌变过程，降低癌症细胞的发生率。

此款果汁能够抗氧化，缓解疼痛。

贴心提示 青椒的棱是由青椒底端的凸起发育而成的。而凸起是青椒在发育过程中由"心室"决定的，生长环境好，营养充足时容易形成四个"心室"。也就是说，有四个棱的青椒，要比有三个或两个棱的青椒肉厚，营养丰富。

西瓜葡萄汁 预防痔疮

【材料】西瓜两片，葡萄8颗，蜂蜜适量。

【做法】❶将西瓜去子，切成块状；❷将葡萄去皮去子，取出果肉；❸将西瓜和葡萄一起放入榨汁机榨汁；❹在榨好的果汁内加入适量蜂蜜搅拌均匀即可。

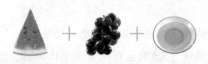

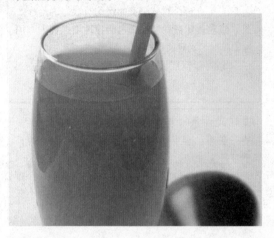

养生功效 西瓜有生津、除烦、止渴，解暑热，清肺胃，利小便，助消化，促进代谢的功能，是一种可以滋补身体的食物和饮料，适宜于高血压、肝炎、肾炎、肾盂肾炎、黄疸、胆囊炎、水肿以及中暑发热、汗多口渴之人食用。

葡萄能够增强血管壁中的胶原纤维，使血管强韧，富有弹性，让血管更健康，还有助于静脉循环不良的改善，如静脉曲张的改善。葡萄中原花青素有防晒功效，还能使肌肤保持弹性，使人永葆青春。

此款果汁能够促进血液循环，降低痔疮的发生率。

贴心提示 李时珍《本草纲目》云：西瓜、甜瓜，皆属生冷，世俗以为醍醐灌顶，甘露洒心，取其一时之快，不知其伤脾助湿之害也。

菠菜汁 保护眼球晶状体

【材料】菠菜叶4片，蜂蜜水200毫升，柠檬水适量。

【做法】❶将菠菜放在开水中焯一下；❷把焯过的菠菜切成段；❸将菠菜、蜂蜜水一起放入榨汁机榨汁；❹将榨好的果汁里放入适量柠檬汁。

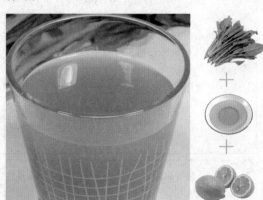

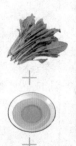

养生功效 人体内的叶黄素集中分布在视网膜。如果缺乏叶黄素，罹患眼病的概率就会增加。叶黄素是胡萝卜素的一种。菠菜中含有丰富的叶黄素，因而，多吃菠菜可以预防眼部疾病。同时，菠菜里所含的维生素C、维生素E和胡萝卜素具有抗氧化作用，能维持体内正常的蛋白质含量。在预防白内障等疾病中，叶黄素发挥了巨大作用。

柠檬中的维生素C能维持人体各种组织和细胞间质的生成，并保持它们正常的生理机能。

此款果汁有抗氧化，保护眼睛的功效。

贴心提示 由于菠菜性凉，具有滑肠作用，脾胃虚寒、腹泻者忌食。另外，菠菜中含有的草酸，不仅具有涩味，还容易产生泌尿系结石。

蓝莓果汁 保护眼睛健康

【材料】蓝莓15颗，饮用水适量。

【做法】❶ 将蓝莓用盐水泡10分钟，洗净；❷ 把剥好的蓝莓和饮用水一起放入榨汁机榨汁。

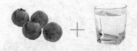

养生功效 蓝莓中的花青素可促进视网膜细胞中视紫质的再生成，可预防重度近视及视网膜剥离，并可增进视力。蓝莓中还含有一种叫原花色素的花青苷，对感染类的疾病有很好的治疗效果。经常食用蓝莓制品，可明显地增强视力，消除眼睛疲劳，延缓脑神经衰老。

此款果汁对于预防眼部疾病有很好的效果。

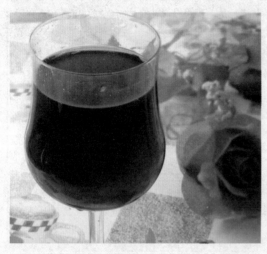

贴心提示 蓝莓新不新鲜，关键看上面挂的一层霜。蓝莓表面的一层白霜是有营养的，千万不能破坏，一般常温下蓝莓可以保存3~4天，放进冰箱可以保存7~10天。蓝莓的白霜不仅有营养，而且是判断蓝莓新鲜度的一个标志，白霜越完整说明越新鲜。

木瓜菠菜汁 改善眼睛充血症状

【材料】木瓜半个，菠菜4片，酸橙适量。

【做法】❶ 将菠菜用热水焯一下并切碎；❷ 将木瓜切成块；❸ 将菠菜、木瓜、酸橙放进榨汁机榨汁。

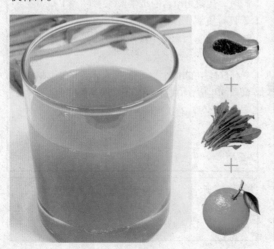

养生功效 木瓜富含维生素C和可溶性的钙。传统医学认为：木瓜能理脾和胃，平肝舒筋，可走筋脉而舒挛急。番木瓜素有"百益果王"之称，其果实含丰富的胡萝卜素、蛋白质、钙盐、蛋白酶、柠檬酶等，能防治高血压、助消化、治胃病，不仅有美容护肤的功效，还能够缓解视疲劳。生吃番木瓜能舒缓咽喉不适，对感冒、咳嗽、便秘、慢性气管炎等亦有帮助。食疗方面，用熟木瓜和柿饼加水煎服，可治气喘性咳嗽。用生木瓜绞汁或晒干研粉，可驱虫。木瓜中的木瓜蛋白酶具有消炎作用，对眼充血有很好效果。蛋白酶还可将脂肪分解为脂肪酸。

此款果汁对于改善眼睛充血有明显效果。

贴心提示 此款果汁不适宜孕妇、过敏体质人士饮用。

夏日南瓜汁 保护黏膜、视网膜

【材料】南瓜2块，饮用水适量。

【做法】❶将南瓜用热水焯一下并切成块状；❷将南瓜和饮用水一起放入榨汁机榨汁即可。

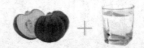

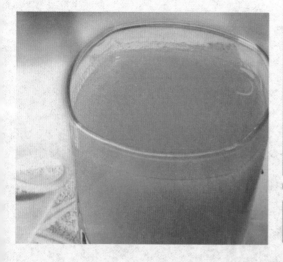

养生功效 南瓜所含的果胶可以保护胃肠道黏膜，免受粗糙食品对胃部的刺激，加速溃疡的愈合。南瓜中的胡萝卜素和维生素E有保护皮肤、黏膜和视网膜的作用。南瓜中含有丰富的糖，是一种非特异性免疫增强剂，能提高机体免疫功能，促进细胞因子生成，通过活化补体等途径对免疫系统发挥多方面的调节功能。南瓜中丰富的类胡萝卜素在机体内可转化成具有重要生理功能的维生素A，从而促进骨骼的发育。

此款果汁能够保护胃黏膜和视网膜。

贴心提示 胡萝卜素摄入太多，全身会变黄；胡萝卜素摄入太少，会影响视力。所以，给孩子食用南瓜，每天不要超过一顿主食的量。

苹果无花果汁 瞬间恢复体力

【材料】苹果1个，无花果6个，柠檬2片，饮用水200毫升。

【做法】❶将苹果洗净去核，切成块状；❷将无花果去皮，取出果肉；❸将准备苹果、无花果、柠檬和饮用水一起放入榨汁机榨汁。

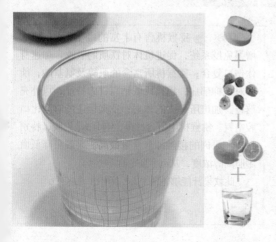

养生功效 无花果含有丰富的氨基酸，尤以天门冬氨酸含量最高，对抗击白血病和恢复体力、消除疲劳有很好的作用。无花果含有大量的果胶和维生素，果实吸水膨胀后，能吸附多种化学物质。所以食用无花果后，能使肠道各种有害物质被吸附，然后排出体外，净化肠道，促进有益菌类增殖，抑制血糖上升，维持正常胆固醇含量，迅速排出有毒物质。无花果含有丰富的蛋白质分解酶、脂肪、淀粉酶和氧化酶等酶类，它们都能促进蛋白质的分解。所以，当人们多食了富含蛋白质的荤食以后，以无花果做饭后的水果，有帮助消化的良好作用。果实除了开胃、助消化之外，还能止腹泻、治咽喉痛。

此款果汁能够迅速恢复体力。

贴心提示 在购买无花果时，应尽量挑选个头较大、果肉饱满、不开裂的果实，一般紫红色为成熟果实。

烟瘾一族

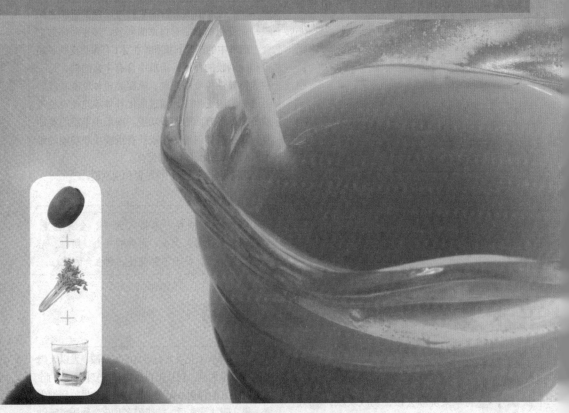

猕猴桃芹菜汁 净化口腔空气

【材料】猕猴桃2个，芹菜半根，饮用水200毫升。

【做法】❶ 将猕猴桃去皮洗净，切成块状；❷ 将芹菜洗净切成块状；❸ 将切好的猕猴桃、芹菜和饮用水一起放入榨汁机榨汁。

贴心提示 猕猴桃一定要放熟才能食用。不成熟的猕猴桃果实酸涩，感觉刺口，其中含有大量蛋白酶，会分解舌头和口腔黏膜的蛋白质，引起不适感。

养生功效 猕猴桃含有丰富的维生素C，能够增强免疫系统，促进机体对铁质的吸收，加速身体伤口复合；猕猴桃所富含的肌醇及氨基酸，能够对抗抑郁症；猕猴桃低钠高钾的特征，可补充熬夜、加班所失去的体力；猕猴桃还能够净化口腔空气。猕猴桃中所含纤维，有1/3是果胶，特别是皮和果肉的接触部分含量最高。果胶可降低血中胆固醇浓度，从而预防心血管疾病。

此款果汁能够消肿利尿，净化口腔空气。

猕猴桃葡萄汁 　坚固牙齿，清热利尿 ✅

【材料】猕猴桃2个，葡萄6颗，饮用水200毫升。

【做法】❶将猕猴桃去皮洗净，切成块状；❷将葡萄洗净去皮去子，取出果肉；❸将准备好的猕猴桃、葡萄和饮用水一起放入榨汁机榨汁。

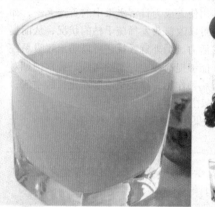
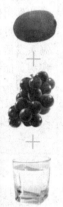

养生功效　猕猴桃富含膳食纤维，有清热生津、止渴利尿、改善尿路结石的功效。猕猴桃的维生素C含量丰富，具有很强的抗氧化作用，能够有效抵御牙菌斑的生成。猕猴桃所含的维生素和微量元素有健齿作用。

葡萄果实中，葡萄糖、有机酸、氨基酸、维生素的含量都很丰富，可补益和兴奋大脑神经，对治疗神经衰弱和消除过度疲劳有一定效果。葡萄中含有天然的聚合苯酚，能与病毒或细菌中的蛋白质化合，使之失去传染疾病的能力，尤其对肝炎病毒、脊髓灰质炎病毒等有很好的杀灭作用。

此款果汁能够促进血液循环，清热利尿。

贴心提示　挑葡萄时，首先看外观形态，大小均匀、枝梗新鲜牢固、颗粒饱满、最好表面有层白霜的品质比较好；其次要尝尝口味，看一串葡萄是否甜，要先尝最下面的几颗，如果甜就代表整串葡萄都是好的。

百合圆白菜蜜饮 　增强肺部功能 ✅

【材料】圆白菜2片，饮用水200毫升，百合、蜂蜜适量。

【做法】❶将圆白菜洗净切碎；❷将准备好的圆白菜、百合和饮用水一起放入榨汁机榨汁。

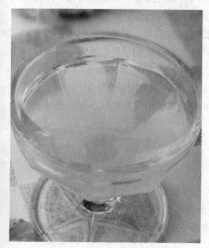
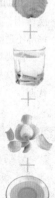

养生功效　百合含有一些特殊的营养成分，如秋水仙碱等多种生物碱，对白细胞减少症有预防作用。

中医认为百合具有润肺止咳、清心安神的作用，尤其是鲜百合更甘甜味美。百合特别适合养肺、养胃的人食用，比如慢性咳嗽、肺结核、口舌生疮、口干、口臭的患者，一些心悸患者也可以适量食用。

百合中含有多种营养物质，这些物质能促进机体营养代谢，使机体抗疲劳、耐缺氧能力增强，同时能清除体内的有害物质，延缓衰老。

此款果汁能够增强肺部功能，延缓衰老。

贴心提示　百合适用于轻度失眠人群，如不见效，可适当使用安定控制，但不可长期服用，长期服用安定对身体有较大伤害，产生药物依赖性。

荸荠葡萄猕猴桃汁

预防牙龈出血，清热利尿 ✓

【材料】荸荠8颗，葡萄8颗，猕猴桃1个，饮用水200毫升。

【做法】❶将荸荠洗净，切下果肉；将葡萄洗净去皮去子，取出果肉；将猕猴桃去皮洗净，切成块状；❷将准备好的荸荠、葡萄、猕猴桃和饮用水一起放入榨汁机榨汁。

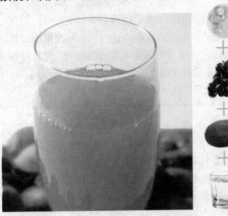

养生功效 中医认为，荸荠性味甘、寒，具有清热化痰、去燥利尿、开胃消食、生津润燥、明目醒酒的功效，临床适用于阴虚肺燥、咳嗽多痰、烦渴便秘、酒醉昏睡等症的治疗。在呼吸道传染病流行季节，吃荸荠有利于流脑、麻疹、百日咳及急性咽喉炎的防治。

猕猴桃是一种重要的保健水果，猕猴桃的功效和作用使之成为日常水果中的首选之一，如猕猴桃可以改善头发稀疏干枯的状况，从而提高头发活力。另外猕猴桃还可以防治呼吸系统疾病，能够提高视力，消除皱纹。经常抽烟对牙齿有腐蚀作用，猕猴桃能够净化口腔空气，预防牙龈出血。

此款果汁能够保护口腔，抗氧化。

贴心提示 荸荠性寒，凡脾胃虚寒及血虚者慎服。

猕猴桃椰奶汁

净化口腔空气 ✓

【材料】猕猴桃4个，柠檬2片，椰奶200毫升。

【做法】❶将猕猴桃去皮洗净，切成块状；❷将柠檬洗净，切成块状；❸将准备好的猕猴桃、柠檬、椰奶一起放入榨汁机榨汁。

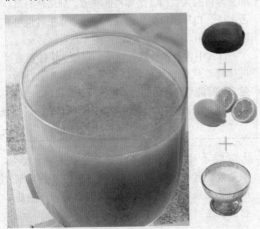

养生功效 牙龈健康与维生素C息息相关。缺乏维生素C的人牙龈变得脆弱，常常出血、肿胀，甚至引起牙齿松动。猕猴桃的维生素C含量是所有水果中最丰富的，因而也是最有益于牙龈健康的水果。长期吸烟的肺部积聚大量毒素，功能受损，猕猴桃中所含有效成分能提高细胞新陈代谢率，帮助肺部细胞排毒。另外，猕猴桃还具有祛痰作用，并能缓解因吸烟引起的呼吸道发炎、痒痛等不适症状。

椰奶对于口腔杀菌有明显作用。

此款果汁能够净化口腔空气，促进机体新陈代谢。

贴心提示 猕猴桃最佳食用时段：不能空腹吃，饭前饭后1~3个小时吃都比较合适，它含有的大量蛋白酶可以帮助消化。

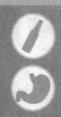

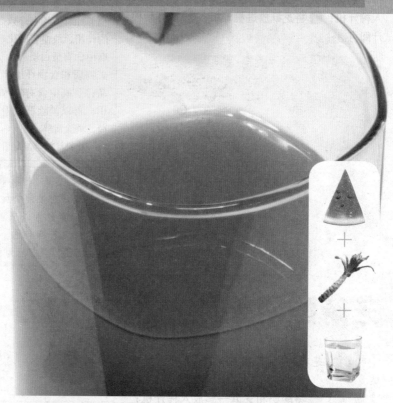

西瓜莴苣汁　增强肝脏功能

【材料】西瓜2片，莴苣4厘米长，饮用水200毫升。

【做法】❶将西瓜去皮去子，切成块状；❷将莴苣去皮，切成块状；❸将切好的西瓜、莴苣和饮用水一起放入榨汁机榨汁。

贴心提示　将买来的莴苣放入盛有凉水的器皿内，一次可放几棵，水淹至莴苣主干1/3处，放置室内3~5天，叶子仍呈绿色，莴苣主干仍很新鲜，削皮后炒吃仍鲜嫩可口。

养生功效　西瓜中所含的蛋白酶，可把不溶性蛋白质转化为可溶性蛋白质。因此西瓜对肝病患者非常适宜，是治肝病的天然食疗"良药"。

莴苣叶含丰富的钙、胡萝卜素及维生素C，而莴苣素可促进胃液、消化酶及胆汁分泌，有助于乙肝、丙肝病毒携带者以及慢性肝病患者增进食欲。肝硬化合并贫血者常吃莴苣，可促进有机酸和酶分泌，增加铁质吸收，有助于血小板上升和恢复，防止病情恶化。

此款果汁能够增强肝脏的解毒功能。

芝麻香蕉奶汁 减轻肝脏负荷

【材料】香蕉1根，牛奶200毫升，芝麻2勺。

【做法】❶剥开掉香蕉皮和果肉上的香蕉络，切成块状；❷将牛奶和切好的香蕉一起放入榨汁机；❸将芝麻放进榨汁机；❹搅拌后榨汁即可。

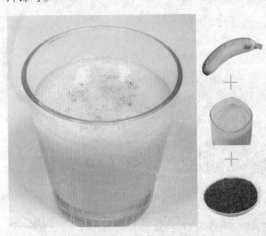

养生功效 芝麻是一味强壮剂，有补血、润肠、生津、通乳、养发等功效，适用于身体虚弱、头发早白、贫血萎黄、津液不足、大便燥结、头晕耳鸣等症状。芝麻对于慢性神经炎、末梢神经麻痹均有疗效。由于芝麻油有降低胆固醇的作用，故血管硬化、高血压患者食之有益。芝麻中含有蛋白质、脂质、碳水化合物、维生素、矿物质和食物纤维等，是营养价值非常高的食品；芝麻中含有的木酚素类物质具有抗氧化作用，可以消除肝脏中的活性氧，减轻肝脏的负荷，消除宿醉。

此果汁能够减轻肝脏负荷。

贴心提示 芝麻最好选择芝麻粉或者炒熟的芝麻。在果汁中加入一勺大豆粉，味道会更好。芝麻自古以来就是被称为长寿不老的高级食品。芝麻有黑、白二种，食用以白芝麻为好，药用以黑芝麻为良。

芝麻酸奶果汁 增加有益胆固醇

【材料】芝麻2勺，饮用酸奶200毫升，蜂蜜适量。

【做法】❶将酸奶和芝麻一起放入榨汁机；❷用榨汁机进行搅拌；❸加入适量蜂蜜搅拌后即可饮用。

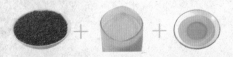

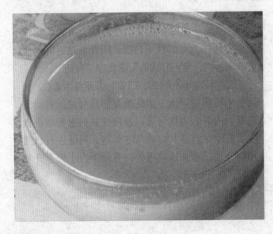

养生功效 芝麻中含有的木酚素类物质具有抗氧化作用，它可以减轻肝脏的负担，还能够降低体内的有害胆固醇，增加有益胆固醇的含量。酸奶中含有一种牛奶因子，有降低人体中血清胆固醇的作用。酸奶中的乳酸钙极易被人体吸收。有人做过实验，每天饮720克酸奶，一周后能使血清胆固醇明显下降。

此果汁能够增加体内的有益胆固醇，适合经常喝酒应酬人士。

贴心提示 生芝麻在打粉之前用锅迅速翻炒两下，除去水汽，炒出来不能放，要马上压，压好后放入干燥的玻璃瓶里，瓶盖上铺一层纸，这样密封的瓶子就可以防潮了。

姜黄果汁 清神抗氧化，解酒

【材料】柠檬水200毫升，姜黄粉1勺。

【做法】❶ 将200毫升的柠檬水放入榨汁机中；❷ 利用榨汁机的干磨功能将姜黄磨成粉；❸ 用榨汁机进行搅拌。

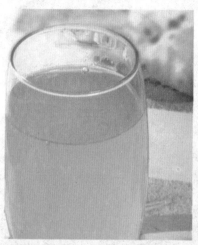

养生功效：姜黄别名黄姜、毛姜黄、宝鼎香、黄丝郁金等，味辛、苦，性温，归脾、肝经，可起到破血行气、通经止痛的作用。中医用其治疗胸胁刺痛，闭经，症瘕，风湿肩臂疼痛，跌扑肿痛等病症。姜黄能降低肝重，减少肝中甘油三酯、游离脂肪酸、磷脂含量及血清总甘油三酯的含量，也能提高血清总胆固醇和胆固醇含量。同时具有降低血脂、抗肿瘤、消炎、利胆等作用。柠檬富含维生素C，其芳香浓郁，令人心情清爽。

此果汁具有解酒抗氧化功效，适合宿醉人群。

贴心提示：柠檬具有美白功效，有很多女性为了美容，每天喝大量柠檬水而伤了胃。因此，喝柠檬水也要适量，每天不宜超过1000毫升。此外，由于柠檬pH值低达2.5，因此胃酸过多者和胃溃疡者不宜饮用柠檬水。

菠萝圆白菜汁 改善宿醉后头痛

【材料】菠萝4片，圆白菜2片，饮用水200毫升。

【做法】❶ 将菠萝洗净，切成块状；❷ 将圆白菜洗净切碎；❸ 将切好的菠萝、圆白菜和饮用水一起放入榨汁机榨汁。

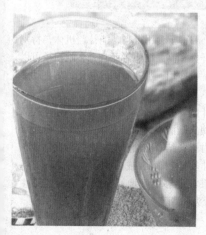

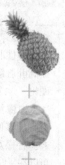

养生功效：菠萝营养丰富，其成分包括蛋白质、碳水化合物、脂肪、维生素、蛋白质分解酵素及矿物质、有机酸类等，尤以维生素C含量最高。

圆白菜性平味甘，能够补骨髓、益心力、润脏腑、利脏器、壮筋骨、清热止痛。对于改善睡眠不佳、多梦易睡、耳目不聪、关节屈伸不利、胃脘疼痛等病症有利。圆白菜中有很强的杀菌消炎作用，对于胃痛、牙痛、咽喉肿痛之类都有疗效。

此款果汁能够缓解饮酒过多引起的头痛。

贴心提示：圆白菜有一种叫做异硫氰酸酯的化学物质，它属于含硫化合物，大蒜、芥末的特有刺激气味都出自这种化合物，防癌、防治心脏病的功能也都与这种香味成分有关。带有含硫化合物成分的这类蔬菜特有的刺激气味早在古代就用于芳香疗法中。

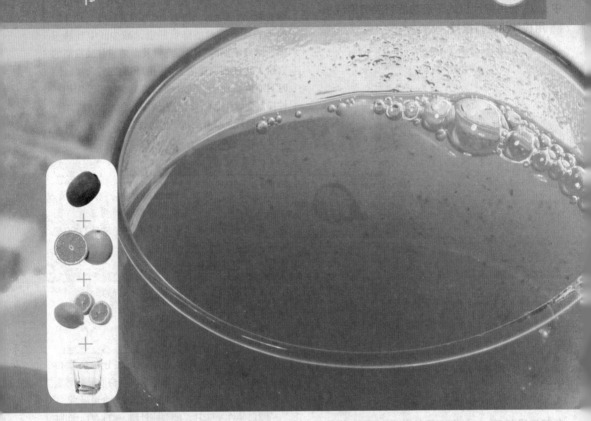

猕猴桃橙子柠檬汁 抗皱祛斑，提神养性

【材料】猕猴桃2个，橙子半个，柠檬2片，饮用水200毫升。

【做法】❶将猕猴桃、橙子去皮洗净，切成块状；❷将柠檬洗净，切成块状；❸将切好的猕猴桃、橙子、柠檬和饮用水一起放入榨汁机榨汁。

贴心提示 在上车前1小时，用新鲜的橘子皮，向内折成双层，对准鼻孔，用手指挤捏橘子皮，皮中就会喷射出无数股细小的橘香油雾并被吸入鼻孔。在上车后继续随时挤压吸入，可有效地预防晕车。

养生功效 橙子食用得当，能补益机体，特别对患慢性肝炎和高血压患者而言，多吃橙子可以提高肝脏解毒作用，加速胆固醇转化，防止动脉硬化。

柠檬汁酸味中伴有淡淡的苦涩和清香的味道，能够使头脑清醒，增强人体免疫力、延缓衰老。柠檬对于肾结石的治疗有一定的辅助功效，可以在平时多喝柠檬水，或在水中加入柠檬。

此款果汁能够很好地补充身体所需的维生素C，保持头脑清醒。

猕猴桃蛋黄橘子汁 集中注意力，预防眼疾

【材料】猕猴桃2个，蛋黄1个，橘子半个，饮用水200毫升。

【做法】❶将猕猴桃橘子去皮，切成块状；❷将准备好的猕猴桃、橘子、蛋黄和饮用水一起放入榨汁机榨汁。

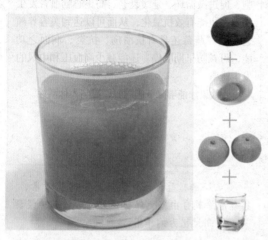

养生功效 适度摄入维生素C等抗氧化剂有利健康，因为抗氧化剂可保护细胞内的DNA不受损伤。DNA是人体的遗传物质，一旦受到损伤将引起突变，导致疾病。经常喝咖啡的人需要及时补充维生素C，从而能使气色更佳。

蛋黄里含有的叶黄素和玉米黄素还可帮助眼睛过滤有害的紫外线，延缓眼睛的老化，预防视网膜黄斑变性和白内障等眼疾。

此款果汁能够益气补血，提高注意力。

贴心提示 买鸡蛋时，用眼睛观察蛋的外观形状、色泽、清洁程度。良质鲜蛋，蛋壳清洁、完整、无光泽，壳上有一层白霜，色泽鲜明。次质鲜蛋，蛋壳有裂纹、硌窝现象；蛋壳破损、蛋清外溢或壳外有轻度霉斑等。更次一些的鲜蛋，蛋壳发暗，壳表破碎且破口较大，蛋清大部分流出。

草莓花椰汁 通便利尿，提神养气

【材料】草莓6颗，香瓜半个，西蓝花2朵，柠檬2片，饮用水200毫升。

【做法】❶将草莓去蒂洗净，切成块状；将香瓜去皮去瓤，洗净切成块状；将西蓝花洗净切成块状，在沸水中焯一下；将柠檬洗净切成块状；❷将准备好的草莓、香瓜、西蓝花、柠檬和饮用水一起放入榨汁机榨汁。

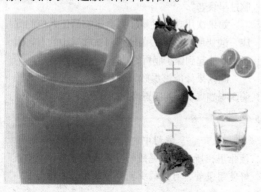

养生功效 草莓是一种"提神果"，能提神醒脑，这是因为它含有丰富的维生素C，维生素C有助于人体吸收铁质，使细胞获得滋养。

香瓜有苹果酸、葡萄糖、氨基酸、维生素C等丰富营养，且水分充沛，可消暑清热、生津解渴、除烦。

柠檬能防止心血管动脉硬化并减少血液黏稠度。维生素C的摄入可以使铁的吸收增加3倍。柠檬汁加蜂蜜对治疗支气管炎和鼻咽炎十分有效。它有碱化尿液的作用，有利于消除结石和尿道感染。

此款果汁能够通便利尿，固肾养元。

贴心提示 西蓝花常有残留的农药，还容易生菜虫，因此，在吃之前，可将西蓝花放在盐水里浸泡几分钟，菜虫就跑出来了，还有助于去除残留农药。

香蕉蓝莓橙子汁 恢复活力

【材料】香蕉1根，蓝莓10颗，橙子1个，饮用水200毫升。

【做法】❶剥去香蕉的皮和果肉上的果络，切成块状；将蓝莓洗净；剥去橙子的皮，分开；❷将准备好的香蕉、蓝莓、橙子和饮用水一起放入榨汁机榨汁。

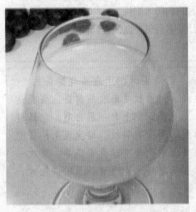

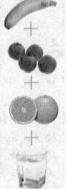

养生功效 经常饮用咖啡会增加体内胆固醇的含量，香蕉的果柄具有降低胆固醇的作用。血清胆固醇过高者，可用香蕉果柄50克，洗净切片，用开水冲饮，连续饮用10~20天，即可降低胆固醇。

蓝莓能增强人体免疫力、助眠、激活人体细胞、促进微循环、延缓衰老、防止心脑血管发生病变。也能有效抗氧化，从而可以达到美容养颜之功效。蓝莓还具有抗溃疡、抗炎、润面之功能，可预防早期肠癌。还能减少高血压和中风的发生概率。

此款果汁能够降低胆固醇，提高人体活性。

贴心提示 蓝莓果汁含有丰富的花青素，具有清除氧自由基、保护视力、延缓脑神经衰老、提高记忆力的作用。

草莓酸奶果汁 调理气色，保护肠胃

【材料】草莓10颗，酸奶200毫升。

【做法】❶将草莓洗净去蒂，切成块状；❷将切好的草莓和酸奶一起放入榨汁机榨汁。

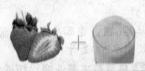

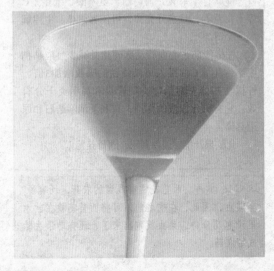

养生功效 草莓中富含的维生素C能消除细胞间的松弛与紧张状态，使脑细胞结构坚固，对大脑和智力发育有重要影响。因而，经常食用草莓可以改善咖啡成瘾族的精神状态，还能够抵御大脑过早衰老。

如果饮用咖啡过量，则会影响消化系统的健康。酸奶所含的乳酸菌能够对抗咖啡中的有害因子，并能起到保护肠胃的功能。

此款果汁能够缓解紧张状态，改善气色，预防因喝咖啡引起的肠胃疾病。

贴心提示 酸奶中的乳酸对牙齿有很强的腐蚀作用，所以，喝完酸奶后要及时漱口，或者最好使用吸管，可以减少乳酸接触牙齿的机会。

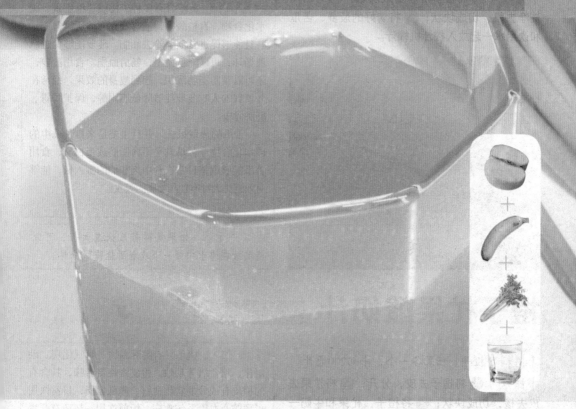

苹果香蕉芹菜汁 通便排毒,降低血压

【材料】苹果1个,香蕉1根,芹菜半根,饮用水200毫升。

【做法】❶将苹果洗净去核,切成块状;❷将芹菜洗净,切成块状;❸剥去香蕉的皮和果肉上的果络,切成块状;❹将切好的苹果、香蕉、芹菜和饮用水一起放入榨汁机榨汁。

贴心提示 芹菜性凉质滑,脾胃虚寒、大便溏薄者不宜多饮,芹菜有降血压作用,故血压偏低者慎用。计划生育的男性应注意适量少食。

养生功效 香蕉含大量的水溶性纤维,可以帮助肠内的有益菌生长,维持肠道健康,坚持晚上睡觉前吃一根香蕉可以有效缓解习惯性便秘。常吃香蕉还可防治高血压,这是因为香蕉中的钾有抵制钠离子升压及损坏血管的作用。

经常在外就餐者,饮食习惯不规律,营养摄入量不均衡,很容易引起高血压、高血脂等病症。芹菜中含有降压成分,能够使血压保持在正常水平。

此款果汁能够降低血压和胆固醇。

菠萝苦瓜汁　清热解毒，去除油腻

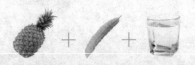

【材料】菠萝2片，苦瓜4厘米长，饮用水200毫升。

【做法】❶将菠萝洗净切成块状；❷将苦瓜洗净去瓤，切成块状；❸将切好的菠萝、苦瓜和饮用水一起放入榨汁机榨汁。

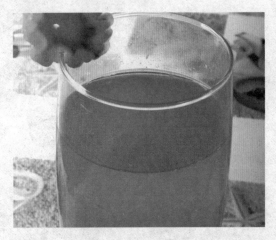

养生功效 菠萝含有多种矿物质、维生素、碳水化合物、有机酸等，能够补充身体所需营养，并且能够促进食欲、除去油脂。菠萝能够促进血液循环，可以降低血压，畅清血脂。食用菠萝，还可以预防脂肪沉积，起到瘦身的效果。经常在外就餐的人吃菠萝能够降低胆固醇，保护肠胃、肝脏健康。

苦瓜的热量很低，并且主要是来自苦瓜中的碳水化合物。苦瓜几乎不含脂肪或蛋白质，食用苦瓜能够调整日常饮食中肉和油的摄入量，能够有效避免大量肉食和油脂的吸收。

贴心提示 如果觉得苦瓜味道太苦，可以将其放在沸水中焯一下或者用盐腌10分钟。

橙子杧果酸奶汁　改善胃口，促进食欲

【材料】橙子、杧果各一个，牛奶200毫升。

【做法】❶将橙子去皮，分开；❷将杧果去皮去核，切成块状；❸将橙子、杧果和牛奶一起放入榨汁机榨汁。

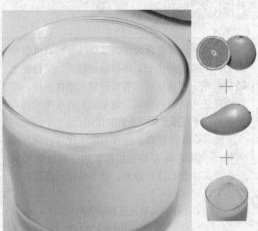

养生功效 橙子具有健脾温胃、行气化痰、助消化、增食欲等功效。橙皮饮略带苦味，其含有的橙皮苷成分能软化血管、降低血脂，日常饮用可预防心血管系统疾病。饭前饮用一杯还有开胃的功效。

杧果中的维生素C、矿物质、脂肪、蛋白质等，能够健胃、助消化，生津止渴，防止视力衰退，保护眼睛，抗氧化，滋润皮肤。杧果的肉质具有弹性，味道较酸，杧果中含有大量纤维，能够促进排便，预防便秘。

此款果汁能够增强食欲，降低胆固醇。

贴心提示 食欲不振者、小便不利者、便秘者、痔疮出血者、高血脂者、冠心病者、坏血病者可以多吃橙子；但风寒咳嗽者、消化道溃疡者、糖尿病者、胆结石者、龋齿者需慎食。

第五章
四季养生蔬果汁

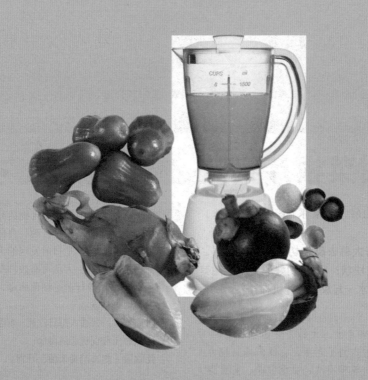

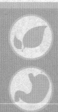

清淡养阳

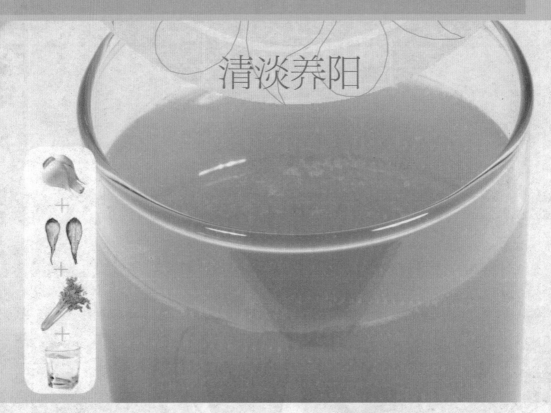

大蒜甜菜根芹菜汁

杀菌消毒，预防感冒

【材料】大蒜2瓣，甜菜根1个，芹菜半根，饮用水200毫升。

【做法】❶将大蒜去皮，切碎；将甜菜根、芹菜洗净，切成块状；❷将切好的大蒜、甜菜根、芹菜和饮用水一起放入榨汁机榨汁。

贴心提示　常言道，大蒜百益而独害目。长期过量吃蒜的人到了老年，会逐渐感到视力明显下降、视物模糊不清、口干舌燥、头重脚轻、耳鸣、记忆力明显下降。

养生功效　大蒜中含硫化合物具有强大的抗菌消炎作用，对多种球菌、杆菌、真菌和病毒等均有抑制和杀灭作用，是目前发现的天然植物中抗菌作用最强的一种。大蒜可有效抑制和杀死引起肠胃疾病的幽门螺杆菌等细菌病毒，清除肠胃有毒物质，促进食欲。

研究发现，普通人每日饮用一杯甜菜根汁液，可以降低血压和促进心脏健康。

此款果汁能够消炎杀菌，开胃。

胡萝卜西蓝花汁 改善体质

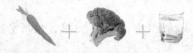

【材料】胡萝卜半根，西蓝花2朵，饮用水200毫升。

【做法】❶将胡萝卜去皮洗净，切成块状；❷将西蓝花洗净在沸水中焯一下，切成块状；❸将切好的胡萝卜、西蓝花和饮用水一起放入榨汁机榨汁。

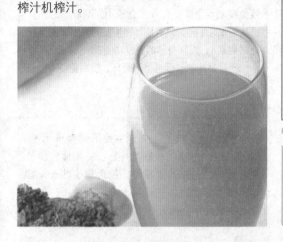

养生功效 工作压力大，经常加班加点的人，经常出门应酬以及经常食用抗生素，都会加重肝脏负担，胡萝卜中所含的维生素A是肝脏中重要的营养素，可帮助肝脏细胞的修复。

西蓝花能提高肝脏解毒能力，增强机体免疫能力，预防感冒和坏血病的发生；西蓝花中的维生素能维护血管的韧性，不易破裂。

此款果汁能够增强体质，护肤。

贴心提示 在婴儿喂养上，胡萝卜是一种十分常用的辅食。从4个月开始，便可以给婴儿添加胡萝卜泥，一方面是补充婴儿成长所需的营养素，另一方面又可以让婴儿尝试并适应新的食物，为今后顺利过渡到成人膳食打好基础。

哈密瓜草莓牛奶果汁 补充营养，滋阴补阳

【材料】哈密瓜2片，草莓4颗，牛奶200毫升。

【做法】❶将哈密瓜去皮去瓤，切成块状；❷将草莓去蒂洗净，切成块状；❸将切好的哈密瓜、草莓和牛奶一起放入榨汁机榨汁。

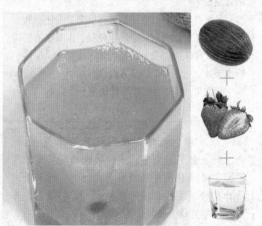

养生功效 哈密瓜中含有丰富的抗氧化剂，能够减少皮肤黑色素的形成。哈密瓜的维生素含量非常丰富，这有利于人的心脏和肝脏工作以及肠道系统的活动，促进内分泌和造血功能，加强消化过程。哈密瓜不但营养丰富，而且具有较高的药用价值。

草莓富含氨基酸、果糖、蔗糖、葡萄糖、柠檬酸、苹果酸、果胶、胡萝卜素、维生素B_1、维生素B_2，能够补充身体所需的各种营养，同时还能够调节心情。

哈密瓜、草莓配以牛奶能够很好地补充身体所需维生素，帮助身体生发阳气。

贴心提示 挑哈密瓜时可以用手摸一摸，如果瓜身坚实微软，成熟度就比较适中。如果太硬则不太熟，太软就是成熟过度。

橘子胡萝卜汁 　促进新陈代谢，生发阳气

【材料】橘子1个，胡萝卜1根，饮用水200毫升。

【做法】❶将橘子去皮去子，切成块状；❷将胡萝卜去皮洗净，切成块状；❸将准备好的橘子、胡萝卜和饮用水一起放入榨汁机榨汁。

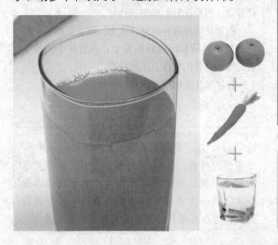

养生功效　橘子皮，又称陈皮，是重要药物之一。《本草纲目》中说陈皮是"同补药则补；同泻药则泻；同升药则升；同降药则降"。

缺乏维生素A就容易患呼吸道和消化道感染。一旦感冒或腹泻，体内维生素A的水平又会进一步下降。维生素A缺乏还会降低人体的抗体反应，导致免疫功能下降。在众多食物中，胡萝卜是补充维生素A的首选。春季是万物生发的时候，要多补充维生素A，提高身体的免疫功能。

此款果汁能够促进血液循环，提高免疫力。

贴心提示　橘子含有丰富的果酸和维生素C，服用维生素K、磺胺类药物、安体通神和补钾药物时，均应忌食橘子。挑选橘子时选择捏起来很有弹性的，这说明水分多而且甜；如果捏之不能反弹，说明不够新鲜。

雪梨杧果汁 　调理内分泌，预防季节感冒

【材料】雪梨1个，杧果1个，饮用水200毫升。

【做法】❶将雪梨、杧果去皮去核，切成块状；❷将准备好的雪梨、杧果和饮用水一起放入榨汁机榨汁。

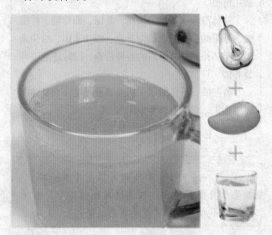

养生功效　梨或梨汁，都有加速排出体内致癌物质的功能。吸烟的人和热衷于吃煎烤食物、快餐类食物的人，饭后吃梨或喝梨汁可保健康。梨性微寒味甘，能生津止渴、润燥化痰、润肠通便等。春季万物生发，吃梨有助于调节机体循环，增强免疫力。

杧果营养丰富，食用杧果具抗癌、美化肌肤、防止高血压、动脉硬化、防止便秘、止咳、清肠胃的功效。果实除鲜食外，还可加工成果汁、果酱、糖水果片、蜜饯、盐渍品等食品。

此款果汁能够预防季节性流感。

贴心提示　未成熟前土杧果的果皮呈绿色，外来种呈暗紫色；土杧果成熟时果皮颜色不变，外来种则变成橘黄色或红色。杧果果肉多汁，味道香甜，土杧果种子大、纤维多，外来种不带纤维。

洋葱彩椒汁 预防感冒

【材料】洋葱半个，彩椒一个，饮用水200毫升。

【做法】❶将洋葱洗净在微波炉加热，切成丁；❷将彩椒洗净去子，切成丁；❸将切好的洋葱、彩椒和饮用水一起放入榨汁机榨汁。

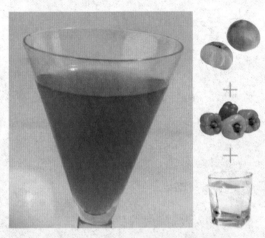

养生功效 洋葱可以治疗伤风感冒，并且能够使人精神畅快。这是因为洋葱可以促进细胞膜的流动，增进体力和免疫力。特别是感冒期间，常常鼻塞，闻不到气味，多吃洋葱会确保我们的呼吸顺畅。止咳糖浆里加一点洋葱汁，止咳的效果更明显。洋葱还能提高胃肠道的张力，增加胃肠液分泌，可以增加身体内维生素，更能有效对抗感冒细菌。

彩椒营养极为丰富，其味辛性热，具有健胃、发汗功能，能促进消化液分泌，增强肠胃蠕动，有助于消化。经常食用可以预防和治疗感冒。

此款果汁能够预防季节性感冒。

贴心提示 凡有皮肤瘙痒性疾病、患有眼疾者，以及胃病、肺炎者不宜食用洋葱。洋葱辛温，热病患者应慎食。

草莓苦瓜彩椒汁 消炎去火，增强抵抗力

【材料】草莓10颗，苦瓜半根，彩椒1个，饮用水200毫升。

【做法】❶将草莓洗净去蒂，切成块状；将苦瓜洗净去瓤，切成丁；将彩椒洗净去子，切成块状；❷将准备好的草莓、苦瓜、彩椒和饮用水一起放入榨汁机榨汁

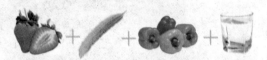

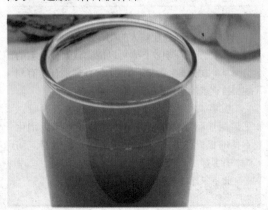

养生功效 苦瓜的营养保健特点是：首先它含有较多的维生素C、维生素B₁以及生物碱；其次，含有半乳糖醛酸和果胶也较多。苦瓜中的苦味来源于生物碱中的奎宁。这些营养物质具有促进食欲、利尿、活血、消炎、退热和提神醒脑等作用。如将苦瓜泡制成凉茶饮用，可使人顿觉暑清神逸，烦渴皆消。有的地区将苦瓜切开，用盐稍腌，减少一些苦味，当蔬菜吃；有的将苦瓜切成圈，用肉糜、蒜头、豆豉炖煮，做佳肴吃。

此款果汁能够消除身体炎症。

贴心提示 如果平时消化功能不好，或是舌质颜色淡白，或是脉搏比较微弱，则不宜过多食用苦瓜。

清热消暑

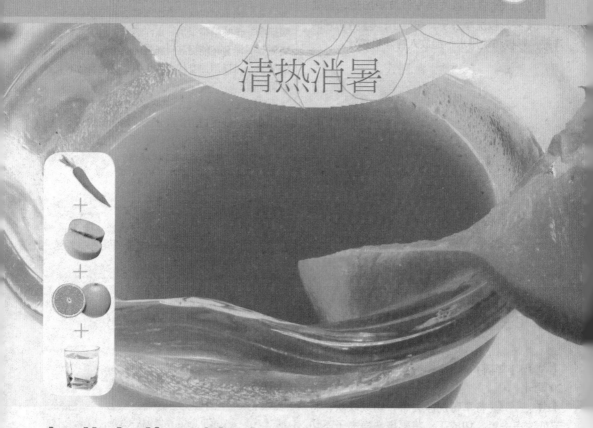

胡萝卜苹果橙汁 开胃助消化，增强免疫力 ⊛

【材料】胡萝卜半根，苹果1个，橙子1个，饮用水200毫升。

【做法】❶将胡萝卜洗净去皮，切成块状；将苹果洗净去核，切成块状；将橙子去皮去子，切成块状；❷将切好的胡萝卜、苹果、橙子和饮用水一起放入榨汁机榨汁。

贴心提示 苹果除生食外，烹食方法也很多，常用作点心馅，苹果馅烤饼可能是最早的美国式甜食。炸苹果常与香肠、猪排等菜肴同食，在欧洲尤其如此。

养生功效 胡萝卜能增强人体免疫力，有抗癌作用，并可减轻癌症病人的化疗反应，对多种脏器有保护作用。胡萝卜素可以清除致人体衰老的自由基。B族维生素和维生素C等营养成分也有润肤、抗衰老的作用。

生苹果榨成汁可以防治咳嗽和嗓音嘶哑。苹果泥加温后食用，是治疗儿童与老年人消化不良的极好验方。苹果营养丰富，能健身、防病、疗疾。

此款果汁能够开胃消化，增强免疫力。

雪梨西瓜香瓜汁 清热排毒，肌肤保持水润 ☉

【材料】雪梨1个，香瓜、西瓜各2片。

【做法】❶将雪梨去核，切成块状；将香瓜去皮去瓤，切成块状；将西瓜去皮去子，切成块状；❷将切好的雪梨、香瓜、西瓜一起放入榨汁机榨汁。

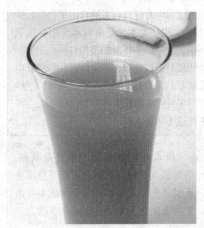
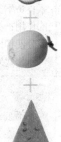

养生功效 雪梨味甘性寒，含苹果酸、柠檬酸、维生素B_1、维生素B_2、维生素C，胡萝卜素等，具生津润燥、清热化痰之功效。

夏季高温时节，人们常因暑热而出现心烦口渴、目赤、咽喉肿痛、小便量少、色黄等不适。西瓜可缓解不适。此外，西瓜皮还具有较好的解酒作用，盐渍瓜皮拌以糖醋可以醒酒解毒。

此款果汁能够消热祛暑，补充机体流失水分。

贴心提示 小摊上破开的小块西瓜最好不要购买。西瓜中的维生素含量特别多，特别是维生素C，而维生素C很容易在空气中氧化。因此，切开的营养成分会大大降低。另外，切开的西瓜如果存放太久，西瓜表面很容易受尘土、汽车尾气等污染。

杧果椰子香蕉汁 防暑消烦，开胃爽口 ☉

【材料】杧果1个，椰子1个，香蕉1根。

【做法】❶将杧果去皮去核，切成块状；用刀从椰子上端戳向内果皮，使其芽眼薄膜破开，倒出浆液；❷剥去香蕉的皮和果肉上的果络，切成块状；❸将准备好的杧果、香蕉和椰子汁一起放入榨汁机榨汁。

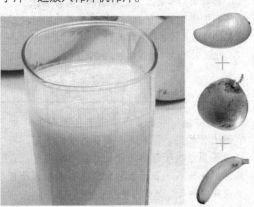

养生功效 杧果有益胃、止呕、止晕的功效，对于眩晕症、高血压眩晕、美尼尔综合征、恶心呕吐等均有疗效。杧果果肉多汁，鲜美可口。炎热的夏季最适宜食用杧果，能起到生津止渴、消暑舒神的作用。

椰子性味甘、平，入胃、脾、大肠经；果肉具有补虚强壮、益气祛风、消疳杀虫的功效，久食能令人面部润泽，益人气力及耐受饥饿，治小儿绦虫、姜片虫病；椰汁具有滋补、清暑解渴的功效，主治暑热口渴，也能生津利尿、治疗热病，其果肉有益气、祛风、驱毒、润颜的功效。

此款果汁能够清暑解渴，爽口开胃。

贴心提示 饱餐后不可食用杧果，杧果不可以与大蒜等辛辣物质共同食用，否则，可以使人患发黄病。又据报道，有因为吃了过量的杧果而引起肾炎的病例，故当注意。

莲藕柳橙苹果汁 解暑清热，预防中暑 ☀

【材料】莲藕4片，柳橙1个，苹果半个，饮用水100毫升。

【做法】❶ 将苹果洗净，去皮切成块状；将柳橙、莲藕去皮，切成丁；❷ 将切好的莲藕、苹果、柳橙和饮用水一起放入榨汁机榨汁。

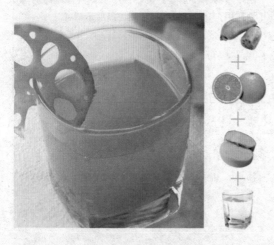

养生功效 中医认为藕一身都是宝，根、叶、花都可入药。生藕性寒，有解暑清热、通气利水、养胃生津、疏导关窍之功效，对于防治高血压有很好的效果。只是吃的时候注意要将藕节去掉，因为藕节和藕在性味、功用上虽然相似，但藕节更加侧重止血功效。

柳橙能清除体内对健康有害的自由基，抑制肿瘤细胞的生长。柑橘类水果是所有水果中含抗氧化物质最高的，包括60多种黄酮类和17种类胡萝卜素；黄酮类物质具有抗炎症、强化血管和抑制凝血的作用；类胡萝卜素具有很强的抗氧化功效，这些成分使柳橙对多种癌症的发生有抑制作用。

此款果汁适于中暑人群。

贴心提示 藕本身含有单宁，不宜用铁锅煮，而宜选用铜锅或砂锅；否则在高温下会发生化学反应，生成黑色的单宁铁，使食物发黑并有特殊气味，影响食欲及人体对铁的消化吸收。

黄瓜葡萄香蕉汁 清热去火，增强食欲 ☀

【材料】黄瓜1根，香蕉1根，葡萄8颗，柠檬2片，饮用水200毫升。

【做法】❶ 将黄瓜洗净，切成块状；将葡萄去皮去子，取出果肉；剥去香蕉的皮和果肉上的果络，切成块状；❷ 将准备好的黄瓜、葡萄、香蕉、柠檬和饮用水一起放入榨汁机榨汁。

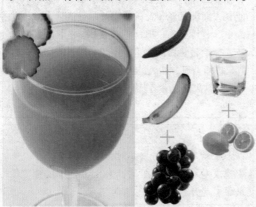

养生功效 黄瓜味甘性凉，具有清热利水、解毒的功效。对胸热、利尿等有独特的功效，对除湿、滑肠、镇痛也有明显效果。

香蕉能快速补充能量，其中的糖分可迅速转化为葡萄糖，立即被人体吸收，是一种快速的能量来源。香蕉中富含的镁还具有消除疲劳的效果。香蕉可当早餐、减肥食品，因为香蕉几乎含有所有的维生素和矿物质，因此从香蕉中可以很容易地摄取各式各样的营养素。

此款果汁能够增强食欲，消暑去燥。

贴心提示 生香蕉的涩味来自于香蕉中含有的大量鞣酸。鞣酸具有较强的收敛作用，可以将粪便结成干硬的粪便，从而造成便秘。最典型的是老人、孩子大量食用香蕉之后，不但不能通便润肠，还有可能导致便秘。

胡萝卜薄荷汁 口感清爽

【材料】胡萝卜1根，薄荷叶4片，饮用水200毫升，蜂蜜适量。

【做法】❶将胡萝卜洗净去皮，切成块状；将薄荷叶洗净；❷将准备好的胡萝卜、薄荷叶和饮用水一起放入榨汁机榨汁；在榨好的果汁内加入适量蜂蜜搅拌均匀即可。

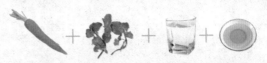

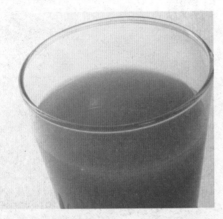

养生功效 胡萝卜汁含有丰富的β-胡萝卜素。β-胡萝卜素是植物中的色素物质，在体内可转化为维生素A。维生素A有利于改善视觉，防止眼睛和皮肤干燥，有利于维持消化系统、泌尿系统以及提高抗细菌感染能力。

薄荷是治疗感冒的最佳精油，能抑制发烧和黏膜发炎，并促进排汗。对于清咽润喉、消除口臭有很好的功效。此外，可减轻头痛、偏头痛和牙痛。

此款果汁能够清爽怡神，赶走烦闷。

贴心提示 凡属阴虚血燥体质，或汗多表虚者忌食薄荷；平素脾胃虚寒、腹泻便溏之人切忌多食久食。薄荷煎汤茶饮用，切忌久煮。

番茄生姜汁 消烦去燥

【材料】番茄1个，生姜2片，柠檬2片，饮用水200毫升。

【做法】❶将番茄洗净，在沸水中浸泡10秒；剥去番茄的表皮，切成块状；将生姜、柠檬洗净，切成块状；❷将准备好的番茄、生姜、柠檬和饮用水一起放入榨汁机榨汁。

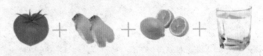

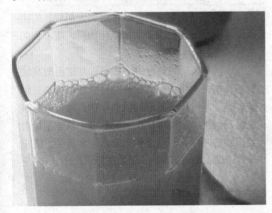

养生功效 番茄性微寒、味甘酸，生津止渴，凉血养肝，清热解毒，治疗高血压、坏血病，预防动脉硬化、肝脏病以及消暑等。番茄汁与西瓜汁各半杯，混合饮服，退热止烦渴。番茄汁与生姜、甘蔗或山楂混合饮服，治胃热、口干舌燥。

生姜中的挥发油可加快血液循环、兴奋神经，使全身变得温暖。在冬天的早晨，适当吃点姜，还可驱散寒冷，预防感冒。到了晚上，人体应该是阳气收敛、阴气外盛，因此应该多吃清热、下气消食的食物，这样更利于夜间休息，如萝卜就是不错的选择。

此款果汁能够消除烦躁，开胃。

生津防燥

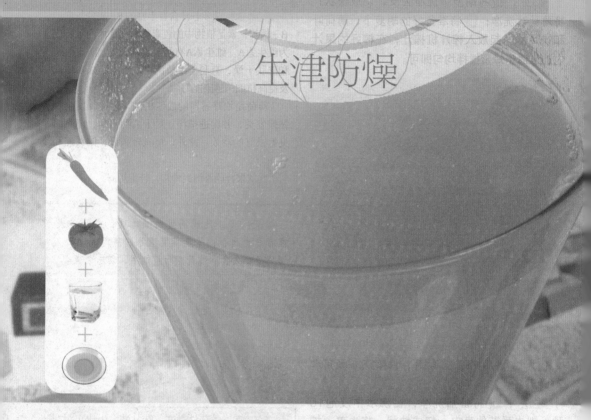

胡萝卜番茄蜂蜜汁

增强抵抗力，预防秋晒

【材料】胡萝卜半根，番茄1个，饮用水200毫升，蜂蜜适量。

【做法】❶将胡萝卜洗净切成块状；❷将番茄洗净，在沸水中浸泡10秒；取出后去皮，切成块状；❸将切好的胡萝卜、番茄和饮用水一起放入榨汁机榨汁；❹在榨好的果汁内加入适量蜂蜜搅拌均匀即可。

贴心提示 酒与胡萝卜同食，会造成大量胡萝卜素与酒精一同进入人体，而在肝脏中产生毒素，导致肝病。因而，喝酒前后不宜饮用胡萝卜汁。

养生功效 季节交替之时可以加大胡萝卜的摄入量，胡萝卜含有很强的抗氧化物质，能够预防黑色素暗沉。

从预防医学的角度讲，如果你常常摄取高油脂的食物，氧化反应会让你的皮肤变得粗糙。但是，只要平时摄取足够的抗氧化物，就可避免皱纹快速增生，远离慢性疾病的危害。秋季是最考验皮肤的时候，因而需要多吃水果和蔬菜，防止体内干燥。多食番茄是不错的选择。

此款果汁能够壮阳补肾，抑制黑色素。

雪梨汁　清热解毒，润肺生津

【材料】雪梨2个，饮用水100毫升，蜂蜜适量。

【做法】❶将雪梨去核，切成块状；❷将切好的雪梨和饮用水一起放入榨汁机榨汁；❸在榨好的果汁内加入适量蜂蜜搅拌均匀即可。

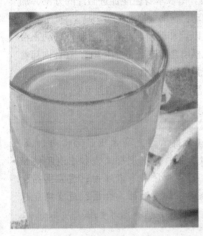
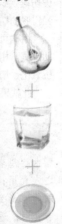

养生功效 梨汁有润肺清燥、止咳化痰的作用，因此对喉干燥、痒、痛、音哑、痰稠等均有良效。梨汁富含膳食纤维，是最好的肠胃"清洁工"。饭馆里的饭菜大都以"味"取胜，食物多油腻或辛辣，吃后容易诱发便秘。而饭后喝杯梨汁，能促进胃肠蠕动，使积存在体内的有害物质大量排出，避免便秘。梨含有较多糖类和多种维生素，对肝脏有一定的保护作用，特别适合饮酒人士。此外，梨具有降低血压、养阴清热的功效，患高血压、心脏病、肝炎、肝硬化的病人，经常喝些梨汁大有益处。

此款果汁能够生津润燥，清热解毒。

贴心提示 梨性偏寒助湿，多吃会伤脾胃，故脾胃虚寒、畏冷食者应少饮。

柑橘苹果汁　生津止咳，润肺化痰

【材料】柑橘、苹果各一个，饮用水200毫升。

【做法】❶将柑橘去皮，分开；❷将苹果洗净去核，切成块状；❸将准备好的柑橘、苹果和饮用水一起放入榨汁机榨汁。

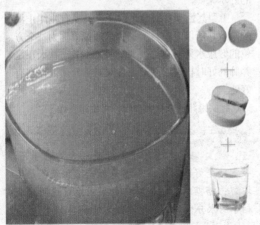

养生功效 橘皮中含有的维生素C远高于果肉，能预防血管破裂或渗血；维生素C、维生素P相配合，对坏血病的治疗有辅助作用。经常饮用橘皮茶，对患有动脉硬化或维生素C缺乏症者有益。橘皮中所含挥发油能增强心脏的收缩力；能扩张冠状动脉，可增加冠状动脉血流量的作用；能降低毛细血管通透性，具有维生素P的作用；能扩张支气管，具有平喘作用；有刺激性，能促使消化液分泌与排除肠内积气。新鲜柑橘的果肉中含有丰富的维生素C，能提高机体的免疫力，同时柑橘还能降低患心血管疾病、肥胖症和糖尿病的概率。

此款果汁能够生津止渴，提高免疫力。

贴心提示 每人每天所需的维生素C吃3个柑橘就已足够，吃多了反而对口腔、牙齿有害。

南瓜柑橘果汁 清火解毒，预防感冒 🌸

【材料】南瓜2片，柑橘1个，饮用水200毫升。

【做法】❶将南瓜洗净去皮，切成块状；❷将柑橘去皮分开；❸将准备好的南瓜、柑橘和饮用水一起放入榨汁机榨汁。

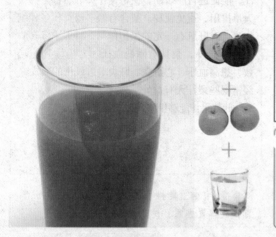

养生功效 南瓜用于治疗久病气虚、脾胃虚弱、气短倦怠、便溏、糖尿病、蛔虫等病症，效果显著。研究发现，食用南瓜可防治动脉硬化、高血压、胃黏膜溃疡、支气管哮喘及老年慢性支气管炎、久咳、浮肿、腹水、小便不畅、烧伤、烫伤等疾病。南瓜本身还能促进胆汁的分泌，加强胃肠的蠕动，帮助食物消化。

柑橘可以调和肠胃，也能刺激肠胃蠕动、帮助排气。柑橘中含有丰富的维生素C，在体内起着抗氧化、增强免疫力的作用。

此款果汁能够清火解毒，增强免疫力。

贴心提示 南瓜适宜高血压、冠心病、高脂血症患者食用；适宜肥胖之人和中老年便秘之人食用；适宜糖尿病患者食用；适宜同铅、汞等有毒金属密切接触的人食用；适宜癌症患者食用；适宜泌尿系结石患者食用。

蜂蜜柚子雪梨汁 生津去燥 🌸

【材料】柚子2片，雪梨1个，饮用水200毫升，蜂蜜适量。

【做法】❶将柚子去皮，切成块状；❷将雪梨去核，切成块状；❸将柚子、雪梨和饮用水一起放入榨汁机榨汁。

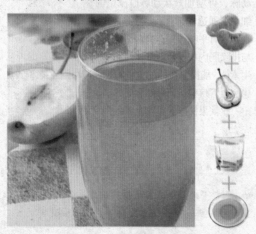

养生功效 柚子含有非常丰富的蛋白质、维生素C、有机酸，以及钙、磷、镁、钠等人体必需的元素，能生津润燥、预防感冒、促进消化。中医认为，柚子具有润肺清肠、理气化痰、补血健脾等功效，是冬季养肺和缓解感冒后咳嗽的好水果。

雪梨其性味甘酸而平、无毒，具有生津止渴的功效。所以，有科学家和医师把梨称为"全方位的健康水果"或称为"全科医生"。秋天正是养肺的好时机，因而适当食梨对于养生健体亦有好处。

此款果汁适合秋天饮用，可生津去燥。

贴心提示 挑选柚子要注意：大的柚子不一定就是好的，要看表皮是否光滑和着色是否均匀；掂掂柚子的重量，如果很重就说明这个柚子的水分很多，是比较好的柚子。

芹菜牛奶汁 缓解抑郁、暴躁

【材料】芹菜1根，牛奶200毫升，蜂蜜适量。

【做法】❶将芹菜洗净，切成块状；❷将切好的芹菜和牛奶一起放入榨汁机榨汁；❸在榨好的果汁内加入适量蜂蜜搅拌均匀即可。

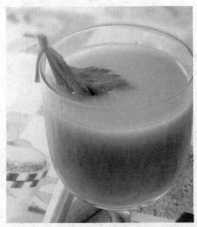
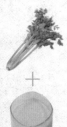

养生功效 芹菜含有多种营养物质，其中蛋白质含量比一般的瓜果蔬菜高1倍，铁的含量是番茄的20倍左右，还含丰富的胡萝卜素和多种维生素。现代药理研究表明，芹菜具有降血压、降血脂的作用。秋季气候干燥，人体容易上火，多吃芹菜能够清火去燥。

研究发现，牛奶之所以具有镇静安神作用，是因为含有一种可抑制神经兴奋的成分。当你心烦意乱的时候，不妨去喝一大杯牛奶安安神。

此款果汁能够缓解不良情绪。

贴心提示 医学专家研究发现，牛奶中含有两种过去人们未知的催眠物质，其中一种是能够促进睡眠的以血清素合成的色氨酸，由于它的作用，往往只需要一杯牛奶就可以使人入睡；另外一种则是具有类似麻醉镇静作用的天然吗啡类的物质。

哈密瓜柳橙汁 清热解燥，利尿

【材料】哈密瓜1/4个，柳橙1个，饮用水200毫升，蜂蜜适量。

【做法】❶将哈密瓜去皮去瓤，切成块状；将柳橙去皮，分开；❷将哈密瓜、柳橙和饮用水一起放入榨汁机榨汁；在榨好的果汁内加入适量蜂蜜搅拌均匀。

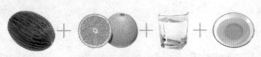

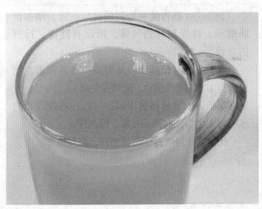

养生功效 哈密瓜果肉有利尿止渴、防暑气、除烦热等作用，可治发烧口渴、口鼻生疮、尿路感染等症状，还能够改善身心疲倦、心神焦躁不安或口臭症状。

橙子含橙皮苷、柠檬酸、苹果酸、琥珀酸、果糖、果胶和维生素C、维生素P等营养物质，具有增加毛细血管的弹性、降低血中胆固醇、防治高血压和动脉硬化的作用。

此款果汁对于消烦去燥、清热去火很有帮助。

贴心提示 挑选哈密瓜最有用的一条方法就是：看瓜皮上面有没有疤痕，疤痕越老的越甜，最好就是那个疤痕已经裂开，虽然看上去难看，但是这种哈密瓜的甜度高，口感好。

温经散寒

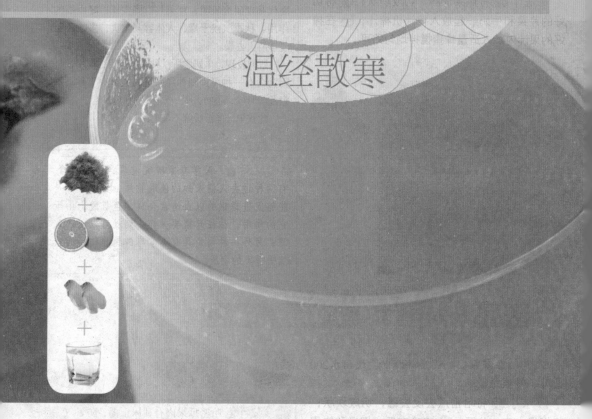

茴香甜橙姜汁 温经散寒，养血消瘀 ✳

【材料】茴香2棵，甜橙1个；生姜2片（1厘米厚），饮用水200毫升。

【做法】❶将茴香、生姜洗净切碎；❷将甜橙去皮，分开；❸将准备好的茴香、甜橙、生姜和饮用水一起放入榨汁机榨汁。

贴心提示 将鲜姜洗净晾干，再切片，装进事先准备好的洁净、干燥的旋口罐头瓶中，然后倒入白酒，酒量以刚淹没鲜姜片为度，最后加盖密封，随吃随取，可长期保鲜。

养生功效 茴香能刺激胃肠神经血管，增加胃肠蠕动，排除积存的气体，所以有健胃、行气的功效。

橙子多食有助排便，从而减少体内毒素。甜橙含有丰富的维生素C，能增强免疫力。

中年男士易患高血压病，可以在每晚泡脚的水中加入生姜，有助于祛寒、降血压。

此款果汁能够促进血液循环，温经散寒。

哈密瓜黄瓜荸荠汁 促进人体造血功能 ✱

【材料】哈密瓜2片，黄瓜1根，荸荠4个，饮用水200毫升。

【做法】①将哈密瓜去皮，切成块状；②将黄瓜、荸荠洗净，切成块状；③将准备好的哈密瓜、黄瓜、荸荠和饮用水一起放入榨汁机榨汁。

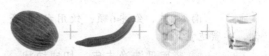

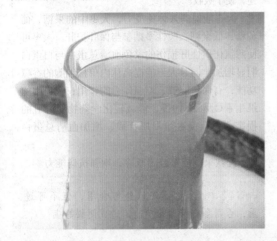

养生功效 哈密瓜丰富的营养价值对人体造血功能有显著的促进作用，所以也可以用来作为贫血的食疗之品，因此哈密瓜被誉为"瓜中之王"。该水果含有的B族复合维生素也有很好的保健功效，维生素C有助于人体抵抗传染病，而矿物质锰可以作为抗氧化酶超氧化物歧化酶的协同成分。哈密瓜还含有丰富的抗氧化剂类黄酮，如玉米黄质可以保护我们的身体，预防各种癌症。

荸荠是女性之友，有补血造血的功能。

此款果汁能够促进机体的新陈代谢。

贴心提示 荸荠性寒，故小儿消化力弱者，脾胃虚寒、大便溏泄和有血瘀者不宜饮用。

桂圆芦荟汁 消肿止痒，补血 ✱

【材料】桂圆4颗，芦荟6厘米长，饮用水200毫升。

【做法】①将桂圆去皮去核，取出果肉；②将芦荟洗净，切成块状；③将准备好的桂圆、芦荟和饮用水一起放入榨汁机榨汁。

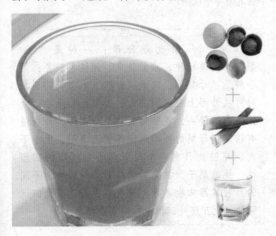

养生功效 桂圆主要功能是安神，治失眠、健忘、惊悸。桂圆的糖分含量很高，且含有能被人体直接吸收的葡萄糖，体弱贫血，年老体衰，久病体虚，经常吃些桂圆很有补益；妇女产后，桂圆也是重要的调补食品。

芦荟的保健功能主要为：泄下，即润肠通便；调节人体免疫力。芦荟中的黏液是防止细胞老化和治疗慢性过敏的重要成分。另外，黏液素还有壮身、强精作用。

此款果汁能够补益气血，增强免疫力。

贴心提示 挑选桂圆，首先看它的外形。优质的桂圆颗粒较大，壳色黄褐，壳面光洁，薄而脆。再摇一摇桂圆，优质桂圆肉肥厚，肉与壳之间空隙小，摇动时不响。如桂圆在摇动时发生响声，建议不要购买。

南瓜红枣汁 润肠益肝，暖身驱寒 ✳

【材料】南瓜2片，红枣6颗，饮用水200毫升，蜂蜜适量。

【做法】❶ 将南瓜洗净去皮，切成块状；❷ 将准备好的南瓜、红枣和饮用水一起放入榨汁机榨汁；❸ 在榨汁的果汁内加入适量蜂蜜搅拌均匀即可。

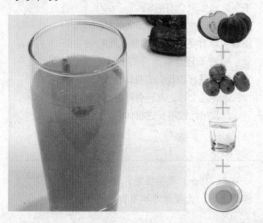

养生功效 南瓜含有丰富的钴，在各类蔬菜中含钴量居首位，钴能活跃人体的新陈代谢，促进机体造血功能，并参与人体内维生素B_{12}的合成，是人体胰岛细胞所必需的微量元素，对防治糖尿病、降低血糖有特殊的疗效。南瓜性温，和中顺逆，便于吸收。

大枣能提高人体免疫力，大枣中的果糖、葡萄糖、低聚糖、酸性多糖参与保肝护肝。大枣可使四氯化碳性肝损伤的家兔血清总蛋白与白蛋白明显增加。同时大枣能提高体内单核细胞的吞噬功能，有保护肝脏、增强体力的作用；大枣中的维生素C及cAMP等，能减轻化学药物对肝脏的损害，并有促进蛋白质合成，增加血清总蛋白含量的作用。

此款果汁能够赶走寒冷，增强抗病能力。

贴心提示 红枣可以经常食用，但不可过量，否则会有损消化功能，造成便秘等症。

莲藕雪梨汁 润肺生津，降火利尿 ✳

【材料】莲藕6厘米长，雪梨1个，饮用水200毫升。

【做法】❶ 将莲藕去皮，切成块状；❷ 将雪梨去皮去核，切成块状；❸ 将准备好的莲藕、雪梨和饮用水一起放入榨汁机榨汁。

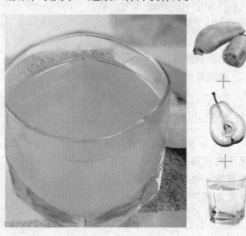

养生功效 生吃鲜藕能清热解烦，解渴止呕，对因哮喘引起的咳嗽、气喘等效果良好。

梨能促进食欲，帮助消化，并有利尿通便和解热作用，可用于高热时补充水分和营养。

此款果汁能够清热降火，除烦解毒。尤其适合北方冬季饮用。

贴心提示 梨也分公母：一种是"公梨"，肉质粗硬，水分较少，甜性也较差；另一种是"母梨"，肉嫩、甜脆、水多。购买梨时可从外形上来区别公母。公梨外形上小下大像个高脚馒头，花脐处有两个凸凹形，外表没有锈斑。母梨的外形近似等腰三角形，上小下大，花脐处只有一个很深且带有锈斑的凹形坑。挑选梨子，首先要选择梨子的品种，不同的品种其品味也各异；其次要挑选花脐处凹坑深的，比花脐处凹坑浅的质量要好。

第六章
特色蔬果汁，
特效养生法

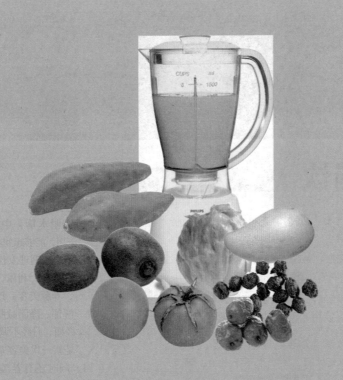

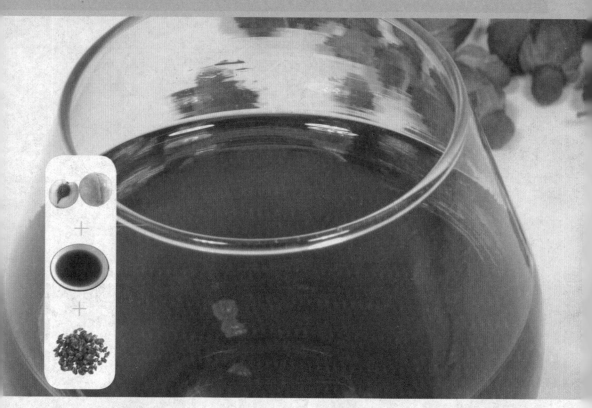

玫瑰醋饮 调理气血，美容养颜 ●

【材料】桃子1个，醋200毫升，玫瑰花20克，冰糖适量。

【做法】❶将桃子洗净去核，切成块状；将玫瑰花去梗清洗干燥；❷将切好的桃子和玫瑰花、冰糖、醋一起放入瓶子中，封口；❸将其发酵2~4个月即可饮用，6个月以上效果更佳。

贴心提示 ● 玫瑰与月季花形花色接近，不同的是玫瑰的刺是针刺，是手取不下来的，而月季是棘刺，刺不仅是与表皮联系的，而且可以瓣下。

养生功效 《大明本草》中说，将桃晒成干（桃脯），经常服用，能够起到美容养颜的作用。

玫瑰花能调气血，调理女性生理问题，促进血液循环，美容，调经，利尿，缓和肠胃神经，防皱纹，防冻伤，养颜美容。玫瑰芳香怡人，有理气和血、舒肝解郁、降脂减肥、润肤养颜等作用。特别对妇女经痛、月经不调有神奇的功效。

玫瑰醋饮，是新一代美容茶，它对雀斑有明显的消除作用，同时还有养颜、消炎、润喉的特点。

甜菊醋饮 缓解疲劳，减肥驻颜

【材料】甜菊15朵，白醋200毫升。

【做法】❶ 将甜菊洗净，干燥；❷ 将甜菊、白醋放入瓶中，封口；❸ 发酵8~10天即可饮用，15天效果最佳。

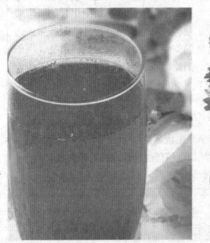

养生功效 甜菊叶内含的甜菊素，正是拿来当做花草茶甘味料的最佳选择，甜度约是一般蔗糖的200倍，热量极低，易溶于水，也具耐热性，不会增加身体的热量及糖分的负担。经常饮用甜菊茶可消除疲劳，养阴生津，用于胃阴不足，口干口渴，亦用于原发性高血压、糖尿病、肥胖病和应限制食糖的病人。有一定降低血压作用，并可降低血糖。帮助消化，促进胰腺和脾胃功能；滋养肝脏，养精提神；调整血糖，减肥养颜，符合现代人追求低热量、无糖、无碳水化合物、无脂肪的健康生活方式。

此款醋饮能够缓解疲劳，美容驻颜。

贴心提示 甜菊素最早来源于南美洲巴拉圭东岸及巴西。其甜度为砂糖甜度的200~300倍，使用时要注意用量，可由小量开始，之后慢慢增加至想要的甜度。

薰衣草醋饮 净化肌肤，收缩毛孔

【材料】薰衣草100克，柠檬1/4个，白醋300毫升，冰糖适量。

【做法】❶ 将薰衣草洗净，吹干；将柠檬洗净，切成薄片；❷ 将准备好的薰衣草、柠檬、白醋和冰糖一起放入瓶中，密封；发酵50~120天即可饮用。

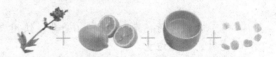

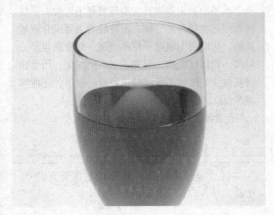

养生功效 薰衣草香气清新优雅，性质温和，是公认为最具有镇静、舒缓、催眠作用的植物。薰衣草能够提神醒脑，增强记忆，对学习有很大帮助；缓解神经，怡情养性，具有安神促睡眠的神奇功效；促进血液循环，可治疗青春痘，滋养秀发；调节生理机能；增强免疫力；维持呼吸道机能，对鼻喉黏膜炎有很好的疗效，还可用来泡澡。

此款醋饮能够怡神清心，促进血液循环。

贴心提示 可将薰衣草放进枕头内，人睡眠时，头温使枕内薰衣草的有效成分缓慢地散发，其香气凝聚于枕周尺余，通过口腔、咽腔黏膜和皮肤对有效成分的吸收，达到疏通气血、闻香疗病的效果，让人在睡眠中即收到养生的功效。

洋甘菊醋饮 抑制老化，润泽肌肤

【材料】洋甘菊6朵，白醋200毫升，蜂蜜适量。

【做法】❶ 将洋甘菊洗净，用吹风机吹干；❷ 将洋甘菊、蜂蜜和白醋一起放入瓶中，封口；❸ 发酵10天即可饮用，时间越久，风味愈佳。

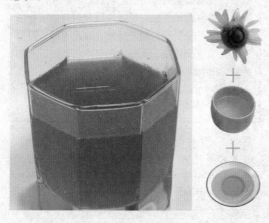

养生功效 洋甘菊味微苦、甘香，明目、退肝火，治疗失眠，降低血压，可增强活力、提神。还可增强记忆力、降低胆固醇。

蜂蜜止咳，祛痰，可治疗支气管炎及气喘，可舒缓头痛、偏头痛或感冒引起的肌肉痛，对胃酸、神经痛有帮助。可消除感冒所引起的肌肉酸痛，能镇定精神、舒缓情绪，提升睡眠质量，还可改善过敏的皮肤。帮助睡眠、润泽肌肤、可治长期便秘、消除紧张、眼睛疲劳、润肺、养生，并可治疗焦虑和紧张造成的消化不良，且对失眠、神经痛及月经痛、肠胃炎都有所助益，可安抚焦躁不安的情绪、帮助入眠、治疗便秘、减轻头痛、舒解眼睛疲劳。

此款醋饮能够舒缓神经，缓解偏头痛。

贴心提示 挑选洋甘菊干花时，以色泽别太深，叶片完整，干燥无潮湿者为好。

金钱薄荷醋饮 促进消化，解除疲劳

【材料】金钱薄荷45克，白醋200毫升，饮用水100毫升，冰糖适量。

【做法】❶ 将金钱薄荷洗净；将准备好的金钱薄荷、白醋、饮用水一起放入锅中煎煮；❷ 先用大火煮沸，再转为文火，约15分钟即可。

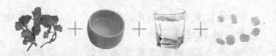

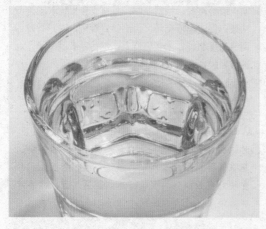

养生功效 薄荷的清凉香味能够消除身心疲劳，缓解上班族和学生的压力。人体吸收钙质及铁质元素时均是以离子形式消化吸收的，胃作为一个重要的消化器官其实质就是利用胃酸的强腐蚀作用把食物腐熟分解，而胃酸的主要成分就是盐酸，它电离出氢离子帮助消化，而食醋也是一种酸，同样能电离出氢离子以帮助消化。用金钱薄荷做成的醋饮不仅能够缓解身心疲倦，还能够增加食欲，促进消化。

此款醋饮可使人消除疲劳。

贴心提示 金钱薄荷要选择整棵薄荷的叶子都呈绿色，没有发黄的即可。

菠萝醋汁 预防关节炎

【材料】菠萝4片，白醋400毫升，冰糖适量。

【做法】❶将菠萝洗净，切成薄片；❷将菠萝和冰糖交错堆叠的方式放入玻璃器皿，再放入醋，密封；❸发酵50~120天即可饮用。

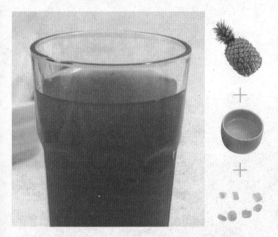

养生功效 菠萝醋能把血管内的脏东西清理掉，可帮助人体消化食物，抗炎，提高免疫力。还可促进血纤维蛋白分解，抗血小板凝集，能溶解血栓，使血流顺畅，抑制发炎及水肿。可用来舒缓一般疼痛和发炎，如用于减轻风湿性关节炎造成的不适症状。另外，借由缓解发炎反应来减轻过敏症状，可用于有过敏性鼻炎困扰的人。菠萝醋适合于关节炎或筋骨疼痛发炎者，可减缓发炎症状；喜好高蛋白饮食者或暴饮暴食导致消化不良、胃胀闷者饮用菠萝醋可助消化。

此款醋饮能够促进血液循环，预防关节炎。

贴心提示 因为菠萝的蛋白分解酵素相当强力，虽然可以帮助肉类的蛋白质消化，但是如果在餐前饮用的话，很容易造成胃壁受伤。因此，不宜在饭前饮用。

猕猴桃醋汁 抗氧化，预防癌症

【材料】猕猴桃6个，白醋400毫升，冰糖适量。

【做法】❶将猕猴桃去皮，切成片状；❷将猕猴桃片和冰糖交叠着放入玻璃容器，再倒入醋，密封；❸发酵60~120天即可饮用。

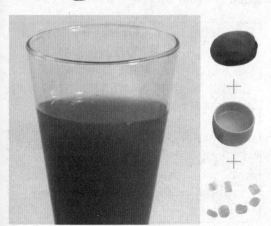

养生功效 猕猴桃性味甘酸而寒，有解热、止渴、通淋、健胃的功效。现代医学研究分析，猕猴桃果实含有碳水化合物，氨基酸，蛋白酶12种，维生素B_1、维生素C、胡萝卜素以及钙、磷、铁、钠、钾、镁、氯、色素等多种成分。其维生素C含量是等量柑橘中的5~6倍。猕猴桃醋对于抗老化、预防感冒、滋润皮肤、美白肤色、预防黑斑和雀斑，保健肠胃帮助消化有重要作用。

此款醋饮能够抗氧化，预防癌症。

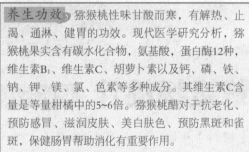

贴心提示 人们在购买猕猴桃时应挑选稍微硬点的，买回家后，找个纸袋把猕猴桃放进去，再放入两三个苹果或梨，然后把袋子系上。由于苹果或梨中会释放具有催熟作用的乙烯，因此，第二天，猕猴桃就变得软润可口了。

蔬果蜂蜜汁

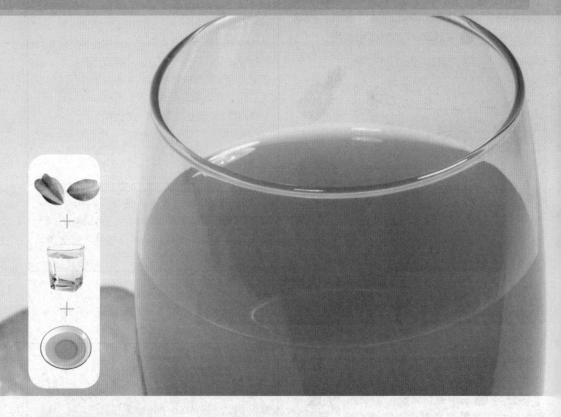

蜂蜜杨桃汁 增强抵抗力

【材料】杨桃1个，饮用水200毫升，蜂蜜适量。

【做法】❶将杨桃洗净切片；❷将切好的杨桃和饮用水一起放入榨汁机榨汁；❸在榨好的果汁内放入适量蜂蜜搅拌均匀即可。

贴心提示 挑选杨桃以果皮光亮，皮色黄中带绿、棱边青绿为佳。如棱边变黑，皮色接近橙黄，表示已熟多时；反之皮色太青的比较酸。

养生功效 杨桃中碳水化合物、维生素C及有机酸含量丰富，且果汁充沛，能迅速补充人体的水分，生津止渴，并使体内的热或酒毒随小便排出体外，消除疲劳感。杨桃果汁中含有大量草酸、柠檬酸、苹果酸等，能提高胃液的酸度，促进食物的消化。

蜂蜜具有护脾养胃、润肺补虚、和阴阳、调营卫之功效，长于补血，是调制中药的上等食材，也是妇女、儿童、老年人和体弱患者的理想饮品。

此款果汁能够增强抵抗力，预防和治疗咽炎。

哈密瓜蜂蜜汁 清爽怡人，润肠道

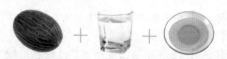

【材料】哈密瓜3片，饮用水200毫升，蜂蜜适量。

【做法】❶将哈密瓜洗净去皮，切成块状；❷将哈密瓜和饮用水一起放入榨汁机榨汁；❸在榨好的果汁内加入适量蜂蜜搅拌均匀即可。

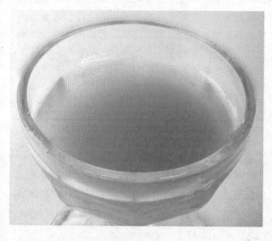

养生功效 哈密瓜能够有效防止人被晒出斑来，因为哈密瓜所含成分有很好的抗氧化作用，这种抗氧化剂能够有效增强细胞抗防晒的能力，阻止黑色素暗沉。

在新鲜的哈密瓜瓜肉当中，含有非常丰富的维生素成分，能够促进内分泌和造血功能的发挥，从而加强消化的过程。

此款果汁能够放松身心，促进新陈代谢。

贴心提示 哈密瓜性凉，不宜吃得过多，以免引起腹泻。患有脚气病、黄疸、腹胀、便溏、寒性咳喘以及产后、病后的人不宜多饮。哈密瓜含糖较多，糖尿病人应慎饮。

番茄蜂蜜汁 补充维生素，预防癌症

【材料】番茄2个，饮用水200毫升，蜂蜜适量。

【做法】❶将番茄洗净，在沸水中浸泡10秒；❷剥去番茄的表皮并切成块状；❸将切好的番茄和饮用水一起放入榨汁机榨汁；❹在榨好的果汁内加入适量蜂蜜搅拌均匀即可。

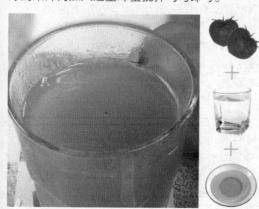

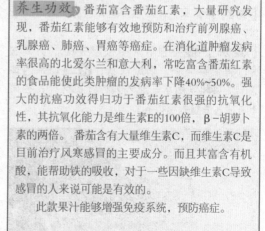

养生功效 番茄富含番茄红素，大量研究发现，番茄红素能够有效地预防和治疗前列腺癌、乳腺癌、肺癌、胃癌等癌症。在消化道肿瘤发病率很高的北爱尔兰和意大利，常吃富含番茄红素的食品能使此类肿瘤的发病率下降40%~50%。强大的抗癌功效得归功于番茄红素很强的抗氧化性，其抗氧化能力是维生素E的100倍，β-胡萝卜素的两倍。番茄含有大量维生素C，而维生素C是目前治疗风寒感冒的主要成分。而且其富含有机酸，能帮助铁的吸收，对于一些因缺维生素C导致感冒的人来说可能是有效的。

此款果汁能够增强免疫系统，预防癌症。

贴心提示 番茄还可用来消除冰箱中异味。用布沾满番茄汁擦拭冰箱内壁，之后用肥皂水清洗即可。

番石榴蜂蜜汁 养颜美容，抗氧化

【材料】番石榴2个，饮用水200毫升，蜂蜜适量。

【做法】❶将番石榴洗净，切成块状；❷将切好的番石榴和饮用水一起放入榨汁机榨汁；❸在榨好的果汁内加入适量蜂蜜搅拌均匀即可。

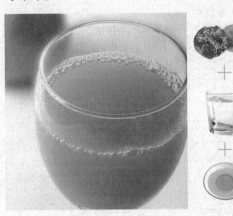

养生功效 番石榴含有蛋白质，脂肪，碳水化合物，维生素A、B族维生素、维生素C，钙、磷、铁，常吃能抗老化，排出体内毒素。其种子中铁的含量更胜于其他水果，所以最好能一起吃下去。

蜂蜜含有多种营养成分，食用蜂蜜不仅能够强壮体质，还具有抗氧化美容的功效。蜂蜜的用法有多种，饮用、做面膜均能起到美肤养颜的作用。番石榴和蜂蜜均有抗氧化的功效，两者混合制作出的果汁能够美容养颜，保养气色。

贴心提示 蜂蜜的挑选：将蜂蜜滴在白纸上，如果蜂蜜渐渐渗开，说明掺有蔗糖和水。掺有糖的蜂蜜其透明度较差，不清亮，呈混浊状，花香味亦差。掺红糖的蜂蜜颜色显深；掺白糖的蜂蜜颜色浅白。

香瓜生菜蜜汁 缓解神经衰弱症状

【材料】香瓜半个，生菜2片，饮用水200毫升，蜂蜜适量。

【做法】❶将香瓜洗净去皮去瓤，切成块状；将生菜洗净，切成块状；❷将切好的香瓜、生菜和饮用水一起放入榨汁机榨汁；在果汁内加入适量蜂蜜搅拌均匀。

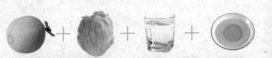

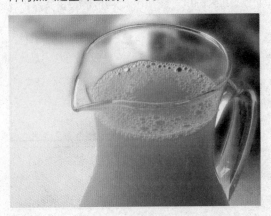

养生功效 生菜具有镇痛、催眠、辅助治疗神经衰弱、利尿、促进血液循环、抗病毒等功效。同时生菜还有解除油腻、降低胆固醇的功效。生菜的主要食用方法是生食，为西餐蔬菜色拉的当家菜。洗净的生菜叶片置于冷盘里，再配以色彩鲜艳的其他蔬菜或肉类、海鲜，即是一盘色、香、味俱佳的色拉。用叶片包裹牛排、猪排或猪油炒饭，也是一种广为应用的食用法。

此款果汁能够辅助治疗神经衰弱。

贴心提示 选择生菜时要看根部，根部色泽润白的较新鲜；其次看叶子，如果叶子边缘泛黄，说明不够新鲜。另外，叶子上如果有太多虫眼，也不宜选择。

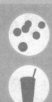

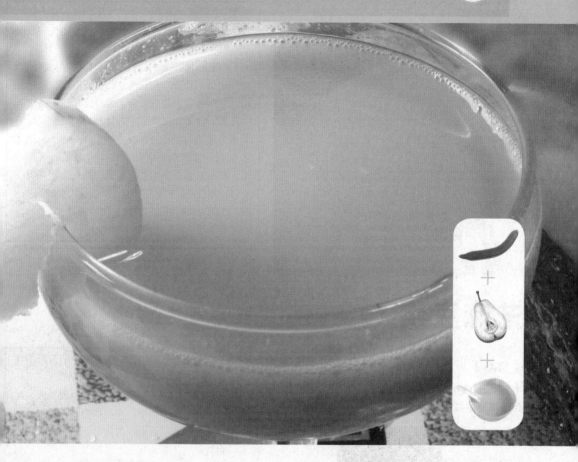

黄瓜雪梨豆浆　清热解渴，润肺生津

【材料】黄瓜1根，雪梨1个，豆浆200毫升。

【做法】❶将黄瓜洗净，切成块状；❷将雪梨洗净去核，切成块状；❸将黄瓜、雪梨和豆浆一起放入榨汁机榨汁。

贴心提示 饮用没有熟的豆浆对人体是有害的。预防豆浆中毒的办法就是将豆浆在100℃的高温下煮沸，破坏有害物质。

养生功效 黄瓜肉质脆嫩，能够清热解毒、生津止渴，是难得的排毒养颜食品。雪梨味甘性凉，有生津除烦、滋阴润肺、清热止咳和泻火化痰之功。

豆浆对增强体质大有好处，经常饮用豆浆能够润肺生津。

黄瓜雪梨豆浆清淡爽口，清热解渴，尤其适宜夏秋季节饮用。

大枣枸杞豆浆 补虚益气，安神补肾

【材料】大枣6颗，枸杞8颗，豆浆200毫升。

【做法】❶将大枣和枸杞洗净，在水中泡半小时；❷将泡好的大枣、枸杞和豆浆一起放入榨汁机榨汁。

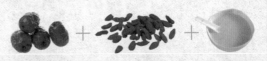

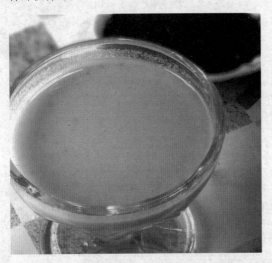

养生功效 大枣中所含的皂类物质，具有调节人体代谢、增强免疫力、抗炎、抗变态反应、降低血糖和胆固醇含量等作用。

枸杞性甘、平，归肝肾经，具有滋补肝肾、养肝明目的功效。枸杞子亦为扶正固本、生精补髓、滋阴补肾、益气安神、强身健体、延缓衰老之良药，对慢性肝炎、中心性视网膜炎、视神经萎缩等疗效显著；对抗肿瘤、保肝、降压，以及老年人器官衰退的老化疾病都有很强的改善作用。枸杞对体外癌细胞有明显的抑制作用，可用于防止癌细胞的扩散和增强人体的免疫功能。

此款果汁能够益气补血，保养肝肾。

贴心提示 腹泻的人最好不要吃枸杞。

芝麻豆浆 延缓衰老，减少白发

【材料】豆浆200毫升，芝麻适量。

【做法】❶将芝麻洗净炒熟，研末；❷将芝麻粉和豆浆放入榨汁机搅拌即可。

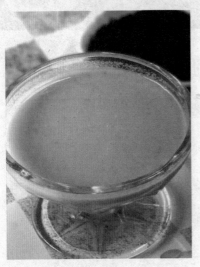

养生功效 芝麻中的亚油酸有调节胆固醇的作用。芝麻中含有丰富的维生素E，能防止过氧化脂质对皮肤的危害。芝麻还具有养血的功效，可以治疗皮肤干枯、粗糙、令皮肤细腻光滑、红润光泽。适宜肝肾不足所致的眩晕、眼花、视物不清、腰酸腿软、耳鸣耳聋、发枯发落、头发早白之人食用；适宜妇女产后乳汁缺乏者食用；适宜身体虚弱、贫血、高脂血症、高血压病、老年哮喘、肺结核，以及荨麻疹，习惯性便秘者食用。

此款豆浆能够延缓衰老，营养发质。

贴心提示 在中国古代，芝麻历来被视为延年益寿食品，宋代大诗人苏东坡也认为，芝麻能强身体，抗衰老，"以九蒸胡麻，同去皮茯苓，少入白蜜为面食，日久气力不衰，百病自去，此乃长生要诀。"

豆浆蔬果汁 调节产后乳汁分泌

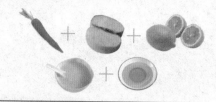

【材料】 胡萝卜2根，苹果1个，柠檬2片，豆浆200毫升，蜂蜜适量。

【做法】 ❶将胡萝卜、柠檬洗净去皮，切成块状；将苹果洗净去核，切成块状；❷将胡萝卜、苹果、柠檬和豆浆一起放入榨汁机榨汁；在榨好的果汁内加入适量蜂蜜搅拌均匀即可。

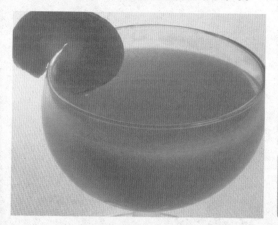

养生功效 胡萝卜含有丰富的胡萝卜素及维生素，可以刺激皮肤的新陈代谢，增进血液循环，从而使肤色红润，对美容健肤有独到之效。

豆浆对于贫血病人的调养，比牛奶作用要强，以喝豆浆的方式补充植物蛋白，可以使人的抗病能力增强，调节孕产妇的分泌系统。

此款果汁能够补充营养，帮助产妇分泌乳汁。

贴心提示 豆浆由黄豆加工而成。黄豆含有丰富的优良蛋白质，100克黄豆的蛋白质相当于200多克猪瘦肉、300克鸡蛋或1200克牛奶，所以被人们称为"植物肉"。

猕猴桃绿茶豆浆 抗衰老，美白肌肤

【材料】 猕猴桃1个，绿茶粉1勺，豆浆200毫升。

【做法】 ❶将猕猴桃去皮，切成块状；❷将切好的猕猴桃和绿茶粉、豆浆一起放入榨汁机榨汁。

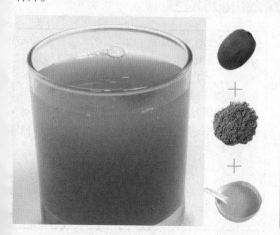

养生功效 猕猴桃含有大量的果酸，可有效改善干性或油性肌肤组织。猕猴桃更是一种"美容圣果"，它不但具有祛除黄褐斑、排毒、美容、抗衰老的功效，而且还是减肥的好助手。猕猴桃当中维生素C含量惊人，多吃有助于肌肤美白。

绿茶粉可以用来做面膜，清洁皮肤、补水控油、淡化痘印、促进皮肤损伤恢复；同时对便秘、瘦身美体、减肥也有作用。绿茶粉也可以加入优酸乳、酸奶或苹果汁吃，对便秘、瘦身美体、减肥有促进作用。

此款豆浆能够抗氧化，美白肌肤。

贴心提示 绿茶粉因未经过发酵，所以含有丰富的叶绿素。而叶绿素亦颇为不安定，所以绿茶粉怕光、怕热、怕强酸，不宜使用玻璃罐、塑胶罐等透明、透气性较大的包装，而选择不透气的铝箔积层袋包装。

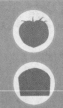

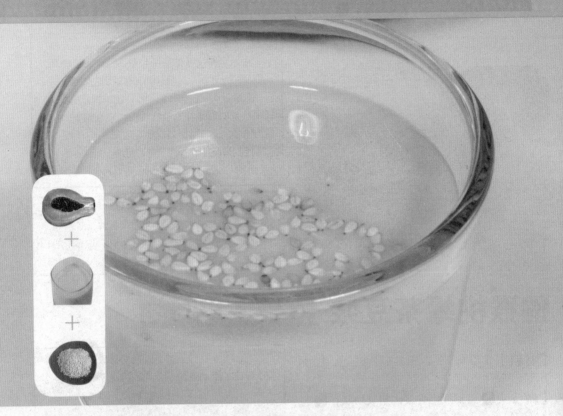

豆浆蔬果汁 丰胸美体，焕颜润白 ◯

【材料】木瓜半个，牛奶200毫升，芝麻适量。

【做法】❶将木瓜洗净去瓤，切成块状；❷将芝麻洗净炒熟，研末；❸将准备好的木瓜、牛奶和芝麻一起放入榨汁机榨汁。

> **贴心提示** 木瓜适宜慢性萎缩性胃炎之人，胃痛口干、消化不良者食用；适宜产妇缺奶者食用；适宜胃肠平滑肌痉挛疼痛和四肢肌肉痉挛者食用。

> **养生功效** 木瓜酵素中含丰富的丰胸激素和维生素A，能刺激女性荷尔蒙分泌，刺激卵巢分泌雌激素，使乳腺畅通，因此木瓜有丰胸作用。木瓜能够平肝和胃、舒筋活络、软化血管、抗菌消炎、抗衰老养颜、降低血脂、增强体质；对于女性，还有丰胸、白肤、瘦腿的作用。木瓜是一种营养丰富、有百益而无一害的果之珍品。
>
> 此款果汁能够丰胸美体，补益气色。

芦笋白芝麻牛奶汁 　缓解精神疲劳

【材料】芦笋4厘米长，牛奶200毫升，白芝麻适量。

【做法】❶将芦笋去皮洗净，切成块状；❷将白芝麻洗净炒熟，研末；❸将准备好的芦笋、白芝麻和牛奶一起放入榨汁机榨汁。

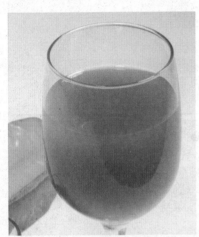

养生功效 白芝麻有补血明目、祛风润肠、生津通乳、益肝养发、强身体、抗衰老之功效。

工作中来杯牛奶，有助于补充脑动力。亚健康的上班族经常会神情恍惚、倦意连连、头脑迟钝，这时喝杯牛奶可改善状况。当然，营养品质越好的牛奶，越能给大脑提供高一级别的动力。睡前一小时，来杯牛奶，有助于促进睡眠。亚健康的上班族，下班后往往也会心系工作，睡意全无，神经衰弱成为一种常态。放弃安眠药，来杯温牛奶，其中的维生素B_1对神经细胞十分有益，还有一种能够促进睡眠血清素合成的原料L色氨酸，由于它的作用，可产生具有调节作用的肽类，肽类有利于解除疲劳，帮助入睡。

此款果汁能够缓解精神疲劳，改善亚健康状态。

贴心提示 牛奶消毒的温度要求并不高，70℃时用3分钟，60℃时用6分钟即可。

木瓜香蕉牛奶汁 　增强肠胃蠕动，丰胸塑身

【材料】木瓜半个，香蕉1根，牛奶200毫升。

【做法】❶将木瓜洗净去瓤，切成块状；❷剥去香蕉的皮和果肉上的果络，切成块状；❸将切好的木瓜、香蕉和饮用水一起放入榨汁机榨汁。

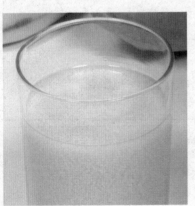

养生功效 青木瓜自古就是第一丰胸佳果，木瓜中丰富的木瓜酶对乳腺发育很有助益，而木瓜酵素中含丰富的丰胸激素及维生素A等养分，能刺激卵巢分泌雌激素，使乳腺畅通，达到丰胸的目的。

香蕉含有大量糖类物质及其他营养成分，可充饥、补充营养及能量；香蕉性寒能清肠热，味甘能润肠通便，可治疗热病烦渴等症；香蕉能缓和胃酸的刺激，保护胃黏膜。

此款果汁能够增强肠道蠕动力，减肥塑身。

贴心提示 香蕉是人们喜爱的水果之一，欧洲人因它能解除忧郁而称它为"快乐水果"，而且香蕉还是女孩子们钟爱的减肥佳果。

香蕉又被称为"智慧之果"，传说是因为佛祖释迦牟尼吃了香蕉而获得智慧。

芝麻蜂蜜牛奶汁 　预防心脑血管疾病

【材料】芝麻酱1勺，蜂蜜适量，牛奶200毫升。

【做法】❶将柠檬洗净，切成块状；❷将芝麻酱、柠檬和牛奶一起放入榨汁机榨汁。❸在榨好的果汁里调入蜂蜜。

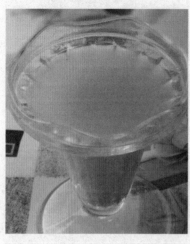
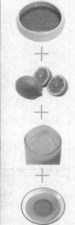

养生功效 芝麻所含的脂肪，大多数为不饱和脂肪酸，对老年人尤为重要。芝麻的抗衰老作用，还在于它含有丰富的维生素E，维生素E可以阻止体内产生过氧化脂质，从而维持细胞膜的完整和功能正常，并可防止体内其他成分受到脂质过氧化物的伤害。

蜂蜜可以营养心肌并改善心肌的代谢功能，使血红蛋白增加、心血管舒张，防止血液凝集，保证冠状血管的血液循环正常。

此款果汁能够补肝益肾，预防心血管疾病，美化肌肤。

贴心提示 蜂蜜宜放在低温避光处保存。由于蜂蜜是属于弱酸性的液体，能与金属起化学反应，在贮存过程中接触到铅、锌、铁等金属后，会发生化学反应。因此，应采用非金属容器如陶瓷、玻璃瓶、无毒塑料桶等容器来贮存蜂蜜。

圣女果红椒奶汁 　抗氧化，延缓衰老

【材料】圣女果10个，红椒1个，牛奶200毫升。

【做法】❶将圣女果洗净，切成两半；❷将红椒洗净去子，切成丁；❸将准备好的圣女果、红椒和牛奶一起放入榨汁机榨汁。

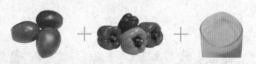

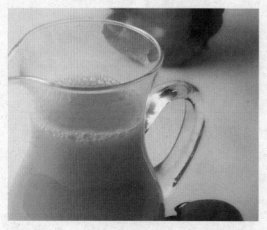

养生功效 圣女果中含有谷胱甘肽和番茄红素等特殊物质，可促进人体的生长发育，特别可促进小儿的生长发育，增加人体抵抗力，延缓人的衰老。圣女果对于癌症来说可以起到有效的治疗和预防。圣女果中维生素PP的含量居果蔬之首，可保护皮肤，维护胃液正常分泌，促进红细胞的生成，对肝病也有辅助治疗作用。

此款果汁能够促进身体发育。

贴心提示 圣女果既是蔬菜又是水果，不仅色泽艳丽、形态优美，而且味道适口、营养丰富，除了含有番茄的所有营养成分之外，其维生素含量比普通番茄高。

蜜桃牛奶汁 护肺养肺，预防便秘

【材料】蜜桃2个，牛奶200毫升。

【做法】❶将蜜桃洗净，切成块状；❷将切好的蜜桃和牛奶一起放入榨汁机榨汁。

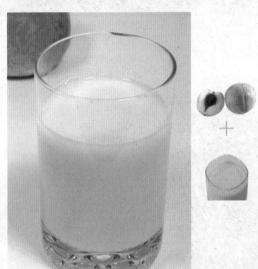

养生功效 中医认为，桃味甘酸，性微温，具有补气养血、养阴生津、止咳杀虫等功效。桃的药用价值，主要在于桃仁，桃仁中含有苦杏仁苷、脂肪油、挥发油、苦杏仁酶及维生素B₁等。《神农本草经》上有"桃核仁味苦、平。主治瘀血血闭，症瘕邪气，杀小虫"之功效。桃对治疗肺病有独特功效，唐代名医孙思邈称桃为"肺之果，肺病宜食之"。桃中含铁量较高，在水果中几乎占居首位，故吃桃能防治贫血。桃富含果胶，经常食用可预防便秘。

此款果汁有利于肺部保养。

贴心提示 桃仁含有挥发油和大量的脂肪油，泻多补少，所以不要多吃，桃仁吃多了，可以导致中毒，早期有恶心、呕吐、头痛、头晕、视力模糊、心跳加速等现象，严重者可导致心跳停止。

白菜牛奶汁 排毒，预防癌症

【材料】白菜1片，牛奶200毫升。

【做法】❶将白菜洗净，切碎；❷将切好的白菜、牛奶一起放入榨汁机榨汁。

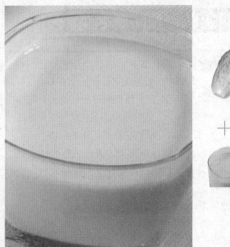

养生功效 秋冬季节空气特别干燥，寒风对人的皮肤伤害很大。白菜中含有丰富的维生素C、维生素E，多吃白菜，可以起到很好的护肤和养颜效果。美国纽约激素研究所的科学家发现，中国和日本妇女乳腺癌率之所以比西方妇女低得多，是由于她们常吃白菜的缘故。白菜中有一些微量元素，它们能帮助分解同乳腺癌相关的雌激素。白菜中的纤维素不但能起到润肠、促进排毒的作用，还能促进人体对动物蛋白质的吸收。中医认为白菜微寒味甘，有养胃生津、除烦解渴、利尿通便、清热解毒之功。民间也常说：鱼生火，肉生痰，白菜豆腐保平安。

此款果汁能够预防乳腺癌。

贴心提示 大白菜的挑选：（1）叶子大，叶子厚，褶皱多，所含水分较少；叶子小，叶子薄，褶皱少，所含水分较多；（2）把菜梗瓣开，菜筋稀疏，则易烂，菜筋多而密，则不易烂。

第5节 蔬果粗粮汁

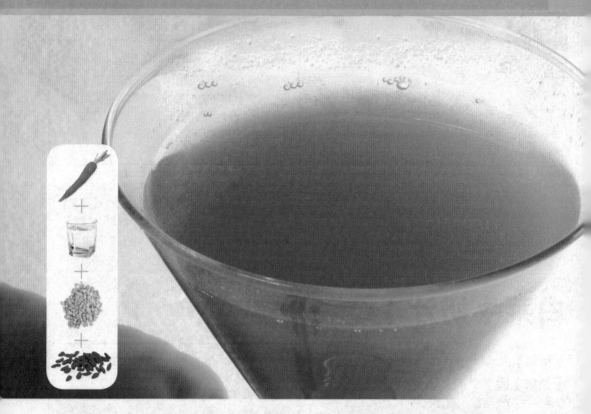

胡萝卜玉米枸杞汁

明目美肤，预防肠癌

【材料】胡萝卜半根，饮用水200毫升，玉米粒、枸杞适量。

【做法】❶将胡萝卜洗净切成块状；❷将准备好的胡萝卜、玉米粒、枸杞和饮用水一起放入榨汁机榨汁。

> **贴心提示** 一般来说，健康的成年人每天吃20克左右的枸杞比较合适；如果想起到治疗的效果，每天最好吃30克左右。但也不要过量食用。

养生功效 胡萝卜素能防癌，一是它与糖蛋白合成有关，而糖蛋白又与正常生理机能有关，这样就使维生素A具有左右上皮细胞分化的能力，增强机体的免疫反应。二是对微粒体混合功能氧化酶具有抑制作用，从而阻断致癌活性产物的形成。

玉米含有多种营养物质，具有美容养颜、延缓衰老、降血压血脂、预防动脉硬化等功效，是不可多得的健康食品。

此款果汁能够增强视力，预防癌症。

红豆香蕉酸奶汁 滋润秀发，光洁肌肤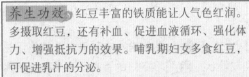

【材料】香蕉1根，酸奶200毫升，红豆适量。

【做法】❶将红豆提前浸泡3小时以上；❷剥去香蕉的皮和果肉上的果络，切成块状；❸将浸泡好的红豆和香蕉、酸奶一起放入榨汁机榨汁。

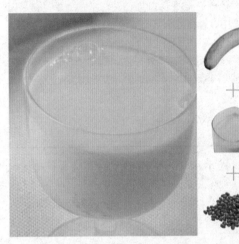

养生功效 红豆丰富的铁质能让人气色红润。多摄取红豆，还有补血、促进血液循环、强化体力、增强抵抗力的效果。哺乳期妇女多食红豆，可促进乳汁的分泌。

酸牛奶除保留牛奶的全部营养成分外，与鲜奶最显著的差异就是它还富含大量的乳酸及有益于人体健康的活性乳酸菌。乳酸不仅使酸奶富有醇香、清爽的酸香味，而且还使乳蛋白质更加的细腻润滑，利于人体消化吸收利用，并能刺激胃肠蠕动，激活胃蛋白酶，增加消化功能，预防老年性便秘及提高人体对矿物质元素钙、磷、铁的吸收利用率。

此款果汁能够滋养秀发，排除体内毒素。

贴心提示 饮用酸奶不能加热，夏季饮用宜现买现喝，冬季可在室温条件下放置一定时间后再饮用。

葡萄芝麻汁 黑亮秀发，延缓衰老

【材料】葡萄8颗，饮用水200毫升，芝麻适量。

【做法】❶将葡萄洗净去子，取出果肉；❷将芝麻炒熟，研末；❸将准备好的葡萄、芝麻和饮用水一起放入榨汁机榨汁。

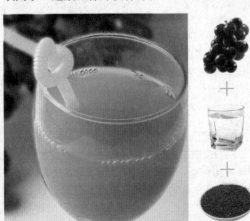

养生功效 紫葡萄的皮内含有抗高血压的物质，葡萄汁能提高血浆里的维生素E及抗氧化剂的含量。

中医认为：芝麻尤其是黑芝麻，性味甘、平，为滋养强壮剂，有补血、祛风、润肠、生津、补肝肾、通乳、养发等功用，适用于身体虚弱、头发早白、贫血萎黄、津液不足、大便燥枯、头晕耳鸣等症。黑芝麻对慢性神经炎、末梢神经麻痹等症也有一定的疗效。现代医学研究表明，常吃芝麻可防治高血压、动脉硬化、高血脂、神经衰弱、贫血、早生白发等病症。

此款果汁能够抗氧化，滋养秀发。

贴心提示 葡萄里含有维生素C，而牛奶里的元素会和葡萄里含有的维生素C反应，会伤胃，两样同时服用会拉肚子，重者会呕吐。

香蕉麦片饮汁 滋养秀发，提供养分

【材料】香蕉1根，饮用水200毫升，麦片适量。

【做法】❶剥去香蕉的皮和果肉上的果络，切成块状；❷将准备好的香蕉、麦片和饮用水一起放入榨汁机榨汁。

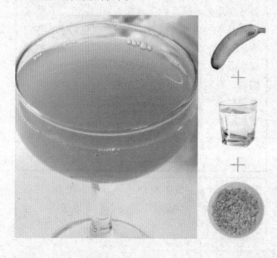

养生功效 麦片可以有效地降低人体中的胆固醇，经常食用，对脑血管病起到一定的预防作用；经常食用燕麦对糖尿病患者也有非常好的降糖、减肥功效；燕麦还可以改善血液循环，缓解生活工作带来的压力；燕麦含有的矿物质有预防骨质疏松、促进伤口愈合、防止贫血的功效；燕麦中含有极其丰富的亚油酸，对脂肪肝、糖尿病、浮肿、便秘等也有辅助疗效，对老年人增强体力，延年益寿也是大有裨益的。

此款果汁能够润肠通便，预防老年病。

贴心提示 食用燕麦片的一个关键是避免长时间高温煮，以防维生素被破坏。生燕麦片需要煮20~30分钟；熟麦片若与牛奶一起煮，只需要3分钟，中间最好搅拌一次。

低卡魔芋果汁 减轻体重，维护健康

【材料】山楂6颗，魔芋粉1勺，饮用水200毫升。

【做法】❶将山楂洗净去核；❷将切好的山楂和魔芋粉、饮用水一起放入榨汁机榨汁。

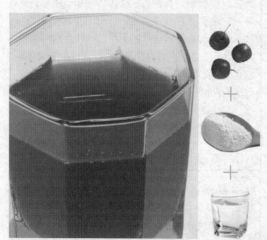

养生功效 山楂能够促进消食。临床研究证实，山楂能显著降低血清胆固醇及甘油三酯，有效防治动脉粥样硬化；山楂还能通过增强心肌收缩力、增加心输出量、扩张冠状动脉血管、增加冠脉血流量、降低心肌耗氧量等起到强心和预防心绞痛的作用。

魔芋含有16种氨基酸，10种矿物质微量元素和丰富的食物纤维，对于防治结肠癌、乳腺癌有特效；魔芋低热、低脂、低糖，对于肥胖症、高血压、糖尿病的人群可以说是一种上等的既饱口福、又治病健体的食品，还可以用来防治多种肠胃消化系统的慢性疾病。

此款果汁能够控制脂肪摄入，增强免疫力。

贴心提示 魔芋含有丰富水溶性纤维，人类的消化系统没有能力将它消化和吸收，由于它能帮助肠胃的蠕动，有"胃肠清道夫"之称。

黑豆黑芝麻养生汁 活血解毒，增强免疫力

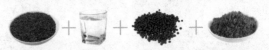

【材料】黑芝麻1勺，饮用水200毫升，黑豆、红糖适量。

【做法】❶将黑豆洗净煮熟；❷将煮熟的黑豆和黑芝麻、饮用水一起放入榨汁机榨汁；❸在榨好的果汁内加入适量红糖搅拌均匀即可。

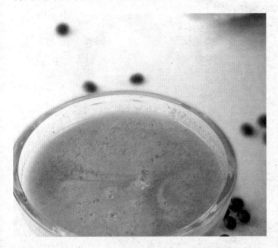

养生功效 黑芝麻含蛋白质、脂肪、维生素E、维生素B₁、维生素B₂、多种氨基酸及钙、磷、铁等微量元素，有延缓衰老的作用。

黑豆中微量元素如锌、铜、镁、钼、硒、氟等的含量都很高，而这些微量元素对延缓人体衰老、降低血液黏稠度等非常重要。黑豆皮含有花青素，花青素是很好的抗氧化剂，能清除体内自由基，尤其是在胃的酸性环境下，抗氧化效果好，养颜美容，增加肠胃蠕动。

此款果汁能够活血解毒，增加肠胃蠕动，美容养发。

贴心提示 挑选黑豆时要选择颗粒饱满无斑点或虫咬的。买黑豆的时候可以拿张白纸，用黑豆在白纸上划一划，掉色的可能是假的。

红豆优酸乳 健胃生津，益气补血

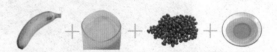

【材料】香蕉1根，酸奶200毫升，红豆、蜂蜜适量。

【做法】❶剥去香蕉的皮和果肉上的果络，切成块状；❷将红豆洗净煮熟；❸将准备好的红豆、香蕉和酸奶一起放入榨汁机榨汁；在榨好的果汁内加入适量蜂蜜搅拌均匀。

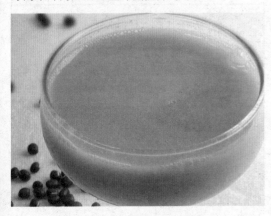

养生功效 红豆是非常适合女性的食物，因为其铁质含量相当丰富，具有很好的补血功能。红豆能够利水除湿，和血排脓，消肿解毒，调经通乳，退黄。主治水肿脚气、疮肿恶血不尽、产后恶露不净、乳汁不通。

酸奶既能保证人体钙质的需求，又可健肠胃，调节人体代谢，提高人体的抗病能力，使人健康长寿。

此款果汁能够益气生津，保护肠胃。

贴心提示 选购红豆时应选择颗粒饱满、大小比例一致、颜色较鲜艳、没有被虫蛀过者，品质才会比较好也比较新鲜。红豆必须放在干燥不潮湿处，以免发霉。

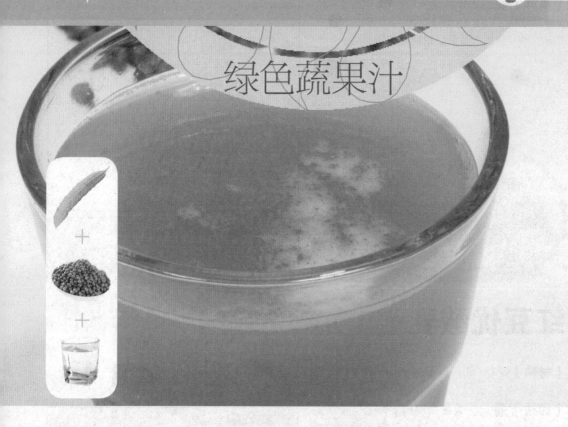

绿色蔬果汁

苦瓜绿豆汁 解毒，护肝养肝

【材料】苦瓜6厘米长，绿豆适量，饮用水200毫升。

【做法】❶将苦瓜洗净去瓤，切成丁；❷将绿豆洗净浸泡3小时以上；❸将切好的苦瓜、泡好的绿豆和饮用水一起放入榨汁机榨汁。

贴心提示 常食绿豆，对高血压、动脉硬化、糖尿病、肾炎有较好的治疗辅助作用。

养生功效 苦瓜性寒味苦，有去除邪热、清心明目、补肝益肝的功效。苦瓜清爽的口味不仅能够增强食欲，还能够有效预防脂肪肝。

绿豆有解毒作用，如遇有机磷农药中毒、铅中毒、酒精中毒（醉酒）或吃错药等情况，在医院抢救前都可以先灌下一碗绿豆汤进行紧急处理，在有毒环境下工作或接触有毒物质的人，应经常食用绿豆来解毒保健。食用绿豆可以补充营养，增强体力。

此款果汁能够消暑益气，解酒护肝。

香瓜豆奶汁 抗氧化，保持年轻

【材料】香瓜3片，豆奶200毫升。

【做法】❶ 将香瓜洗净去皮，切成块状；❷ 将切好的香瓜和豆奶一起放入榨汁机榨汁。

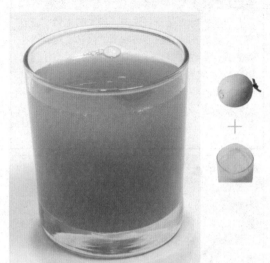

养生功效 豆奶中的大豆蛋白是优质的植物蛋白，能提供人体无法自己合成、必须从饮食中吸收的9种氨基酸。大豆蛋白还能提高脂肪的燃烧率，促使过剩的胆固醇排泄出去，使血液中胆固醇含量保持在低水平，从而柔软血管，稳定血压，防止肥胖。它有强大的抗氧化作用，能抑制色斑的生成，还能促进脂肪代谢，防止脂肪聚集。豆奶中的卵磷脂对细胞的正常活动非常重要，它能促进新陈代谢，防止细胞老化，让身体保持年轻，还防止色斑和暗沉。

此款果汁能抗氧化，使人保持年轻态。

贴心提示 观察豆奶是否变质，可以看豆奶中有无小颗粒凝块。若有凝块，表明豆奶已变质。也可以用鼻子闻，有酸臭味的，食之味道酸的，表明这种豆奶已不能食用。

香瓜蔬果汁 清理肠道，预防肾结石

【材料】香瓜3片，生菜2片，饮用水200毫升。

【做法】❶ 将香瓜洗净去皮，切成块状；❷ 将生菜洗净切碎；❸ 将切好的香瓜、生菜和饮用水一起放入榨汁机榨汁。

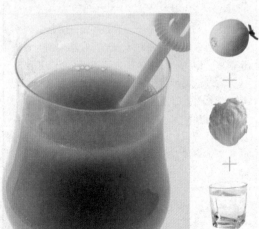

养生功效 香瓜含碳水化合物及柠檬酸等，可生津解渴、消烦除燥；香瓜蒂中含有葫芦素B，它能够提高慢性肝炎患者的非特异性细胞免疫力，无明显毒副作用。

生菜的纤维和维生素C比白菜多，常吃生菜有消除多余脂肪的作用。生菜榨汁能够直接吸收其营养，能够畅清肠道，抑制脂肪摄入。

此款果汁能够健胃清肠，预防肾结石。

贴心提示 新鲜香蕉250克，冰糖、粳米各100克。先将香蕉去皮，切成丁；粳米淘洗干净，以清水浸泡120分钟后捞出沥干；将锅放火上，倒入1000毫升清水，加入粳米，用旺火煮沸，再加入香蕉丁、冰糖，改用小火熬30分钟即成。本粥具有养胃止渴、滑肠通便、润肺止咳之功效。

雪梨香瓜汁 降低胆固醇、血脂 ○

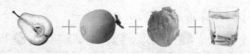

【材料】雪梨1个，香瓜2片，生菜1片，饮用水200毫升。

【做法】❶将雪梨洗净去核，切成块状；将香瓜去皮，切成块状；将生菜洗净撕碎；❷将准备好的雪梨、香瓜、生菜和饮用水一起放入榨汁机榨汁。

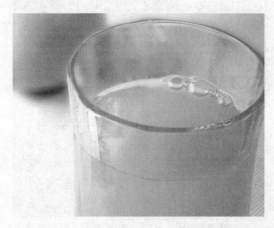

养生功效　梨有百果之宗的声誉，梨鲜甜可口、香脆多汁，是一种许多人喜爱的水果。患有维生素缺乏的人也应该多吃梨。因贫血而显得苍白的人，多吃梨可以让你脸色红润。吃梨还对肠炎、甲状腺肿大、便秘、厌食、消化不良、贫血、尿道红肿、尿道结石、痛风、缺乏维生素A引起的疾病有一定疗效。

此款果汁能够降低胆固醇，畅清血脂。

贴心提示　良质梨果实新鲜饱满，果形端正，因各品种不同而呈青、黄、月白等颜色，成熟适度（八成熟），肉质细，质地脆而鲜嫩，汁多，味甜或酸甜（因品种而异），无霉烂、冻伤、病灾害和机械伤。各品种的优质梨大小都均匀适中，带有果柄。

芹菜菠萝汁 降低血压、消炎 ○

【材料】芹菜1根，菠萝2片，饮用水200毫升。

【做法】❶将芹菜、菠萝洗净切成块状；❷将切好的芹菜、菠萝和饮用水一起放入榨汁机榨汁。

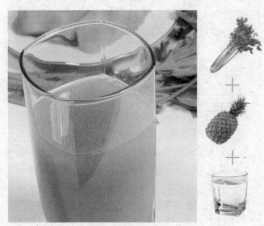

养生功效　芹菜含有的碱性物质，对于降低血压有一定功效。取新鲜芹菜200克，洗净后，捣出半杯汁加冰糖炖服，每晚睡前一次，连续10天左右，即可产生显著降压效果；取芹菜、茭白各20克，水煮喝汤，每日2~3次，可降血压；常吃豆腐煮芹菜叶，有辅助降低血压的作用。因为芹菜有保护血管和降低血压的功效，豆腐能降低血液中的胆固醇。临床发现，菠萝治疗喉部疾病的效果也很好。因为菠萝中的蛋白水解酶，能促进蛋白质分解成氨基酸，供人体吸收。如果将这种酶与咽喉部接触时，能将不健康的组织及细胞溶解、消化，并清除掉。因此，菠萝对化脓性扁桃体炎或扁桃体周围脓肿都有疗效。其方法是将一小片菠萝，或将新鲜菠萝汁涂于病变表面，过一会儿将它吐掉。连用几天，就可将坏死组织及脓肿细胞溶解掉。

此款果汁能够降低血压，安神保健。

菠菜桂圆汁 补养气血，养心 ⊙

【材料】菠菜1棵，桂圆8颗，饮用水200毫升。

【做法】❶将菠菜洗净，切成段；❷将桂圆去壳去核，取出果肉；❸将准备好的菠菜、桂肉和饮用水一起放入榨汁机榨汁。

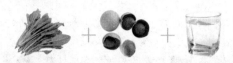

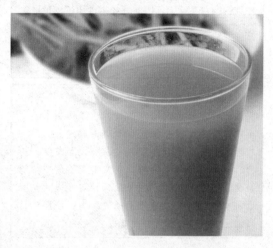

养生功效 据药理研究证实，桂圆含葡萄糖、蔗糖、维生素A、B族维生素等多种营养素，其中含有较多的蛋白质、脂肪和多种矿物质。这些营养素对人体都是十分必需的。特别对于劳心之人，耗伤心脾气血，更为有效。桂圆可治疗病后体弱或脑力衰退。妇女在产后调补也很适宜。李时珍在《本草纲目》中记载："食品以荔枝为贵，而资益则龙眼为良。"对桂圆十分推崇。

此款果汁能够补养气血。

贴心提示 桂圆性温润而滞，素有痰湿、胃火及风热袭肺者不宜用；热体体质、阴虚火旺、糖尿病、月经过多、尿道炎、盆腔炎等各种炎症及舌苔厚腻者忌食。小儿及青少年均不宜多食。

菠菜苦瓜西蓝花汁 防治糖尿病 ⊙

【材料】菠菜2棵，苦瓜6厘米，西蓝花2朵，饮用水200毫升。

【做法】❶将菠菜洗净，切成段；❷将苦瓜洗净去瓤，切成丁；❸将西蓝花洗净在沸水中焯一下，切小；❹将切好的菠菜、苦瓜、西蓝花和饮用水一起放入榨汁机榨汁。

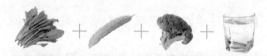

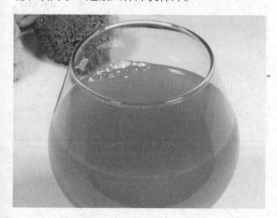

养生功效 研究发现，苦瓜中的苦瓜皂苷有非常明显的降血糖作用，不仅有类胰岛素样作用，堪称"植物胰岛素"，而且有刺激胰岛素释放的功能。据临床观察，用苦瓜皂苷制剂给Ⅱ型糖尿病患者口服治疗，其降血糖总有效率可达到78.3%。

此款果汁能够辅助治疗糖尿病，对癌细胞的扩张有抑制作用。

贴心提示 推荐一款苦瓜茶：苦瓜1根，绿茶适量。将苦瓜上端切开，挖去瓤，装入绿茶，把瓜挂于通风处阴干；将阴干的苦瓜，取下洗净，连同茶切碎，混匀，每取10克放入杯中，以沸水冲沏饮用。此茶具有清热解暑、利尿除烦之功效。

黄瓜芹菜汁 抗菌消炎，保护咽喉

【材料】黄瓜1根，芹菜半根，饮用水200毫升。

【做法】❶将黄瓜洗净，切成块状；❷将芹菜洗净，切成段；❸将切好的黄瓜、芹菜和饮用水一起放入榨汁机榨汁。

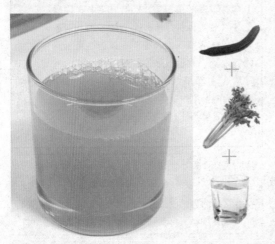

养生功效 黄瓜汁能调节血压，预防心肌过度紧张和动脉粥样硬化。黄瓜汁还可使神经系统镇静和强健，能增强记忆力。黄瓜汁对牙龈损坏及对牙周病的防治也有一定的功效。黄瓜青皮中含有绿原酸和咖啡酸，这些成分能抗菌消炎、加强白细胞的吞噬能力。因此，经常食用带皮黄瓜对预防上呼吸道感染有一定疗效。

此款果汁具有消炎抗菌的功效。

贴心提示 嫩黄瓜5条，山楂30克，白糖50克。先将黄瓜去皮心及两头，洗净切成条状；山楂洗净，入锅中加水200毫升，煮约15分钟，取汁液100毫升；黄瓜条入锅中加水煮熟，捞出；山楂汁中放入白糖，在文火上慢熬，待糖融化，投入已控干水的黄瓜条拌匀即成。此菜肴具有清热降脂、减肥消积的作用，肥胖症、高血压、咽喉肿痛者食之有效。

黄瓜圆白菜汁 消除炎症，预防癌症

【材料】黄瓜1根，圆白菜1片，饮用水200毫升。

【做法】❶将黄瓜洗净切成丁；❷将圆白菜洗净，切碎；❸将切好的黄瓜、圆白菜和饮用水一起放入榨汁机榨汁。

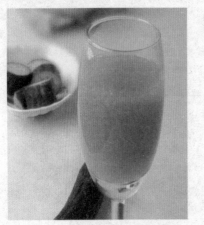

养生功效 圆白菜中含有丰富的抗癌物质，还含有丰富的萝卜硫素，能刺激人体细胞产生对身体有益的酶，进而形成一层对抗外来致癌物侵蚀的保护膜。萝卜硫素是迄今为止所发现的蔬菜中最强的抗癌成分。

黄瓜性味甘、寒，含有粗纤维、维生素E、胡芦C、绿原素等，有清热利水、解毒消炎，润肠通便、美容之功效。

此款果汁能够消除体内炎症，防癌抗癌。

贴心提示 购买圆白菜不宜多，以免搁放几天后，大量的维生素C被破坏，减少菜品本身应具有的营养成分。

猕猴桃苹果土豆汁 平衡体内酸碱度 ○

【材料】猕猴桃1个，苹果1个，土豆半个，饮用水200毫升。

【做法】❶将猕猴桃去皮，切块；将苹果洗净去核，切块；将土豆洗净去皮，切块；放入沸水中煮熟；❷将准备好的猕猴桃、苹果、土豆和饮用水一起放入榨汁机榨汁。

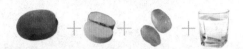

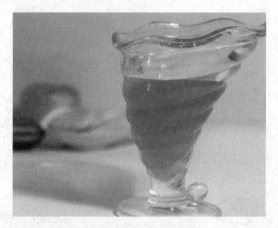

养生功效 土豆含有维生素C。生活在现代社会的上班族，最容易受到抑郁、灰心丧气、不安等负面情绪的困扰。食物则可以影响人的情绪，土豆就是个好的选择。土豆含有矿物质和营养元素能够作用于人体，改善精神状态。土豆可以在提供营养的前提下，代替由于过多食用肉类而引起的食物酸碱度失衡。

此款果汁能够平衡身体所需营养物质。

贴心提示 挑选鲜土豆比较简单，一般表面相对光滑，干净，有光泽度，能看到水感的就好。陈土豆尽量不要太大个的，特别大的里面容易空烂，拳头大小即可，表面要光鲜点的，用手按不软塌的表示水分多点，这样的好些。

芦荟苦瓜汁 消炎杀菌，排毒 ○

【材料】芦荟4厘米长，苦瓜6厘米长，饮用水200毫升。

【做法】❶将芦荟洗净去皮，切成丁；❷将苦瓜洗净去瓤，切成块状；❸将准备好的芦荟、苦瓜一起放入榨汁机榨汁。

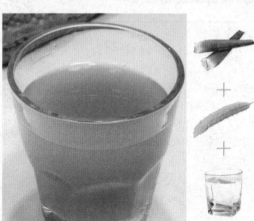

养生功效 据科学研究，发现芦荟中有不少成分对人体皮肤有良好的营养滋润作用，且刺激性少，用后舒适，对皮肤粗糙、面部皱纹、疤痕、雀斑、痤疮等均有一定疗效。因此，其提取物可作为化妆品添加剂，配制成防晒霜、沐浴液等。至于轻度的撞伤、挫伤、香港脚、冻伤、皮肤龟裂、疣子等，都可以使用芦荟来治疗，效果不错。现代研究显示，芦荟叶含芦荟大黄素、异芦荟大黄素及芦荟苦味素等，药理实验有泻下、抗癌作用。芦荟花性寒，味苦涩，有清热、止咳、止血功效，可治疗咳嗽、吐血。

此款果汁能够消炎杀菌，对抗过敏。

贴心提示 芦荟含有70余种化学成分，有大量天然蛋白质、维生素、叶绿素和人体必需的微量元素，故深受人们青睐。

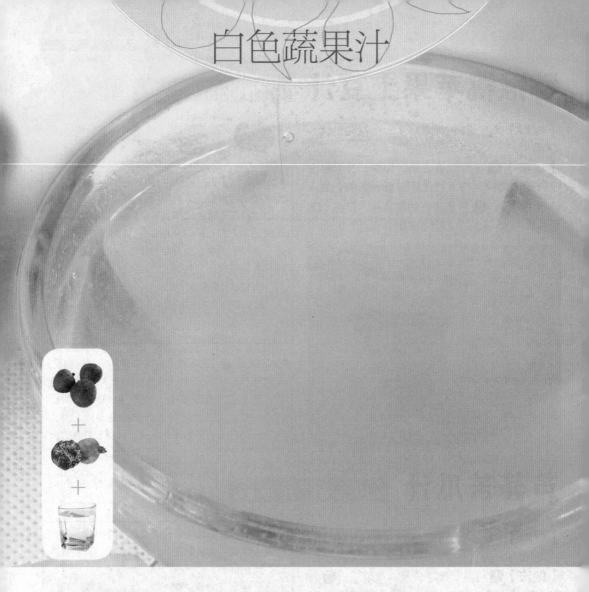

荔枝番石榴汁　消肿止痛，改善气色 ◯

【材料】荔枝6颗，番石榴1个，饮用水200毫升。

【做法】❶ 将荔枝去壳去核，取出果肉；❷ 将番石榴洗净切成块状；❸ 将准备好的荔枝、番石榴和饮用水一起放入榨汁机榨汁。

养生功效：番石榴果皮薄，黄绿色，果肉厚，清甜脆爽，果实营养丰富，含较高的维生素、纤维质、矿物质等微量元素。另外果实也富含蛋白质和脂质。番石榴营养价值高，以维生素C而言，比柑橘多8倍，比香蕉、木瓜、番茄、西瓜、凤梨等多数十倍，铁、钙、磷含量也丰富，种子中铁的含量更胜于其他水果，所以最好能一起食下去。

此款果汁能够消炎镇痛，调理气色。

贴心提示 喜欢吃荔枝但又怕燥热的人，在吃荔枝的同时，可多喝盐水，也可用20~30克生地煲瘦肉或猪骨汤喝，或与蜜枣一起煲水喝，都可预防上火。

荔枝柠檬汁 化痰止咳，清热杀菌 ○

【材料】荔枝10颗，柠檬2片，饮用水200毫升。

【做法】❶ 将荔枝去壳去核，取出果肉；❷ 将柠檬洗净切成块状；❸ 将准备的荔枝、柠檬和饮用水一起放入榨汁机榨汁。

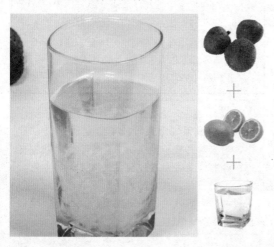

养生功效 荔枝的果肉具有补脾益肝、理气补血的功效；核具有理气、散结、止痛的功效。

柠檬含有丰富的维生素C，具有抗菌、提高免疫力的功效。感冒时一天喝上500~1000毫升的柠檬水，可以减轻流鼻涕的症状。除了抗菌及提升免疫力，还有开胃消食、生津止渴及解暑的功效。此外，柠檬也能祛痰，将柠檬加温开水和盐，饮之可将喉咙里积聚的浓痰顺利咳出。感冒初起时，不妨用柠檬加蜜糖冲水饮，可以缓解咽喉痛、减少喉咙干等不适。

此款果汁能够清热化痰，消炎杀菌。

贴心提示 荔枝因为含糖多，有些人的消化道因缺乏双糖酶而不能够完全消化，多食会上火并引起体内糖代谢紊乱，甚至会引起腹泻，从而出现大汗、头晕、腹痛、腹泻、皮疹等过敏症状。

雪梨菠萝汁 美容养颜，抗老化 ○

【材料】雪梨1个，菠萝1片，饮用水200毫升。

【做法】❶ 将雪梨洗净去核，切成块状；❷ 将菠萝洗净切成块状；❸ 将切好的雪梨、菠萝一起放入榨汁机榨汁。

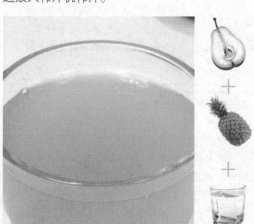

养生功效 雪梨的维生素C有温和的清洁与解毒功效，并对皮肤有保湿和修复作用，尤其适合易过敏及被晒皮肤。

梨是一种低热量而高营养的水果，并且富含维生素C。另外，梨含有丰富的纤维，可以帮助肠胃减少对脂肪的吸收，从而起到减肥的作用。

菠萝含有丰富的维生素C，能够起到抗氧化、美白肌肤的作用。

此款果汁能够瘦身养颜，美白肌肤。

贴心提示 劣质梨果形不端正，偏小，无果柄，表面粗糙不洁，刺、划、碰、压伤痕较多，有病斑或虫咬伤口，水锈或干疤已占果面1/3~1/2，果肉粗而质地差，汁液少，味道淡薄或过酸，有的还会存在苦、涩味。

清爽芦荟汁 清体润肤

【材料】芦荟12厘米长，饮用水200毫升。

【做法】❶将芦荟洗净，放在热水中焯一下；❷将焯过的芦荟切成块状；❸将切好的芦荟放入榨汁机榨汁。

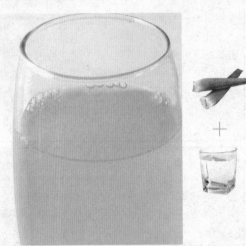

养生功效 芦荟一个重要作用是显著的噬菌作用。机体的免疫系统通过噬菌作用将体内的细菌、感染物和细胞死亡后的残骸清除出去。一方面，免疫刺激剂具有噬菌作用，另一方面体内的解毒和清洁功能也具有噬菌作用。对于机体来说，体内被细菌感染并死掉的细胞对机体也是有害的，这些死亡的细胞和它体内的毒素就要通过噬菌作用清除出体内。因此，增强噬菌作用就是增强了体内解毒和清洁功能。

此款果汁能够清体润肤，排毒养颜。

贴心提示 芦荟性寒，吃多了会造成上吐下泻，一般而言每人每天不宜超过15克，孕妇、老人和儿童不建议食用芦荟。由于芦荟皮中所含的大黄素食用后会引发腹泻，有人将之视为减肥圣品。要注意的是，芦荟所含的某些蒽醌类、大黄素类，会引发胃癌，因此，建议食用芦荟要谨慎。

香蕉汁 预防情绪感冒

【材料】香蕉2根，饮用水200毫升。

【做法】❶剥去香蕉的皮，切成块状；❷将切好的香蕉放入榨汁机榨汁。

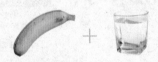

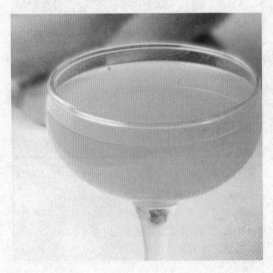

养生功效 近代医学建议，用香蕉可治高血压，因它含钾量丰富，可平衡钠的不良作用，并促进细胞及组织生长。用香蕉可治疗便秘，因它能促进肠胃蠕动。用香蕉还可治抑郁和情绪不安，因它能促进大脑分泌内啡肽化学物质。

此款果汁能够缓解情绪，有效预防情绪感冒。

贴心提示 香蕉挨了冻，或者皮被碰伤后，常常会出现黑色的斑点。这是因为香蕉表皮细胞中含有一种氧化酵素。平时，它被细胞膜严密地包裹着，不与空气接触。但是，一旦受冻、碰伤，细胞膜破了，那氧化酵素就流出来了，与空气中氧气发生氧化作用，结果生成一种黑色复杂的产物。

芝麻油梨果汁 辅助治疗肝炎

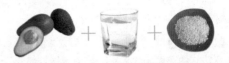

【材料】油梨1个，饮用水200毫升，芝麻适量。

【做法】❶将油梨洗净去核，取出果肉；❷将准备好的油梨、芝麻和饮用水一起放入榨汁机榨汁。

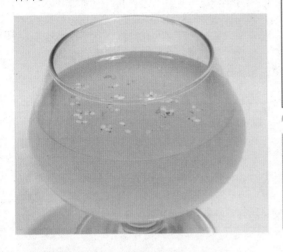

养生功效 日本的一项研究发现，油梨中有5种成分可以减轻慢性肝炎症状。这次研究使用22种水果和蔬菜进行了试验，在用油梨中的成分对患肝炎的白鼠进行试验后发现，白鼠肝脏细胞中的坏死现象有明显缓解。油梨中富含铁，常吃可以预防贫血。

此款果汁有利于肝脏健康，并能防治贫血。

贴心提示 油梨被列为营养最丰富的水果，有"一个油梨相当于三个鸡蛋""贫者之奶油"的美誉。广西已建成中国最大的油梨基地。油梨果肉含糖率极低，为香蕉含糖量的1/5，是糖尿病人难得的高脂低糖食品。而用果皮泡水饮用，对糖尿病有缓解作用。

生姜汁 温经散寒

【材料】生姜4片（2厘米厚），饮用水200毫升，蜂蜜适量。

【做法】❶将生姜去皮，切成块状；❷将切好的生姜和饮用水一起放入榨汁机榨汁；❸在榨好的果汁内放入适量蜂蜜即可。

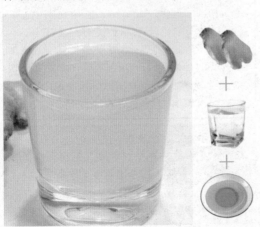

养生功效 无论是蒸鱼做菜，还是调味作料，生姜绝对是桌上不可缺席的一味食材，其辛辣滋味可去鱼腥、除膻味，菜汤加姜还可以祛寒和中，味道清香。有民谚"饭不香，吃生姜"，就是说，当吃饭不香或饭量减少时吃上几片姜或者在菜里放上一点姜，能够改善食欲，增加饭量。胃溃疡、虚寒性胃炎、肠炎以及风寒感冒也可服生姜以散寒发汗、温胃止吐、杀菌镇痛。

此款果汁能够改善食欲，温胃止吐。

贴心提示 产后的女性坐月子时，餐餐以姜醋佐膳，有利体质复原及喂养婴儿。另外，姜水洗浴还可以防风湿头痛。产妇可以试用姜片煲水洗头洗澡，甚至洗脸洗手，因为姜片可以驱寒，用姜煲水进行洗浴，可以防风湿和偏头痛。

苹果汁 维持体内酸碱度平衡

【材料】苹果2个，饮用水200毫升。

【做法】❶ 将苹果洗净去核，切成块状；❷ 将切好的苹果和饮用水一起放入榨汁机榨汁。

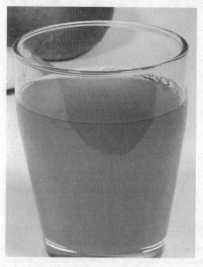

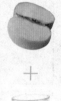 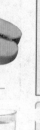

养生功效 在民间利用熟苹果治疗腹泻非常普遍。因为苹果中富含的果胶，是一种能够溶于水的膳食纤维，不能被人体消化。果胶能在肠内吸附水分，使粪便变得柔软而容易排出。其实果胶还具有降低血浆胆固醇水平、刺激肠内益生菌群的生长、消炎和刺激免疫的功能。另外，熟苹果所含的碘是香蕉的8倍，是橘子的13倍，因此熟苹果也是防治大脖子病的最佳水果之一。苹果在体内能够起到中和酸碱度的作用，从而增强免疫力。

此款果汁能够降低胆固醇，提高免疫力。

贴心提示 吃熟苹果可防治嘴唇生热疮、牙龈发炎、舌裂等内热现象。其方法是：将苹果连皮切成6~8瓣，放入冷水锅内煮，待水开后，将苹果取出，连皮吃下。每天一次，每次一个，连吃7~10个可愈。此法还有润肠通便的功效。经患者多次实验，见效很快。

莲藕汁 治疗吐血、咯血

【材料】莲藕6厘米长，饮用水200毫升。

【做法】❶ 将莲藕洗净去皮，切成丁；❷ 将切好的莲藕和饮用水一起放入榨汁机榨汁。

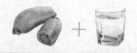

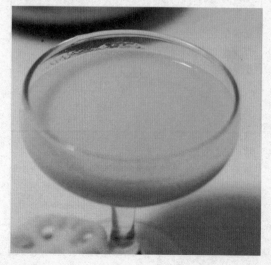

养生功效 中医认为，生藕性寒，甘凉入胃，可消瘀凉血、清烦热，止呕渴。适用于烦渴、酒醉、咳血、吐血等症。熟藕，其性也由凉变温，有养胃滋阴、健脾益气的功效，是一种很好的食补佳品。在平时食用藕时，人们往往除去藕节不用，其实藕节是一味止血良药，专治各种出血如吐血、咳血、尿血、便血、子宫出血等症。民间常用藕节六七个，捣碎加适量红糖煎服，用于止血，疗效甚佳。此款果汁能够预防和治疗吐血、咯血症状。

贴心提示 对于缺铁性贫血的人来说，提高铁的吸收率是非常重要的。莲藕含铁量较高，难得的是维生素C含量在蔬菜水果里名列前茅，能够很好地促进铁吸收，对于缺铁性贫血的人的来说是难得的佳品。

莲藕橙汁 舒缓情绪，预防溃疡

【材料】莲藕6厘米长，橙子1个，饮用水200毫升。

【做法】❶将莲藕洗净去皮，切成块状；❷将橙子去皮，切成块状；❸将准备好的莲藕、橙子和饮用水一起放入榨汁机榨汁。

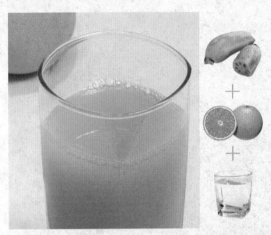

养生功效 藕含丰富的单宁酸，具有收敛性和收缩血管的功能。生食鲜藕或挤汁饮用，对咳血、尿血等起辅助治疗作用。莲藕还含有丰富的食物纤维，可治疗便秘。生藕500克连皮捣汁加白糖100克，搅匀成汁，随时开水冲服，治疗胃溃疡出血有较好的疗效。

此款果汁能够缓解紧张情绪。

贴心提示 藕粉的制作：将新鲜莲藕洗净，用捣碎机捣碎磨浆。然后将藕浆盛在布袋里，下接缸或盆等容器，用清水往布包里冲洗，边冲边翻动藕渣，直到藕渣内的藕浆洗净为止。将冲洗出的沙沉淀出去，中层的粉浆放在另一个容器内，加清水搅稀，再沉淀。反复一两次，除净藕粉中的细藕渣和泥沙。经漂洗而沉淀的藕粉用细纱布包好，用绳吊起，经约12小时，沥干即成。

柚子柠檬汁 消炎祛痘，清肠润喉

【材料】柚子4片，柠檬1个，饮用水200毫升。

【做法】❶将柚子去皮去子，切成块状；❷将柠檬去皮，切成块状；❸将准备好的柚子、柠檬和饮用水一起放入榨汁机榨汁。

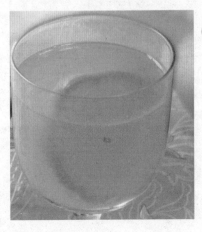

养生功效 柠檬是最有药用价值的水果之一。由于它富含维生素C、柠檬酸、苹果酸、高量钠元素和低量钾元素，对人体十分有益。除了减肥去痘痘以外，对支气管炎、鼻炎、咽炎、泌尿系统感染、结膜炎等都有很好的治疗作用。柠檬口味宜人，直接食用可以补充人体水分和维生素C。因为它的热量低，而且具有很强的收缩性，因此有利于减少脂肪，是减肥良药。

此款果汁能够清除痘印，消除多余脂肪。

贴心提示 柠檬外用疗法：

（1）每天往鼻子里滴几滴柠檬汁可治疗鼻窦炎。

（2）柠檬直接敷用可治愈伤口。

（3）用柠檬摩擦手脚能治疗冻疮。

（4）柠檬可治蚊虫叮咬，驱赶蝇虫。

（5）用柠檬在痛处按摩可以减少神经痛。

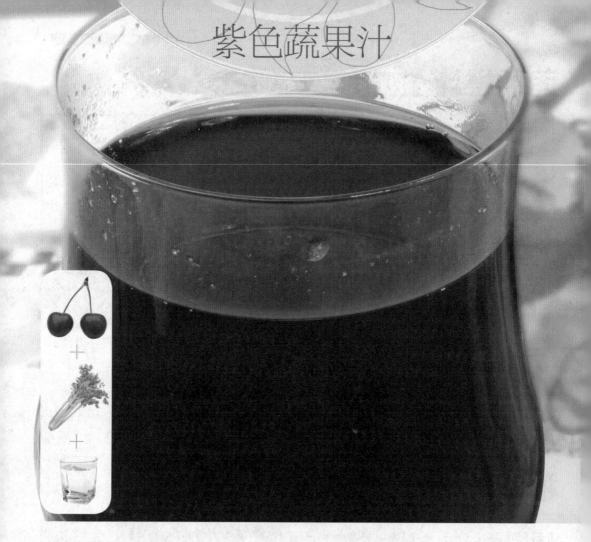

樱桃芹菜汁 生津止渴，健脾开胃 ○

【材料】樱桃10颗，芹菜半根，饮用水200毫升。

【做法】❶将樱桃洗净去核，取出果肉；将芹菜洗净切成块状；❷将准备好的樱桃、芹菜和饮用水一起放入榨汁机榨汁。

> 贴心提示 樱桃保存时最好保持在零下1℃的冷藏条件下；樱桃属浆果类，很容易损坏，所以一定要注意轻拿轻放；由于樱桃中含有一定量的氰苷，若食用过多会引起铁中毒或氰化物中毒，因此，不宜一次食用太多。若有轻度不适可用甘蔗汁来清热解毒。

> 养生功效 樱桃营养丰富，所含蛋白质、糖、磷、胡萝卜素、维生素C等均比苹果、梨高，能够美白又祛斑。樱桃不仅营养丰富，酸甜可口，而且医疗保健价值颇高。
>
> 芹菜中含有丰富的纤维，可以过滤人体内的废物，刺激身体排毒，有效对付由于身体毒素累积所造成的体表皮损，从而起到对抗痤疮的作用。芹菜清爽可口，味道清香鲜美，与肉类烹调可以提升鲜味。芹菜还有减肥作用，能帮助脂肪燃烧，并且能够细致皮肤。
>
> 此款果汁能够生津止渴，补益气血。

葡萄柳橙汁 补益气血，补充多种维生素 ◑

【材料】 葡萄10颗，柳橙半个，饮用水200毫升。

【做法】 ❶ 将葡萄洗净去皮去子，取出果肉；❷ 将柳橙去皮，切成块状；❸ 将准备好的葡萄、柳橙和饮用水一起放入榨汁机榨汁。

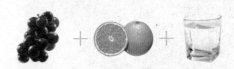

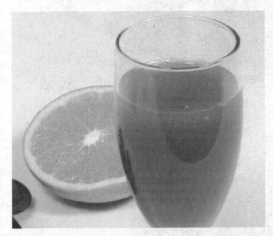

养生功效 葡萄含铁丰富，非常适宜贫血的女性食用。葡萄中富含维生素、矿物质、氨基酸，是体虚贫血者的佳品。身体虚弱、营养不良的人，多吃些葡萄有助于恢复健康。柳橙富含维生素、矿物质，为身体补充多种维生素。葡萄和柳橙相搭配，不仅有补益气血的功效，还能够及时补充维生素，增强抗病能力。

此款果汁可补益气血。

贴心提示 由于葡萄的含糖量很高，所以糖尿病人应特别注意忌食葡萄。而孕妇在孕期要提防糖尿病，因此孕妇食用葡萄应适量。

火龙果菠萝汁 消肿去湿，滋养肌肤 ◐

【材料】 火龙果1个，菠萝2片，饮用水200毫升。

【做法】 ❶ 将火龙果去皮，将果肉切成块状；❷ 将菠萝洗净切成块状；❸ 将切好的火龙果、菠萝和饮用水一起放入榨汁机榨汁。

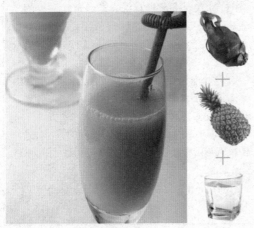

养生功效 火龙果有预防便秘，促进眼睛健康，增加骨质密度，帮助细胞膜形成，预防贫血和抗神经炎、口角炎，降低胆固醇，皮肤美白防黑斑的功效，还具有解除重金属中毒、抗自由基、防老年病变、瘦身、防大肠癌等功效。

菠萝富含维生素B_1，能促进新陈代谢，消除疲劳感，丰富的膳食纤维，还有助于消化。菠萝的酵素可以养颜美容。把新鲜的菠萝榨汁并煮开，冷却后擦洗粗糙的皮肤，长期坚持用，不仅能清洁滋润皮肤，还能防止暗疮的生长。菠萝配以益气补中、润燥解毒的蜂蜜结合成饮汁，有养肌润肤的功效，可保持血管与皮肤弹性，使皮肤更加鲜嫩，具有活力。

此款果汁能够驱走体内湿气，滋养肌肤。

贴心提示 红瓤火龙果中花青素含量较高，抗氧化、抗自由基、抗衰老的作用更强，最宜选用。

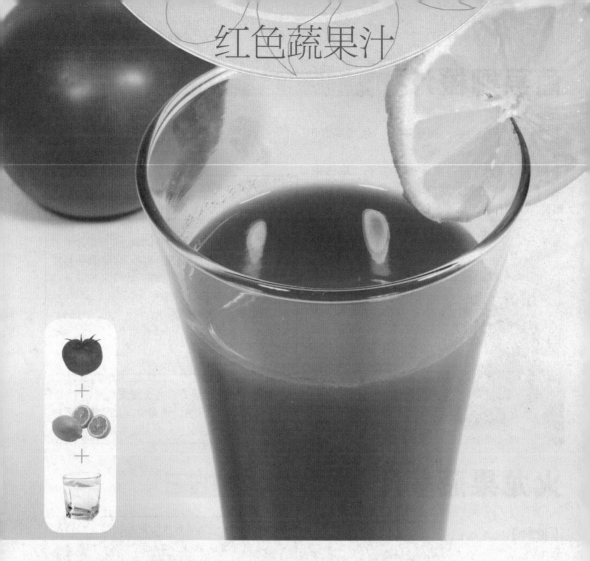

番茄柠檬汁 抗衰老，预防心血管疾病 ●

【材料】番茄1个，柠檬2片，饮用水200毫升。

【做法】❶将番茄洗净在沸水中浸泡10秒；剥去番茄的表皮并切成块状；将柠檬洗净切成块；❷将准备好的番茄、柠檬和饮用水一起放入榨汁机榨汁。

贴心提示 孕妇不要吃未成熟的番茄，因为青色的番茄含有大量的有毒番茄碱，食用后会出现恶心、呕吐、全身乏力等中毒症状，对胎儿的发育有害。

养生功效 番茄具有抗衰老、延年益寿的功效，这主要是因为它富含番茄红素。番茄红素对于心血管疾病的预防有着不错的功效。研究者发现，在动脉粥样硬化的发生和发展过程中，血管内膜中的脂蛋白氧化是极为重要的因素。而番茄红素则在降低脂蛋白氧化中发挥着极为重要的作用。

柠檬丰富的维生素C，配以番茄的番茄红素，不仅能够延缓衰老，预防心血管疾病，还可以赶走不良情绪。

此款果汁可有效预防心血管疾病。

草莓柳橙菠萝汁 　调整心情 ◐

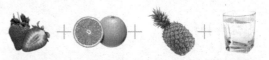

【材料】草莓8颗，柳橙半个，菠萝2片，饮用水200毫升。

【做法】❶将草莓去蒂洗净，切成块状；❷将柳橙去皮，分开；❸将菠萝洗净切成块状；❹将准备好的草莓、柳橙、菠萝和饮用水一起放入榨汁机榨汁。

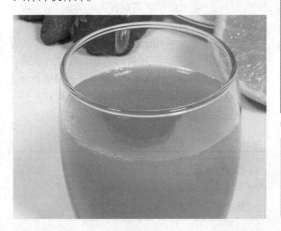

养生功效 菠萝属于热带水果，其丰富的维生素不仅能淡化面部色斑，使皮肤润泽、透明，还能有效去除角质，使皮肤呈现健康状态。

在洗澡水中加入少许菠萝汁更能滋润肌肤，尤其适用于皮肤粗糙的人。

另外，菠萝中还含有一种叫菠萝酶的物质，它能有效去除牙齿表面的污垢，令你的牙齿洁白如玉。

此款果汁能够调理情绪，美颜瘦身。

贴心提示 一般情况下，选择蔬菜和水果的首要原则是选当季的，草莓尤其如此，越早上市的水果价格越高，利益驱使一些果农采用激素、生长素等催熟未到自然成熟期的草莓。大量吃这样的草莓对人体有害。

西瓜草莓汁 　抗氧化，缓解口干舌燥 ◐

【材料】西瓜2片，草莓10颗，饮用水100毫升。

【做法】❶将西瓜去皮去子，切成块状；将草莓洗净去蒂，切成块状；❷将准备好的西瓜、草莓和饮用水一起放入榨汁机榨汁。

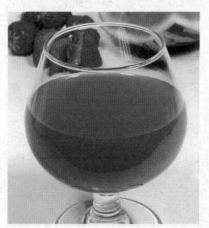

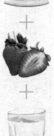

养生功效 西瓜含有丰富的L-瓜氨酸，能控制健康血压。L-瓜氨酸一旦进入体内，会转换为另一种氨基酸——L-精氨酸。但是，直接食用补充L-精氨酸的膳食会使人（特别是患高血压的成人）感到恶心、肠胃不适、腹泻。高血压和动脉硬化患者，尤其是老年人和患有Ⅱ型糖尿病等慢性疾病的人都会体验到无论是合成或天然（西瓜）形式的L-瓜氨酸的神奇疗效。

草莓中所含的植物营养素（尤其是花青素和鞣花酸）具有抗氧化和抗炎的功效。草莓汁、草莓提取液、草莓冻干粉、鞣花酸制品都表现出抗氧化活性，并可能降低患心血管疾病的风险。

此款果汁能够消暑去燥，保持肌肤水嫩。

贴心提示 在吃西瓜时，用瓜汁擦擦脸，或把西瓜切去外面的绿皮，用里面的白皮切薄片贴敷15分钟，可以使皮肤保持清新细腻、洁白、健康。

草莓甜椒圣女果汁 抗氧化，预防癌症

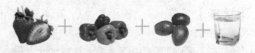

【材料】草莓6颗，甜椒1个，圣女果4个，饮用水200毫升。

【做法】❶将草莓洗净去蒂，切成块状；将甜椒洗净去子，切成块状；将圣女果洗净，切成两半；❷将准备好的草莓、甜椒、圣女果和饮用水一起放入榨汁机榨汁。

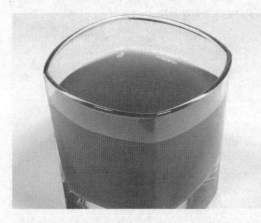

养生功效 研究显示，长期把草莓、圣女果混在一起吃，患癌症概率将降低52%。圣女果中的番茄红素不仅保护人体细胞，还能与草莓中的活性剂结合，有效抵抗致癌物质。专家说，圣女果混搭甜椒也有抗癌功效。甜椒是非常适合生吃的蔬菜，含丰富的维生素C和B族维生素及胡萝卜素，可抗白内障、心脏病和癌症。越红的甜椒营养越多，所含的维生素C远胜于其他柑橘类水果，所以较适合生吃。三者混合制成的饮料不仅有很强的抗氧化功效，还能预防和治疗癌症。

贴心提示 圣女果未红时不可食用，因为未完全成熟的果实含番茄碱，会引起中毒。不宜大量空腹食用圣女果，否则会引起胃部不适。

南瓜核桃汁 补充身体能量

【材料】南瓜4片，饮用水200毫升，核桃仁适量。

【做法】❶将南瓜洗净去皮，切成块状；❷将切好的南瓜放入锅内蒸熟；❸将蒸好的南瓜和核桃仁、饮用水一起放入榨汁机榨汁。

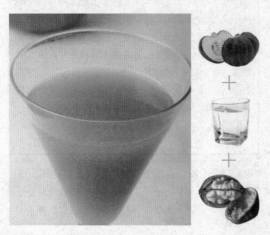

养生功效 核桃不仅是最好的健脑食物，又是神经衰弱的治疗剂。患有头晕、失眠、心悸、健忘、食欲不振、腰膝酸软、全身无力等症状的老年人，每天早晚各吃1~2个核桃仁，即可起到滋补治疗作用。

此款果汁尤其适于体能下降的老年人。

贴心提示 核桃的挑选：

（1）看，核桃个头要均匀，缝合线紧密。外壳白、光洁的好。发黑、泛油的多数为坏果。

（2）闻，拿几个核桃放鼻子底下闻一闻。陈果、坏果有明显的哈喇味。

（3）摸，就是拿一个核桃掂掂重量，轻飘飘的没有分量，多数为空果、坏果。

（4）听，把核桃从1尺高左右扔在硬地上听声音。空果会发出像破乒乓球一样的声音。

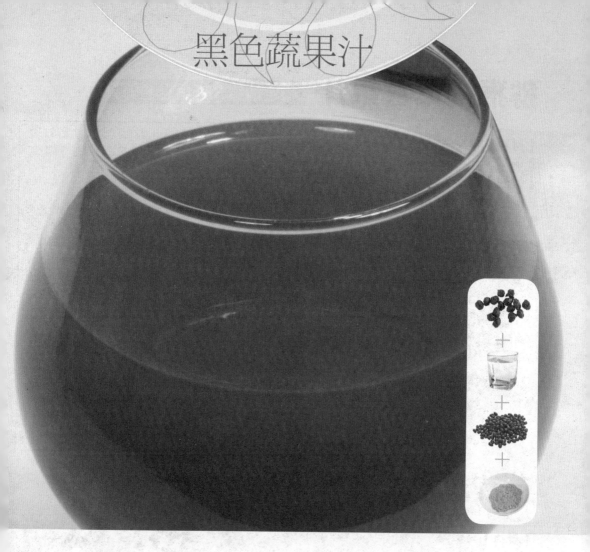

黑色蔬果汁

红豆乌梅核桃汁 　清热利胆，抗衰老 ●

【材料】无核乌梅6颗，饮用水200毫升，红豆、核桃粉适量。

【做法】❶将红豆洗净，浸泡3小时以上；❷将准备好的乌梅、红豆、核桃粉和饮用水一起放入榨汁机榨汁。

养生功效　乌梅中所含之柠檬酸，在体内能量转换中可使葡萄糖的效力增加10倍，以释放更多的能量消除疲劳；乌梅还有抗辐射作用；乌梅能使唾液腺分泌更多的腮腺激素，腮腺激素有使血管及全身组织年轻化的作用；乌梅并能促进皮肤细胞新陈代谢，有美肌美发效果。

红豆有补血、利尿、消肿、促进心脏活化等功效。另外其纤维有助排泄体内盐分、脂肪等废物，在瘦腿方面有很大效果。

核桃中含有大量脂肪和蛋白质，而且这种脂肪和蛋白质极易被人体吸收。经常吃些核桃，既能强壮身体，又能赶走疾病的困扰。

此款果汁能够护肝利胆，健脑。

贴心提示　好的乌梅乌黑油亮，表面挂有白霜，酸甜适口。所有产地中以新疆乌梅质量较好。

猕猴桃桑葚果汁 稳定情绪，延缓衰老 ○

【材料】猕猴桃2个，桑葚8颗，饮用水200毫升。

【做法】❶ 将猕猴桃去皮，切成块状；❷ 将桑葚去蒂洗净；❸ 将准备好的猕猴桃、桑葚和饮用水一起放入榨汁机榨汁。

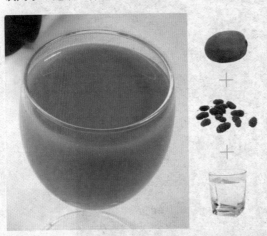

养生功效 猕猴桃中含有的血清促进素具有稳定情绪、镇静心情的作用。另外它所含的天然肌醇，有助于脑部活动，因此能帮助忧郁之人走出情绪低谷。

在世界长寿之乡黑海之滨的亚沙巴赞山区，人们大多能活到140岁以上，而且精力旺盛，健壮如牛，其中一条很重要的奥秘，就是生活在这里的人每天早、中、晚都要喝上两碗桑葚汁。可见，桑葚对于人类的强身健体，延年益寿有很大关系。

此款果汁能够促进血液循环，延缓衰老。

贴心提示 猕猴桃不要与牛奶同食，因为维生素C易与奶制品中的蛋白质凝结成块，不但影响消化吸收，还会使人出现腹胀、腹痛、腹泻。

芹菜桑葚大枣汁 益气补血，平补阴阳 ○

【材料】草莓6颗，甜椒1个，圣女果4个，饮用水200毫升。

【做法】❶ 将芹菜洗净切成块状；将桑葚去蒂洗净；将买来的无核枣切成块状；❷ 将准备好的芹菜、桑葚、大枣和饮用水一起放入榨汁机榨汁。

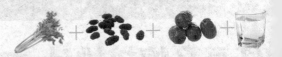

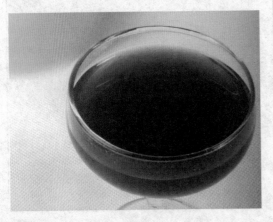

养生功效 桑葚有改善皮肤血液供应、营养肌肤、使皮肤白嫩及乌发等作用，并能延缓衰老。桑葚是中老年人健体美颜、抗衰老的佳果与良药。常食桑葚可以促进血红细胞的生长，防止白细胞减少，并对治疗糖尿病、贫血、高血压等病症具有辅助功效。

大枣中充足的维生素C能够促进身体发育、增强体力、减轻疲劳。大枣含维生素E，有抗氧化、抗衰老等作用。

此款果汁能够补益气血，平补阴阳。

贴心提示 桑葚具有天然生长、无任何污染的特点，所以又被称为"民间圣果"。

黑加仑牛奶汁　预防痛风、关节炎

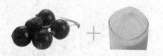

【材料】黑加仑15颗，牛奶200毫升。

【做法】❶将黑加仑洗净；❷将黑加仑和牛奶一起放入榨汁机榨汁。

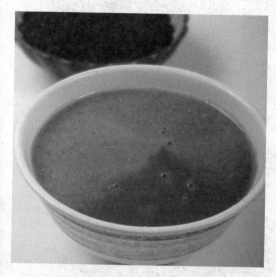

养生功效 目前已经知道的黑加仑的保健功效包括预防痛风、贫血、水肿、关节炎、风湿病、口腔和咽喉疾病、咳嗽等。黑加仑中丰富的矿物质和维生素C，保持并协调了人体组织的pH值，维持了血液和其他体液的碱性特殊特征。黑加仑所含的生物类黄酮作为延缓衰老的物质其作用仅次于维生素E。黑加仑对于降低血压、软化血管、降低血脂，预防和治疗心血管疾病亦有作用，并且还有较强的防癌抗癌作用。同时还有美容、减肥的作用。

此款果汁能够预防关节疾病。

贴心提示 黑加仑对于痛风、关节炎有预防和辅助治疗的作用，尤其适合更年期女性、中老年人食用。

桑葚牛奶汁　减少皱纹，预防动脉硬化

【材料】桑葚15颗，牛奶200毫升。

【做法】❶将桑葚去蒂洗净；❷将洗好的桑葚和牛奶一起放入榨汁机榨汁。

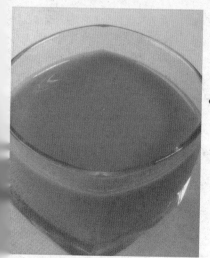

养生功效 桑葚能够补益肝肾，滋阴养血，对乌发、息风，清肝明目，解酒，改善睡眠，提高人体免疫力，延缓衰老，美容养颜，降低血脂，防癌有特效。桑葚能增强抗寒、耐劳能力，延缓细胞衰老，防止血管硬化，以及提高机体免疫功能等。

牛奶味甘性微寒，具有滋润肺胃、润肠通便、补虚的作用，适用于各年龄层次人群。

此款果汁能够减少皱纹，提高免疫力。

贴心提示 未成熟的桑葚不能吃。少年儿童不宜多吃桑葚。因为桑葚内含有较多的胰蛋白酶抑制物——鞣酸，会影响人体对铁、钙、锌等物质的吸收。脾虚者不宜吃桑葚。桑葚含糖量高，糖尿病人也应忌食。

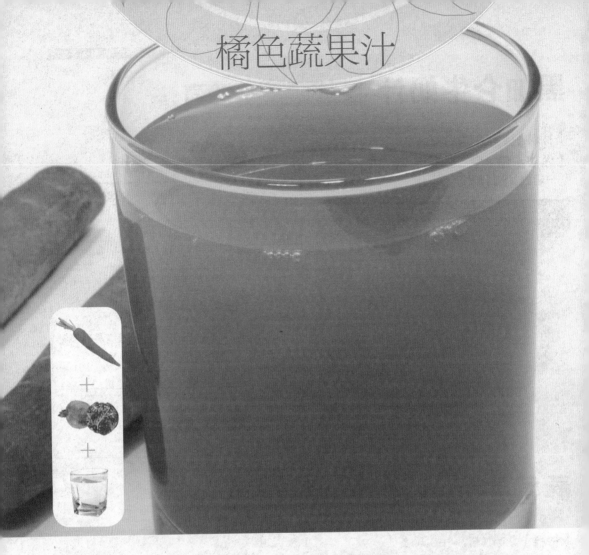

橘色蔬果汁

胡萝卜番石榴汁 提高免疫力，改善肤色 ○

【材料】胡萝卜半根，番石榴1个，饮用水200毫升。

【做法】❶将胡萝卜去皮洗净，切成块状；❷将番石榴洗净，切成块状；❸将切好的胡萝卜、番石榴和饮用水一起放入榨汁机榨汁。

养生功效 胡萝卜素可以修护及巩固细胞膜，防止病毒乘隙入侵，这是提升人体免疫能力最实际有效的做法。胡萝卜素附着呼吸道上形成一个保护膜，如此便可以有效隔离病原体对呼吸道黏膜细胞的伤害。

番石榴具有防止细胞遭受破坏而导致的癌病变，避免动脉粥样硬化的发生，抵抗感染病等功效。还能维持正常的血压及心脏功能。它能够有效地补充人体缺失的或容易流失的营养成分。番石榴含纤维高，能有效地清理肠道，对糖尿病患者有独特的功效。

此款果汁能够增强免疫力，改善肤色。

贴心提示 胡萝卜的保鲜：把胡萝卜放进冰箱前先切掉顶上绿色的部分。把胡萝卜放进塑料袋里，放在冷藏室最冷的那格，并远离苹果、梨、土豆等会释放乙烯的催熟蔬果。

胡萝卜菠萝番茄汁 开胃助消化

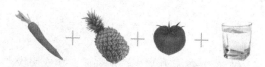

【材料】胡萝卜半根，菠萝2片，番茄1个，饮用水200毫升。

【做法】❶将胡萝卜去皮洗净，切成块状；将菠萝洗净切成块状；将番茄洗净，在沸水中浸泡10秒；剥去番茄的表皮并切成块状；❷将切好的胡萝卜、菠萝、番茄和饮用水一起放入榨汁机榨汁。

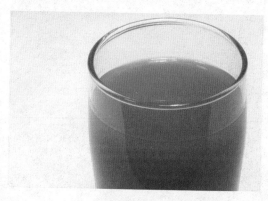

养生功效 番茄内含有丰富的苹果酸和柠檬酸等有机酸，它们能促进胃液分泌，帮助消化，调整胃肠功能。日常生活中，各种聚餐、酒局频频，胃肠不堪重负，人也特别容易疲劳、烦躁不安，这时候如果能吃点番茄制品做的菜就能缓解这些不适症状。

此款果汁能够增加食欲，预防便秘。

贴心提示 挑选番茄的时候，一定不要挑选有棱角的那种，也不要挑选拿着感觉分量很轻的，因为这种番茄都不是自然长熟的，而是使用了催红剂。那种表面具有一层淡淡的粉一样的感觉，并且蒂部圆润，就是最沙最甜的了，制作果汁时也是最好用的。

木瓜柳橙鲜奶汁 丰胸美体，养颜焕白

【材料】木瓜半个，柳橙1个，鲜奶200毫升。

【做法】❶将木瓜洗净去皮去瓤，切成块状；将柳橙去皮，分开；❷将切好的木瓜和柳橙、鲜奶一起放入榨汁机榨汁。

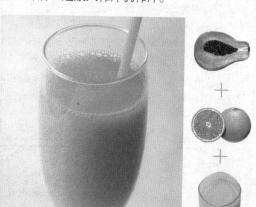

养生功效 木瓜所含的蛋白分解酵素，可以补偿胰脏和肠道的分泌，补充胃液的不足，有助于分解蛋白质和淀粉，是消化系统的免费长工。

木瓜含有胡萝卜素和丰富的维生素C，它们有很强的抗氧化能力，帮助机体修复组织，消除有毒物质，增强人体免疫力。木瓜中维生素C的含量非常高，能促进肌肤代谢，帮助溶解毛孔中的脂肪及老化角质，让肌肤显得更清新白皙。

此款果汁能够丰胸美体，改善肤色。

贴心提示 木瓜茶也能起到丰胸美体的作用。泡木瓜茶以选用圆形未熟的雌性果为佳，把一头切平做壶底，把另一头切开，掏出种子后直接放入茶叶，再把切去的顶端当成盖子盖上，过几分钟就可品尝到苦中带甜、充满木瓜清香的木瓜茶了。

胡萝卜雪梨汁 抗氧化，清热润肺 ○

【材料】胡萝卜1根，雪梨1个，柠檬2片，饮用水200毫升。

【做法】❶将胡萝卜洗净去皮，切成块状；将雪梨洗净去核，切成块状；将柠檬洗净，切成块状；❷将准备好的胡萝卜、雪梨、柠檬和饮用水一起放入榨汁机榨汁。

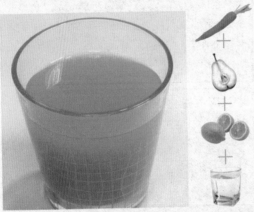

养生功效 胡萝卜中含蛋白质，脂肪、碳水化合物，粗纤维，钙、磷、铁，挥发油等成分。胡萝卜中的β-胡萝卜素是维生素A的来源，这种成分的合成使胡萝卜具有很强的抗氧化作用。

梨中含有糖体、鞣酸、多种维生素及微量元素等成分，具有祛痰止咳、降血压、软化血管壁等功效。梨中含果胶丰富，有助于胃肠和消化功能，促进大便的排泄，增进食欲。

此款果汁能够抗氧化，清肠润肺。

贴心提示 胡萝卜的选择：胡萝卜的颜色越深，所含的胡萝卜素就越多。避免选那些开裂和分叉的胡萝卜。

木瓜汁 排毒清肠，减掉小肚腩 ○

【材料】木瓜半个，饮用水200毫升。

【做法】❶将木瓜洗净去瓤，切成块状；❷将切好的木瓜和饮用水一起放入榨汁机榨汁。

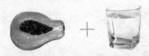

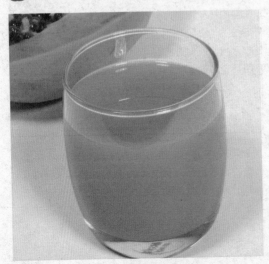

养生功效 木瓜中含有大量的木瓜果胶，是天然的洗肠剂，可以带走肠胃中的脂肪、杂质等，起到天然的清肠排毒作用。空腹的时候吃木瓜，木瓜果胶可以带走肠道里面的杂质和滞留的脂肪。木瓜蛋白酶也可以分解肠道里面和肠道周围的脂肪，腹部的脂肪被逐步分解了，人体内各部位的脂肪不断被人体利用分解，这样，就起到了减肥的作用。

此款果汁有利于减肥塑身。

贴心提示 木瓜蛋白酶可以用来把鸡肉分解成水状，然后经过干燥后可以做成鸡精，木瓜蛋白酶还可以用来分解虾、鱼类等做成各种调料，可以分解大豆做成各种规格蛋白粉等。

柠檬汁 强化记忆力

【材料】柠檬2个，饮用水200毫升。

【做法】❶将柠檬去皮，切成块状；❷将切好的柠檬和饮用水一起放入榨汁机榨汁。

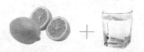

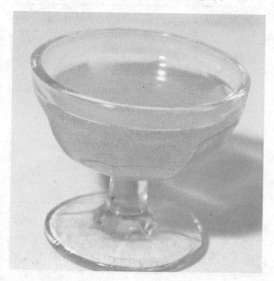

养生功效 根据美国最新研究报告显示，维生素C和维生素E的摄取量达到均衡标准，有助于强化记忆力，提高思考反应灵活度，是现代人增强记忆力的饮食参考。专家建议，柠檬是具有抗氧化功效的水溶性维生素C类的食物，因此一天一杯柠檬汁有助于保持记忆力，且对身体无任何副作用，是日常生活中随手可得的健康食品。

此款果汁不仅能够抗氧化，更能强化记忆力。

贴心提示 将1~1.5千克柠檬鲜果裸置于冰箱或居室内，对清除冰箱或居室中异味可起较好的作用；切片放于泡菜坛中，可以使泡菜清脆爽口。

胡萝卜汁 消除身体浮肿

【材料】胡萝卜2根，饮用水200毫升，蜂蜜适量。

【做法】❶将胡萝卜洗净去皮，切成块状；❷将切好的胡萝卜放入榨汁机榨汁；❸在榨好的果汁内加入适量蜂蜜搅拌均匀即可。

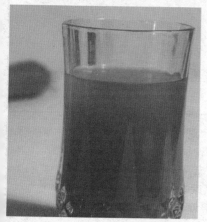
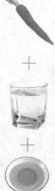

养生功效 一些行业的从业者，如美容美发业者、印刷厂员工、洗衣店老板、修车厂技师，都会接触许多对身体有害的化学药剂，胡萝卜可帮其排毒。胡萝卜中含有的琥珀酸钾有降血压效果，其中的槲皮苷则可促进冠状动脉的血流量，对于心肺功能弱、末梢循环差、容易出现下半身浮肿的人，可达到加强循环，将滞留于细胞中多余的水分排出的功效。

此款果汁能够帮助排毒，适用于经常接触化学药剂的人。

贴心提示 细小的胡萝卜含糖更多，味道更甜，口感也脆一些。其中，紫色胡萝卜含有番茄红素最多，营养价值最高；红色细胡萝卜的胡萝卜素和番茄红素也比较多，营养排名居第二；而橙黄色胡萝卜的口感和营养都差一些。所以，挑选细小型、颜色呈紫红色的胡萝卜为佳。

石榴香蕉山楂汁 治疗腹泻和痢疾

【材料】石榴1个，香蕉1根，无核山楂4个，饮用水200毫升。

【做法】❶将石榴去皮，取出果实；❷剥去香蕉的皮，切成块状；❸将山楂洗净，切成片；❹将准备好的石榴、香蕉、山楂和饮用水一起放入榨汁机榨汁。

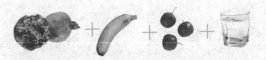

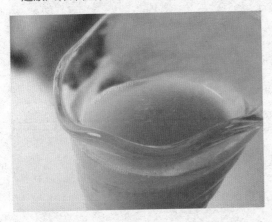

养生功效 石榴味酸，含有生物碱、熊果酸等，有明显的收敛作用，能够涩肠止血，加之其具有良好的抑菌作用，所以是治疗痢疾、泄泻、便血及遗精、脱肛等病症的良品。石榴皮有明显的抑菌和收敛功能，能使肠黏膜收敛，使肠黏膜的分泌物减少，所以能有效地治疗腹泻、痢疾等症，对痢疾杆菌、大肠杆菌有较好的抑制作用。

此款果汁能够有效治疗腹泻、痢疾。

贴心提示 香蕉含有丰富的淀粉质，体胖的人要少吃。香蕉的含钾量较高，患有肾炎或肾功能欠佳的人不宜食用。

木瓜菠萝汁 防治头昏眼花

【材料】木瓜半个，菠萝2片，饮用水200毫升。

【做法】❶将木瓜洗净去皮去瓤，切成块状；❷将菠萝洗净，切成块状；❸将切好的木瓜、菠萝和饮用水一起放入榨汁机榨汁。

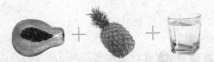

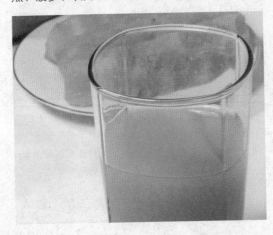

养生功效 菠萝成分中的酸丁酯，具有刺激唾液分泌及促进食欲的功效。同时菠萝对于预防头眼昏花有很好功效。此外，菠萝中的糖分能够迅速补充身体所需能量。

此款果汁能够缓解晕病症状。

贴心提示 菠萝虽然好吃，但其酸味强劲且具有凉身的作用，因此并非人人适宜。患低血压、内脏下垂的人应尽量少吃菠萝，以免加重病情；怕冷、体弱的女性朋友吃菠萝最好控制在半个以内，太瘦或想增胖者也不宜多吃。

火龙果芝麻橙汁　预防都市富贵病

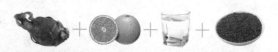

【材料】火龙果1个，橙子半个，饮用水200毫升，芝麻适量。

【做法】❶剥去火龙果的皮，将果肉切成块状；❷将橙子去皮，切成块状；❸将准备好的火龙果、橙子、芝麻和饮用水一起放入榨汁机榨汁。

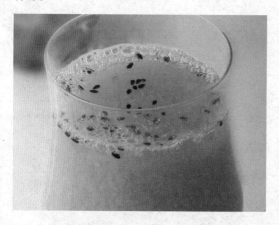

养生功效　火龙果作为一种低热量、高纤维的水果，其食疗作用就不言而喻了，经常食用火龙果，能降血压、降血脂、润肺、解毒、养颜、明目，对便秘和糖尿病有辅助治疗的作用，低热量、高纤维的火龙果也是那些想减肥养颜的人们最理想的食品，可以防止"都市富贵病"的蔓延。

此款果汁能够增强抵抗力，预防富贵病。

贴心提示　火龙果越重，说明汁越多、果肉越丰满，所以购买火龙果时应用手掂量每个火龙果的重量，选择越重的越好。表面红色的地方越红越好，绿色的部分越绿的越新鲜。

柠檬红茶汁　健脑提神，集中注意力

【材料】柠檬一个，红茶200毫升。

【做法】❶将柠檬去皮，切成块状；❷将切好的柠檬和红茶一起放入榨汁机榨汁。

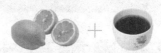

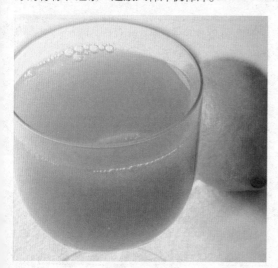

养生功效　经由医学实验发现，红茶中的咖啡碱可以通过刺激大脑皮质来兴奋神经中枢，促成提神、思考力集中，进而使思维反应更加敏锐，记忆力增强；它也对血管系统和心脏具兴奋作用，强化心搏，从而加快血液循环以利新陈代谢，同时又促进发汗和利尿，由此双管齐下加速排泄乳酸（使肌肉感觉疲劳的物质）及其他体内老废物质，达到消除疲劳的效果。

此款果汁能够集中注意力，提高反应能力。

贴心提示　红茶有抗菌消炎的作用，并能预防感冒。红茶中黄酮类化合物具有杀除食物有毒菌、使流感病毒失去传染力等抗菌作用。

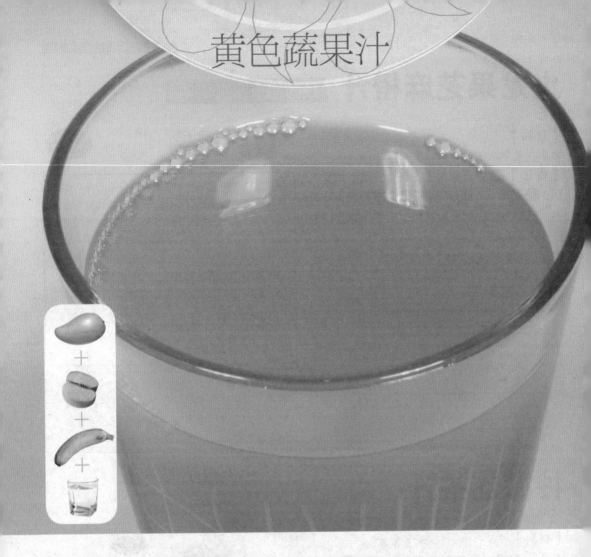

黄色蔬果汁

杧果苹果香蕉汁 　温润肠道，帮助消化 ⦿

【材料】杧果、苹果、香蕉各一个，饮用水200毫升。

【做法】❶ 将杧果去皮去核切块；将苹果洗净去核切块；剥去香蕉的皮和果肉上的果络，切块；❷ 将切好的杧果、苹果、香蕉和饮用水一起放入榨汁机榨汁。

养生功效 杧果兼有桃、杏、李和苹果等的滋味，如盛夏吃上几个，能生津止渴，消暑舒神。

苹果性平味甘酸、微咸，具有生津润肺、止咳益脾、和胃降逆的功效。苹果富含的多种维生素能够有效促进食物的消化吸收。

杧果、香蕉、苹果，这三种水果都含有丰富的维生素C和纤维质，能促进代谢，净化肠道，所以多喝这三种水果榨的汁可以让肤质白里透红，水水嫩嫩，更棒的是它也有不错的瘦身效果。

此款果汁能够润肠通便，排出毒素。

贴心提示 蔬菜水果在食用之前，要注重清洗的方法，最好的方法是以流动的清水洗涤蔬果，借助水的清洗及稀释能力，可把残留在蔬果表面上的部分农药去除。

菠萝圆白菜青苹果汁 补充维生素，美白养颜 ◯

【材料】菠萝4片，圆白菜2片，青苹果1个，饮用水200毫升。

【做法】❶ 将菠萝洗净，切成块状；将圆白菜洗净切碎；将苹果洗净去核，切成块状；❷ 将切好的菠萝、圆白菜、苹果和饮用水一起放入榨汁机榨汁。

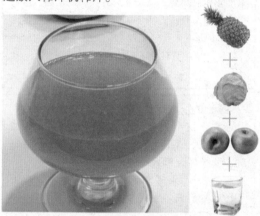

养生功效 菠萝是拯救各种问题肌肤的天使，菠萝中的菠萝酵素是天然的分解蛋白质高手，还能溶解血管中的纤维蛋白及血栓，真正让身体做到由内而外的调节。也就是说食用菠萝不仅可以清洁肠道、帮助调节肤色，还有很强的分解油腻、减肥的作用。

据研究发现，未成熟苹果中所含有的多酚类含量高于成熟苹果10倍之多。这种神奇的"苹果酚"具有以下四种功效：抗氧化的作用，保持食物新鲜；消除鱼腥味，口臭等异味；预防蛀牙；抑制黑色素酵素的产生。

此款果汁能够补充维生素，瘦身美白。

贴心提示 皮肤瘙痒性疾病、眼部充血患者忌食。圆白菜含有粗纤维量多，且质硬，故脾胃虚寒、泄泻以及脾弱者不宜多食。

橙子柠檬汁 加速新陈代谢，调理气色 ◯

【材料】橙子1个，柠檬2片，饮用水200毫升。

【做法】❶ 将橙子去皮，切成块状；❷ 将柠檬洗净，切成块状；❸ 将切好的橙子、柠檬和饮用水一起放入榨汁机榨汁。

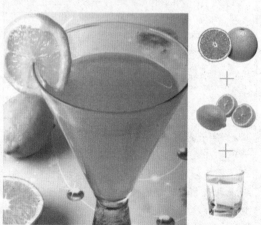

养生功效 感觉炎热烦躁时，饮用柠檬汁可带来清新的感受，帮助澄清思绪。柠檬酸具有防止、消除皮肤色素沉着的作用，是制作柠檬香脂、润肤霜和洗发剂的重要工业原料。如果经常使用一些含铅的化妆品，时间久了对皮肤健康不利，容易在皮肤上形成色素斑迹影响容颜。使用柠檬型润肤霜或润肤膏，则可以有效地破坏铅素在皮肤上发生化学反应，从而保持皮肤光洁细嫩。

此款果汁能够促进血液循环，改善肤质和气色。

贴心提示 将鲜柠檬两只，切碎用消毒纱布包扎成袋，放入浴盆中浸泡20分钟；也可以用半汤匙柠檬油代之，再放入温水至38～40℃，进行沐浴，大约洗10分钟，有助于清除汗液、异味、油脂，润泽全身肌肤。

杨桃汁 缓解感冒引起的咽痛 ●

【材料】杨桃1个，饮用水200毫升。

【做法】❶将杨桃洗净，切成片，剔除子；❷将切好的杨桃和饮用水一起放入榨汁机榨汁。

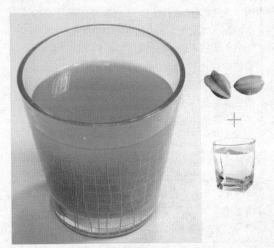

养生功效 杨桃果肉橙黄，肉厚汁多，对肠胃、呼吸系统疾病有一定辅助疗效。杨桃中含有对人体健康有益的多种成分，如碳水化合物、维生素A、维生素C，以及各种纤维质、酸素。杨桃的药用价值也很大，对口疮、慢性头痛、跌打伤肿痛的治疗有很好的功效。它含有的纤维质及酸素能解内脏积热，清燥润肠通大便，是肺、胃有热者最适宜食用的清热水果。另外，杨桃还是医治咽痛的能手。

此款果汁能够治疗感冒引起的咽痛。

贴心提示 杨桃可以分为甜、酸两种类型，前者清甜爽脆，适宜鲜吃或加工成杨桃汁、罐头，无论鲜吃或加工，这种杨桃的品质、风味都是相当好的；后者俗称"三稔"，果实大而味酸且带有涩味，不适合鲜吃，多用做烹调配料或蜜饯原料。

柳橙苹果汁 增强抵抗力 ●

【材料】柳橙、苹果各一个，饮用水200毫升。

【做法】❶将柳橙去皮，分开；❷将苹果洗净去核，切成块状；❸将准备好的柳橙、苹果和饮用水一起放入榨汁机榨汁。

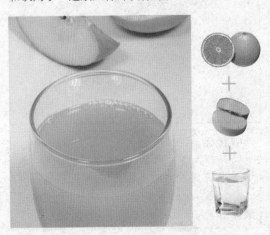

养生功效 苹果含糖、蛋白质、脂肪、各种维生素及磷、钙、铁等矿物质，还有果酸、奎宁酸、柠檬酸、鞣酸、胡萝卜素等。果皮含三十蜡烷。有安眠养神、补中焦、益心气、消食化积之特长。对消化不良、气壅不通症，榨汁服用，顺气消食。苹果能够使人们的神经更趋健全，内分泌功能更加合理，在促进皮肤的正常生理活动方面具有无法估量的益处。

此款果汁能够抗氧化，增强抵抗力。

贴心提示 面对多变的天气不小心着凉，有初期的感冒症状时，饮用富含维生素C的柳橙汁，除了能补充感冒时所需的维生素C外，也能让身体吸收果汁中的营养。同时，柳橙还能帮助身体吸收铁质。

第七章
瘦身养颜蔬果汁，健康美丽不求人

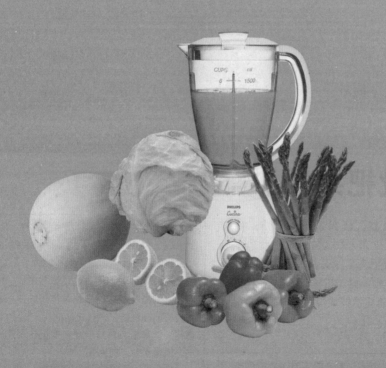

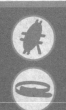

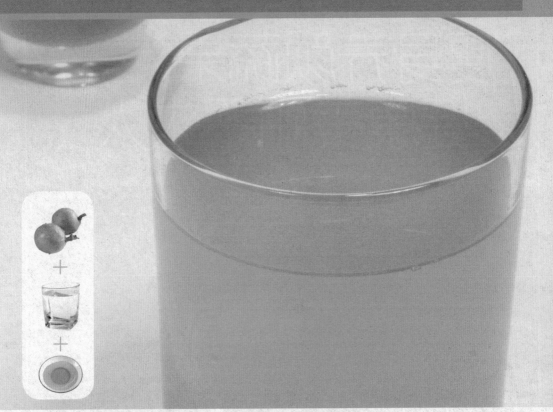

蜂蜜枇杷果汁 消脂润肤，润肠通便

【材料】枇杷8颗，饮用水200毫升，蜂蜜适量。

【做法】❶将枇杷洗净去皮去核；❷将枇杷果肉和饮用水一起放入榨汁机榨汁；❸在榨好的果汁内放入适量蜂蜜搅拌均匀即可。

养生功效 枇杷富含纤维素、果胶、胡萝卜素、苹果酸、柠檬酸、钾、磷、铁、钙及维生素A、B族维生素、维生素C。枇杷被称为"果之冠"，可促进食欲、帮助消化；也可预防癌症、防止皮肤老化。枇杷叶及枇杷核也是常用的中药材，枇杷叶具有清肺胃热、降气化痰功能，用于肺热干咳、胃痛、流鼻血、胃热呕吐；枇杷核则用于治疗疝气，消除水肿，利关节。

此款果汁能够扫清体内废弃物，排出毒素。

贴心提示 中医认为枇杷果实有润肺、止咳、止渴的功效。吃枇杷时要剥皮。除了鲜吃外，也可将枇杷肉制成糖水罐头，或将枇杷酿酒。

番茄牛奶蜜 瘦身美容，强健体魄

【材料】番茄1个，牛奶200毫升。

【做法】❶在番茄的表皮上划几道口子，在沸水中浸泡10秒；❷去掉番茄的皮，切成块状；❸将切好的番茄和牛奶一起放入榨汁机榨汁。

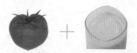

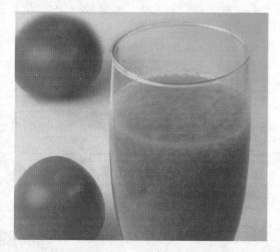

养生功效 番茄所含苹果酸、柠檬酸等有机酸，能促使胃液分泌，加强对脂肪及蛋白质的消化。增加胃酸浓度，调整胃肠功能，有助胃肠疾病的康复。所含果酸及纤维素，有助消化、润肠通便作用，可防治便秘。番茄含的胡萝卜素和维生素有祛雀斑、美容、抗衰老、护肤等功效。番茄汁还对消除狐臭有一定作用。番茄红素具有独特的抗氧化能力，能清除自由基，保护细胞，使脱氧核糖核酸及基因免遭破坏，能阻止癌变进程。

此款果汁能够抗氧化，预防便秘。

贴心提示 番茄红素对氧化反应敏感，经日光照射会损失，所以贮藏番茄制品时要尽量避光避氧，放置阴凉处。

葡萄柚香瓜柠檬汁 清肠开胃，利于减肥

【材料】葡萄柚1个，香瓜2片，柠檬片2片，饮用水100毫升。

【做法】❶将葡萄柚去皮去子，切成块状；❷将香瓜、柠檬片洗净，切成块状；❸将切好的葡萄柚、香瓜、柠檬片和饮用水一起放入榨汁机榨汁。

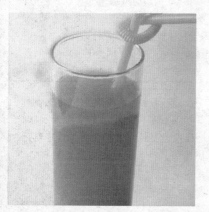

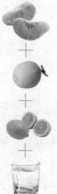

养生功效 葡萄柚酸性物质可以帮助消化液的增加，借此促进消化功能，而且营养也容易被吸收。此外，葡萄柚在减肥时被列为必食的水果，原因是它的含糖量少，减肥时食用葡萄柚以补充维生素C最适合不过了。

各种香瓜均含有苹果酸、葡萄糖、氨基酸、甜菜茄、维生素C等丰富的营养，对感染性高烧、干热口渴等，具有很好的疗效。多食用香瓜，有利于人体心脏、肝脏以及肠道系统的活动，能够促进人体内分泌以及造血功能。

多食用柠檬，也是有利于提升人体免疫能力和抵抗能力的。

此款果汁可改善肠胃功能，也是减肥佳饮。

贴心提示 柠檬味极酸，肝虚孕妇最喜食，故称益母果或益母子。柠檬中含有丰富的柠檬酸，因此被誉为"柠檬酸仓库"。

圣女果杧果汁 　降低血脂，轻松减肥

【材料】圣女果4个，杧果半个，饮用水200毫升。

【做法】①将圣女果清洗干净，去掉果蒂，切成小块；②将杧果清洗干净，去掉外皮和果核，切成小块；③将切好的圣女果、杧果和饮用水一起放入榨汁机榨汁。

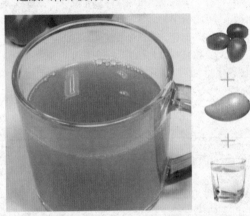

养生功效　圣女果中维生素PP的含量居果蔬之首，是保护皮肤、维护胃液正常分泌、促进红细胞生成的重要元素，对于肝病也具有辅助治疗的作用，同时还具有非常好的美容、防晒效果。同时由于圣女果味甘酸、性微寒，对便结、食肉过多、口渴口臭、胸膈闷热、喉咙肿痛者有益，食后症状都大有改善。

食用杧果具有益胃、解渴、利尿的功用，有助于消除水肿所造成的肥胖。成熟的杧果在医药上可作缓泻剂和利尿剂，种子则可作杀虫剂和收敛剂。

此款果汁能够强壮身体、瘦身排毒。

贴心提示　不宜大量生吃圣女果，尤其是脾胃虚寒及月经期间的妇女。如果只把圣女果当成水果吃补充维生素C，或盛夏清暑热，则以生吃为佳。

草莓蜜桃菠萝汁 　防治便秘，健胃健体

【材料】草莓4颗，蜜桃1个，菠萝2片，饮用水200毫升。

【做法】①将草莓洗净去蒂，切成块状；将蜜桃洗净去核，切成块状；将菠萝洗净，切成块状；②将切好的草莓、蜜桃、菠萝和饮用水一起放入榨汁机榨汁。

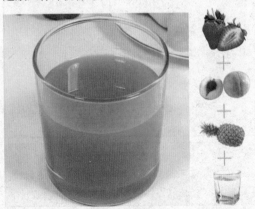

养生功效　草莓能够促进胃肠蠕动，改善便秘症状，预防痔疮以及肠癌的发生，同时还能有效地减轻体重，收到瘦身养颜的功效。

桃子富含胶质物，这类物质到大肠中能吸收大量的水分，可以达到预防便秘的效果，多吃桃子可以排毒，从而缓解因体内毒素堆积所引发的肥胖。

菠萝中所含的蛋白质分解酵素可以分解蛋白质以助消化，对于长期食用过多肉类和油腻食物的现代人来说，菠萝是一种非常合适的水果。

此款果汁能够减肥瘦身，活血化瘀，清热解暑。

贴心提示　草莓一定要清洗干净再吃，因为草莓容易受病虫害和微生物的侵袭，所以种植草莓的过程中，要经常使用农药。这些农药、肥料以及病菌等，很容易附着在草莓粗糙的表面上，如果清洗不干净，很可能引发腹泻，甚至农药中毒。

大蒜胡萝卜甜菜根汁 排出体内毒素，利尿减肥

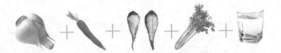

【材料】大蒜2瓣，胡萝卜半根，甜菜根1个，芹菜半根，饮用水200毫升。

【做法】❶将大蒜、胡萝卜去皮并切碎；❷将甜菜根、芹菜洗净并切碎；❸将准备好的大蒜、胡萝卜、甜菜根、芹菜、饮用水一起放入榨汁机榨汁。

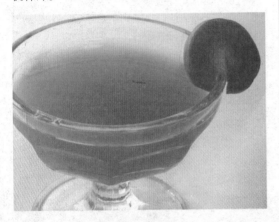

养生功效 大蒜能够有效抑制和杀死引起肠胃疾病的幽门螺杆菌等细菌病毒，清除肠胃有毒物质，刺激胃肠黏膜，促进食欲，加速消化，起到排毒清肠、预防肠胃疾病的作用。

胡萝卜中含有植物纤维，具有很强的吸水性，能够润燥通便，排出毒素。

甜菜根含有大量的纤维素和果胶成分，多食甜菜有助于肠胃蠕动，消除腹中过多的水分，缓解腹胀。

此款果汁能够排出体内毒素，科学减肥。

贴心提示 目前，大蒜已经成为人们日常生活中的美蔬和佳料，作为蔬菜与葱、韭菜并重，作为调料与盐、豉齐名，食用方式也多种多样。

番茄黄瓜饮 抗氧化，塑造完美体型

【材料】番茄1个，黄瓜半根，饮用水200毫升。

【做法】❶将番茄洗净，在其表皮上划几道口子；投入沸水中浸泡10秒后去皮并切成块状；将黄瓜洗净切成丁；❷将切好的番茄、黄瓜和饮用水一起放入榨汁机榨汁。

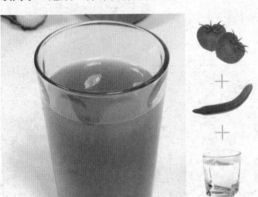

养生功效 番茄中的番茄红素能够抑制人体热量的摄取，减少脂肪积累，并补充多种维生素，保持身体均衡营养。饭前吃一个番茄，其中含有的食物纤维不为人体消化吸收，在减少米饭及高热量的菜肴摄食量的同时，阻止身体吸收食品中较多的脂肪。番茄红素是目前自然界中被发现的最强抗氧化剂，其清除自由基的功效远胜于其他类胡萝卜素和维生素E。它可以有效防治因衰老、免疫力下降引起的各种疾病。

此款果汁能够降低脂肪摄入量，保持体形。

贴心提示 番茄含有大量可溶性收敛剂等成分，与胃酸发生反应，凝结成不溶解的块状物，容易引起胃肠胀满、疼痛等不适症状，所以空腹时最好不要饮用此果汁。

葡萄柚杨梅汁 帮助燃烧脂肪

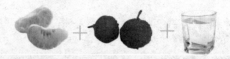

【材料】葡萄柚1个，杨梅4个，饮用水200毫升。

【做法】❶将葡萄柚去皮去子，切成块状；将杨梅洗净去核；❷将准备好的葡萄柚、杨梅和饮用水一起放入榨汁机榨汁。

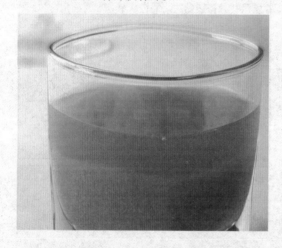

养生功效 葡萄柚中含有宝贵的天然维生素P和丰富的维生素C以及可溶性纤维素。葡萄柚还能帮助人体吸收钙和铁质，这是两种维持人体正常代谢所必需的重要矿物质。葡萄柚略有苦味，食用久了会使人的口味趋于清淡，从而减少脂肪的摄入，达到减肥的目的。

杨梅还含有类似辣椒素的成分，可以将体内葡萄柚的糖分立刻作为能量燃烧，而不让脂肪囤积。

此款果汁能够消脂减肥，美容护肤。

贴心提示 食用杨梅后应及时漱口或刷牙，以免损坏牙齿；杨梅对胃黏膜有一定的刺激作用，故溃疡患者要慎食；杨梅性温热，牙痛、胃酸过多、上火的人不要多食；糖尿病人忌食杨梅，以免使血糖过高。

西瓜菠萝柠檬汁 抑制脂肪摄入

【材料】西瓜2片，菠萝2片，柠檬2片，饮用水100毫升。

【做法】❶将西瓜、柠檬去皮，切成块状；❷将菠萝洗净切成块状；❸将切好的西瓜、菠萝、柠檬和饮用水一起放入榨汁机榨汁。

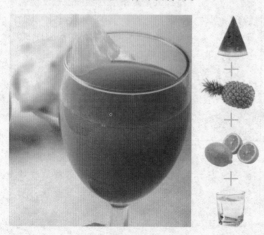

养生功效 西瓜含有丰富的钾元素，钾是美丽双腿所必需的元素之一，千万不要小看西瓜修饰腿部线条的作用，常吃西瓜、多喝西瓜汁，会让你在享受清凉口感的同时惊喜地获得漂亮的腿形。

对于那些因为过多食用肉类或者是油腻食物而造成肥胖的人来说，菠萝是一种非常适用的水果。

此款果汁能够消除水肿，瘦身美体。

贴心提示 将菠萝放在室内会起到良好的净化效果。一方面，菠萝全身密布着空隙和粗纤维，这些空隙和粗纤维具有强大的吸附作用，可以吸进对人身体有害的二氧化碳，释放出氧气，使室内一直保持着较高的含氧量。另一方面，菠萝中含有香味浓重的芳香物质，这些芳香物质可以减少、清除室内的异味。

哈密瓜双奶果汁 `瘦身美容`

【材料】哈密瓜 2 片，酸奶 100 毫升，牛奶 100 毫升，蜂蜜适量。

【做法】❶ 将哈密瓜去皮，切成块状；❷ 将哈密瓜和酸奶、牛奶一起放入榨汁机榨汁。

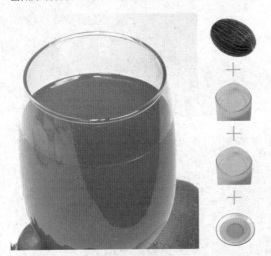

养生功效，哈密瓜还能够有效防止人被晒出斑来，因为哈密瓜当中含有丰富的抗氧化剂，而这种抗氧化剂能够有效增强细胞防晒的能力，减少皮肤黑色素的形成。

将牛奶进行乳酸菌发酵而成的便是酸奶，酸奶能够增强人的饱腹感，因而人们认为它具有减肥作用。由哈密瓜、酸奶、牛奶和蜂蜜共同组成的密奶饮，综合了以上这些原料共同的营养成分，常喝有助于消化和清除便秘，能够起到塑身减肥的作用，同时还可以维持人体正常的新陈代谢，有利于提高人体的免疫能力。

贴心提示 适宜乳酸菌生长的 pH 值为 5.4以上，空腹胃液 pH 值在 2 以下，如饮酸牛奶，乳酸菌易被杀死，保健作用减弱；饭后胃液被稀释，pH 值只上升到 3~5，因而，此款果汁要饭后 2 小时左右饮用。

清凉蔬果汁 `净化血液，改善发质`

【材料】苦瓜 2 片（2 厘米厚），黄瓜半根，青椒半个，青苹果半个，西芹半根。

【做法】❶ 将苦瓜、青椒洗净后去瓤，切成块状；❷ 将黄瓜、青苹果、西芹洗净后切成块状；❸ 将切好的苦瓜、黄瓜、青椒、青苹果和西芹一起放入榨汁机榨汁。

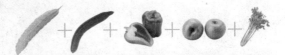

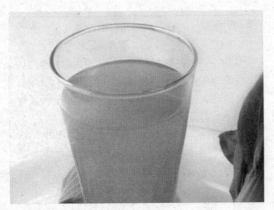

养生功效，苦瓜当中含有非常丰富的维生素 C，维生素 C 可以用来预防坏血病、保护细胞膜、防止动脉粥样硬化、提高机体应激能力以及保护心脏等。并且，苦瓜当中的苦瓜素还被誉为"脂肪杀手"，能够减少人体对脂肪以及多糖的摄取，所以很多人都在通过食用苦瓜减肥。

青椒强烈的香辣味能够刺激唾液和胃液的分泌，有助于增加食欲，促进肠道蠕动，帮助消化；它特有的味道能够刺激唾液分泌；所含的辣椒素能够增进食欲，帮助消化，防止便秘。

西芹含有大量的钙质，可以补"脚骨力"，还含有钾，可以减少身体内水分的积聚，具有一定的去浮肿、减肥的效果。

此款果汁是选择健康减肥者的最爱。

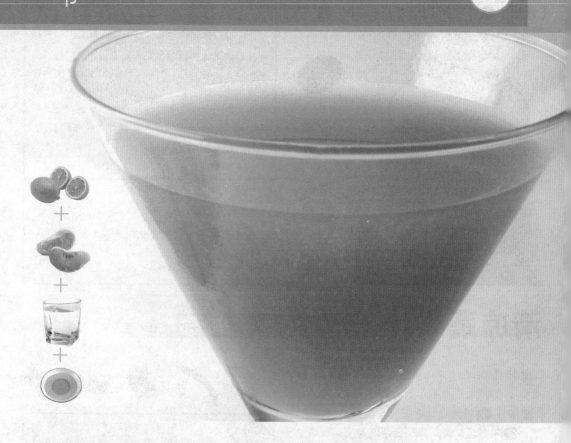

柠檬葡萄柚汁 排尽毒素，自然瘦得健康

【材料】柠檬2片，葡萄柚1个，饮用水100毫升，蜂蜜适量。

【做法】❶将柠檬、葡萄柚去皮洗净，切成块状；❷将切好的柠檬、葡萄柚和饮用水一起放入榨汁机榨汁；❸在榨好的果汁内放入适量蜂蜜搅拌均匀即可。

贴心提示　柠檬果实汁多肉脆，闻之芳香扑鼻，食之味酸微苦，一般不能像其他水果一样生吃鲜食，而多用来制作饮料。

养生功效　柠檬是一种富含维生素C的营养水果，一般人都将之作为美容食品。柠檬可减少黑斑、雀斑发生的概率，并有部分美白的效果。从生物学上看，柠檬是碱性物质，可以调节人体pH值（健康人的人体血液中pH值偏碱性），对人身健康有大好处。

葡萄柚含有丰富的营养成分，是集预防疾病及保健与美容于一身的水果。葡萄柚能够帮助清除肠道垃圾，从而对于美白排毒有很好作用。

此款果汁能够排出毒素，减肥塑身。

草莓果菜汁 养颜排毒，安稳睡眠

【材料】草莓6颗，甜椒1个，苦瓜4厘米，饮用水200毫升。

【做法】❶ 将草莓去蒂，洗净切成块状；将甜椒洗净切碎；将苦瓜洗净去瓤，切成丁；❷ 将切好的草莓、甜椒、苦瓜和饮用水一起放入榨汁机榨汁。

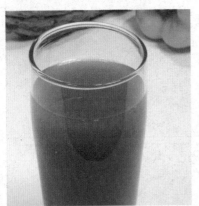

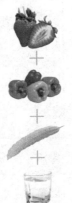

养生功效 草莓有去火、解暑、清热的作用，春季人的肝火往往比较旺盛，吃点草莓可以起到抑制作用。另外，草莓最好在饭后吃，因为其含有大量果胶及纤维素，可促进胃肠蠕动、帮助消化、改善便秘，预防痔疮、肠癌的发生。

苦瓜正逐渐成为人们喜爱的健康食品，既可凉拌也可烧炒。专家建议，作为春末的季节性时蔬，用苦瓜榨汁或泡茶，排毒解热的功效更好。

此款果汁有助于肠胃消化，排出毒素。

贴心提示 要把草莓洗干净，最好用自来水不断冲洗，流动的水可避免农药渗入果实中。洗干净的草莓也不要马上吃，最好再用淡盐水或淘米水浸泡5分钟。淡盐水可以杀灭草莓表面残留的有害微生物；淘米水呈碱性，可促进呈酸性的农药降解。

芹菜胡萝卜汁 排尽毒素，纤体瘦身

【材料】芹菜半根，胡萝卜一根，饮用水200毫升。

【做法】❶ 将芹菜洗净切成块状；❷ 将胡萝卜去皮，洗净切成块状；❸ 将切好的芹菜、胡萝卜和饮用水一起放入榨汁机榨汁。

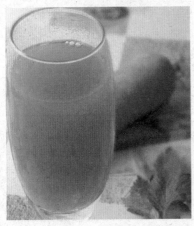

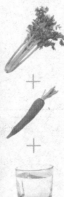

养生功效 芹菜含有丰富的纤维，经常食用，可以帮助身体排毒。这些粗纤维能抑制肠内细菌产生的致癌物质，加快粪便在肠内的运转时间，减少致癌物与结肠黏膜的接触，有助于预防结肠癌。

胡萝卜是有效的解毒食物，它不仅含有丰富的胡萝卜素，而且含有大量的维生素A和果胶，与体内的汞离子结合之后，能有效降低血液中汞离子的浓度，加速体内汞离子的排出。

此款果汁能够排尽毒素，安定情绪。

贴心提示 男性多吃芹菜会抑制睾丸酮的生成，从而有杀精作用，会减少精子数量。研究发现，健康良好、有生育能力的年轻男性连续多日食用芹菜后，精子量会明显减少甚至到难以受孕的程度，这种情况在停菜后几个月又会恢复正常。因此，缺乏精子症患者，要尽量避免吃芹菜。

芦笋苦瓜汁 抵制毒素囤积

【材料】芦笋1根，苦瓜半根，饮用水20毫升。

【做法】❶将芦笋洗净，切成块状；将苦瓜去瓤洗净，切成块状；❷将切好的芦笋、苦瓜和饮用水一起放入榨汁机榨汁。

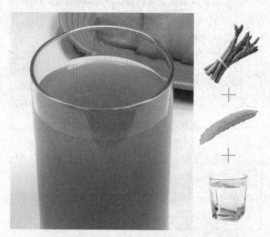

养生功效 芦笋是健康食品和全面抗癌排毒食品。芦笋可以使细胞生长正常化，具有防止癌细胞扩散的功能。芦笋还具有利水的功效，能够及时排出体内毒素。

苦瓜富含蛋白质、碳水化合物、粗纤维、维生素、胡萝卜素、钙、铁等成分。现代医学研究发现，苦瓜中存在一种具有明显抗癌作用的活性蛋白质，这种蛋白质能够激发体内免疫系统的防御功能，增加免疫细胞的活性，清除体内的有害物质。

体内毒素的囤积也是导致肥胖的原因，芦笋和苦瓜均具有排毒养颜的功效，两者搭配榨汁能够强化排毒瘦身的功效。

贴心提示 苦瓜中含有的草酸可妨碍食物中钙的吸收。因此，在榨汁之前，应先把苦瓜放在沸水中焯一下，待去除草酸后再榨汁。

茼蒿圆白菜菠萝汁 利尿排毒，开胃消食

【材料】茼蒿2根，圆白菜2片，菠萝2片，饮用水200毫升。

【做法】❶将茼蒿、圆白菜、菠萝洗净切成块状；❷将切好的茼蒿、圆白菜、菠萝和饮用水一起放入榨汁机榨汁。

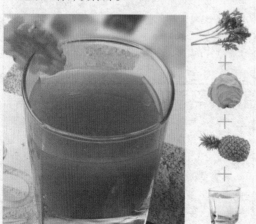

养生功效 茼蒿中含有多种氨基酸、脂肪、蛋白质及较高量的钠、钾等矿物盐，能调节体内水液代谢，通利小便，消除水肿。茼蒿中含有特殊香味的挥发油，有助于宽中理气，消食开胃，增加食欲，并且其所含粗纤维有助肠道蠕动，促进排便，达到通腑利肠的目的。

圆白菜也是糖尿病和肥胖患者的理想食物。圆白菜富含叶酸，所以，怀孕的妇女、贫血患者应当多吃些圆白菜。

此款果汁能够帮助消化，有利于消除体内多余脂肪。

贴心提示 茼蒿的茎和叶可以同食，有蒿之清气、菊之甘香，鲜香嫩脆，一般营养成分无所不备，尤其胡萝卜素的含量超过一般蔬菜，为黄瓜、茄子含量的1.5~30倍。茼蒿辛香滑利，胃虚泄泻者不宜多饮。

苹果西蓝花汁 排毒通便

【材料】苹果1个，西蓝花2朵，饮用水200毫升，蜂蜜适量。

【做法】❶将苹果洗净去核，切成块状；将西蓝花洗净，在热水中焯一下，切块；将准备好的苹果、西蓝花和饮用水一起放入榨汁机榨汁；❷在榨好的果汁内加入适量蜂蜜搅拌均匀即可。

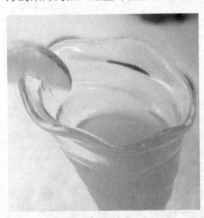
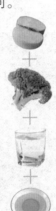

养生功效 吃苹果可以减少血液中胆固醇含量，增加胆汁分泌和胆汁酸功能，因而可避免胆固醇沉淀在胆汁中形成胆结石。苹果中所含的纤维素能使大肠内的粪便变软；苹果含有丰富的有机酸，可刺激胃肠蠕动，促使大便通畅。另一方面苹果中含有果胶，又能抑制肠道不正常的蠕动，使消化活动减慢，从而抑制轻度腹泻。

西蓝花富含维生素A、维生素C，常吃能美化肌肤、增强视力。所含的维生素K_1、维生素U是抗溃疡因子，常吃能预防胃溃疡和十二指肠溃疡，并对贫血、皮肤创伤等具有改善的功效。

此款果汁能够增强肠胃蠕动，保持大便通畅。

贴心提示 花椰菜中含少量的致甲状腺肿的物质，但可以通过食用足量的碘来中和，这些碘可由碘盐和海藻等海味食物提供，因此在食用花椰菜时要注意食物的搭配。

土豆莲藕汁 清除体内毒素

【材料】土豆半个，莲藕3片，柠檬2片，饮用水200毫升。

【做法】❶将土豆、莲藕洗净去皮，切成块状，煮熟；❷将柠檬洗净，切成块状；❸将切好的土豆、莲藕、柠檬和饮用水一起放入榨汁机榨汁。

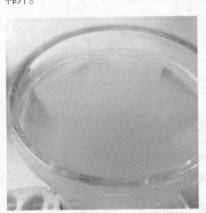
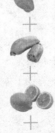

养生功效 土豆属于块茎类食物，吃后可刺激肠道蠕动；同时，它富含的膳食纤维不能被人体消化吸收，但能够吸收和保留水分，使粪便变得柔软，因此食用土豆可以起到缓解便秘、排出体内累积毒素的功效。

鲜藕含有20%的糖类物质和丰富的钙、磷、铁及多种维生素。莲藕所含的物质使其具有清热润肺、生津去燥、清体通便的功效。

土豆和莲藕相结合是清体畅体的理想选择。

贴心提示 去了皮的土豆如不马上烧煮，应浸在凉水里，以免发黑，但不能浸泡太久，以免使其中的营养成分流失；存放久的土豆表面往往有蓝青色的斑点，配菜时不美观。如在煮土豆的水里放些醋（每千克土豆放一汤匙），斑点就会消失。

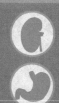
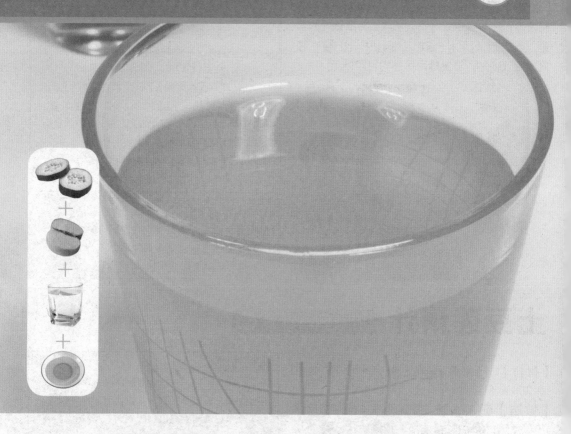

冬瓜苹果蜜汁 清热解暑，消肿圣品

【材料】冬瓜1片（1厘米厚），苹果1个，饮用水200毫升，蜂蜜适量。

【做法】❶将冬瓜去皮，洗净切成块状；❷将苹果洗净去核，切成块状；❸将切好的冬瓜、苹果和饮用水一起放入榨汁机榨汁；❹在榨好的果汁内加入适量蜂蜜搅拌均匀即可。

贴心提示 选购苹果时果皮的表面一定要光滑，无黑色斑痕。食用时，观其果蒂新鲜者为上品。此外，用手指弹击果实，回声清脆者汁液较丰富。

养生功效 冬瓜含维生素C较多，且钾盐含量高，钠盐含量较低，适合高血压、肾脏病、浮肿病等患者食之。冬瓜中所含的丙醇二酸，能有效地抑制糖类转化为脂肪，加之冬瓜本身不含脂肪，热量不高，对于防止人体发胖具有重要作用，还有助于体形健美。冬瓜性寒味甘，清热生津，解暑除烦，在夏日服食尤为适宜。

此款果汁能够生津止渴，利尿消肿。

西瓜皮菠萝鲜奶汁 消除水肿

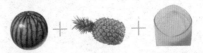

【材料】西瓜皮 2 片，菠萝 2 片，鲜奶 200 毫升。

【做法】❶将西瓜皮洗净切碎；❷将菠萝洗净，切成块状；❸将切好的西瓜皮、菠萝和鲜奶一起放入榨汁机榨汁。

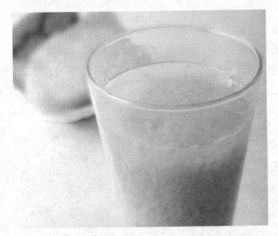

养生功效 西瓜皮中所含的瓜氨酸能增进人体肝中的尿素形成，从而具有利尿的作用，可以用来治疗肾炎水肿、肝病黄疸以及糖尿病。中医称西瓜皮为"西瓜翠衣"，能够清暑解热，止渴，利小便。

菠萝中含有丰富的维生素 B_2，能够有效地防止皮肤干裂并滋养皮肤，同时还能够滋润头发，令其变得光亮。

此款果汁能够利尿消肿，增强免疫力。

贴心提示 肾功能不全的人要谨慎饮用西瓜汁，因为在短时间内大量饮用西瓜汁，会使体内的水分增多，超过人体的生理容量。多余的水分不能及时调节及排出体外，致血容量急剧增多，容易因急性心力衰竭而死亡。

香蕉西瓜汁 消脂瘦身，防止水肿

【材料】香蕉 1 根，西瓜 2 片，饮用水 200 毫升。

【做法】❶去掉香蕉的皮和果肉上的果络，切成块状；❷将西瓜去子去皮，切成块状；❸将切好的香蕉、西瓜和饮用水一起放入榨汁机榨汁。

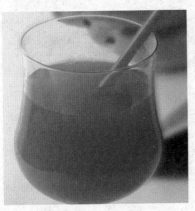
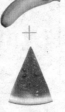

养生功效 香蕉对减肥相当有效，是因为它卡路里低。另外，香蕉中淀粉含量很高，所以很容易饱腹，加上淀粉在体内要转变成糖类需要一些时间，因此不会产生过多的能量堆积。

西瓜水分大，吃西瓜后排尿量会增加，能够促使盐分排出体外，减轻浮肿，特别是腿部浮肿，对因长时间坐在电脑前而双腿麻木肿胀的女性来说，西瓜是一种天然的美腿水果。

此款果汁能够消除水肿，增加肠胃蠕动。

贴心提示 优质香蕉果皮呈鲜黄或青黄色，梳柄完整，无缺只和脱落现象，一般每千克在 25 个以下；单只香蕉体弯曲，果实丰满、肥壮、色泽新鲜、光亮、果面光滑、无病斑、无虫疤、无霉菌、无创伤，果实易剥离，果肉稍硬。

苹果苦瓜芦笋汁　轻松摆脱水肿

【材料】苹果1个，苦瓜6厘米，芦笋1根，饮用水200毫升。

【做法】❶将苹果洗净去核，切成块状；将苦瓜洗净去瓤，切成块状；将芦笋洗净，切成块状；❷将切好的苹果、苦瓜、芦笋和饮用水一起放入榨汁机榨汁。

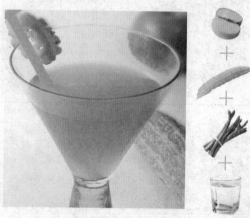

养生功效　苦瓜性寒味苦，入心、肺、胃经，具有清暑解渴、降血压、血脂、养颜美容、促进新陈代谢等功能。虚胖水肿被称为"痰湿内蕴肥胖"，臀部和大腿浮肿，也就是所说的"下半身胖"的人，是因为身体的排水功能差，多余水分在体内积聚所造成的。从苦瓜中提取的清脂素能够由内而外排出长期积聚的脂肪和剩余物，从而分解腰、腹、臀部的脂肪，消除小肚腩。

芦笋具有暖胃、宽肠、润肺、止咳、利尿诸功能，对糖尿病、膀胱炎、急慢性肝炎有一定的辅助治疗效果。

此款果汁能够消除水肿，减肥瘦身。

贴心提示　专家表示，食苦味食品不宜过量，过量易引起恶心、呕吐等。苦瓜性凉，多食易伤脾胃，所以脾胃虚弱的人更要少吃苦瓜。另外，苦瓜含奎宁，会刺激子宫收缩，引起流产，孕妇也要慎食苦瓜。

哈密瓜木瓜汁　消肿利尿，补充铁质

【材料】哈密瓜1/4个，木瓜半个，饮用水200毫升，蜂蜜适量。

【做法】❶将哈密瓜、木瓜去皮去瓤，切成块状；❷将切好的哈密瓜、木瓜和饮用水一起放入榨汁机榨汁；在榨好的果汁内加入适量蜂蜜搅拌均匀即可。

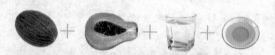

养生功效　哈密瓜营养丰富，果肉有利小便、止渴、除烦热、防暑气等作用，是夏季解暑的佳品。

木瓜能够有效防止人被晒出斑来，夏日紫外线能透过表皮袭击真皮层，令皮肤中的骨胶原和弹性蛋白受到重创，这样长期下去皮肤就会出现松弛、皱纹、微血管浮现等问题，同时导致黑色素沉积和新的黑色素形成，使皮肤变黑、缺乏光泽，造成难以消除的太阳斑。

此款果汁能够消肿利尿，还能预防贫血。

贴心提示　木瓜果皮光滑美观，果肉厚实细致、香气浓郁、汁水丰多、甜美可口、营养丰富，有"百益之果""水果之皇""万寿瓜"之雅称。

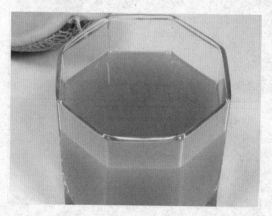

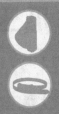

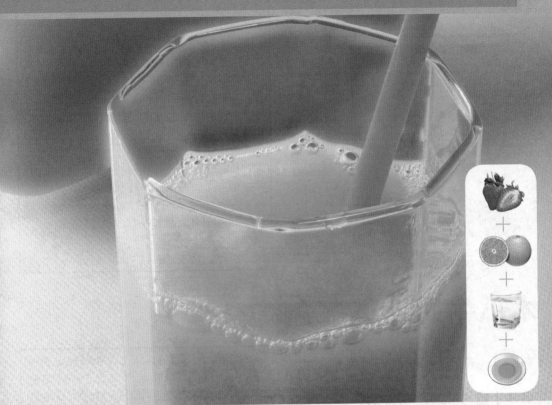

草莓柳橙蜜汁 美白消脂，润肤丰胸 ◑

【材料】草莓6颗，柳橙1个，饮用水200毫升，蜂蜜适量。

【做法】❶将草莓去蒂洗净，切成块状；将柳橙去皮，洗净切成块状；❷将草莓、柳橙和饮用水一起放入榨汁机榨汁；在榨好的果汁内加入适量蜂蜜搅匀即可。

> 贴心提示◢ 购买草莓的时候可以用手或者纸对草莓表面进行轻拭，如果手上或纸上粘了大量的红色，那就要小心了。

> 养生功效 草莓富含维生素C，维生素C能消除细胞间的松弛与紧张状态，使脑细胞结构坚固，皮肤细腻有弹性。饭后吃草莓，可分解食物脂肪，有利消化。草莓汁还有滋润皮肤的功效。草莓含铁，贫血患者可以常吃。
>
> 柳橙含有维生素A、B族维生素、维生素C、维生素D及柠檬酸、苹果酸、果胶等成分，对于瘦身塑身有很好效果。
>
> 此款果汁能够消脂润肤，丰胸美白。

木瓜玉米牛奶果汁 美肤丰胸，降脂减肥

【材料】木瓜半个，牛奶200毫升，玉米粒适量。

【做法】❶将木瓜去皮去瓢，切成块状；❷将准备好的木瓜、玉米粒、牛奶一起放入榨汁机榨汁。

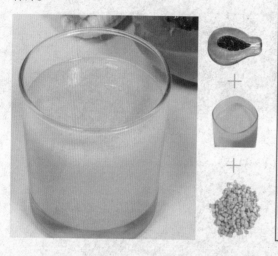

养生功效 木瓜含丰富的胡萝卜素、蛋白质、钙、蛋白酶、柠檬酶等，对于高血压、肾炎、便秘的防治有作用。木瓜还有促进新陈代谢和抗衰老的作用。另外，木瓜还具有美容护肤、丰胸美体的功效。

玉米中所含的胡萝卜素，被人体吸收后能转化为维生素A，它具有防癌作用；植物纤维素能加速致癌物质和其他毒物的排出；天然维生素E则有促进细胞分裂、延缓衰老、降低血清胆固醇、防止皮肤病变的功能，还能减轻动脉硬化和脑功能衰退。玉米中还含有大量镁，镁可加强肠壁蠕动，促进机体废物的排泄。玉米可煮汤代茶饮，也可粉碎后制作成玉米粉、玉米糕饼等。膨化后的玉米花体积很大，食后可消除肥胖人的饥饿感，且含热量很低，也是减肥的代用品之一。

此款果汁能够丰胸护肤，消脂减肥。

木瓜牛奶汁 改善胸部平坦

【材料】木瓜半个，牛奶200毫升，白糖适量。

【做法】❶将木瓜洗净去皮去瓢，切成块状；❷将切好的木瓜和牛奶一起放入榨汁机榨汁。

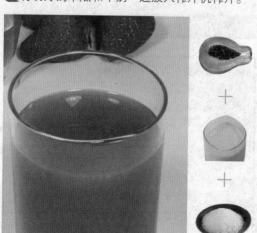

养生功效 木瓜中的凝乳酶有通乳作用，番木瓜碱具有抗淋巴性白血病之功，故可用于通乳及治疗淋巴性白血病（血癌）。木瓜酵素中含丰富的丰胸激素及维生素A，能刺激女性激素分泌，并刺激卵巢分泌雌激素，使乳腺畅通，因此木瓜有丰胸作用；还可以促进肌肤代谢，让肌肤显得更明亮、更清新；还可分解蛋白质、碳水化合物，可分解脂肪，去除赘肉，促进新代谢，及时把多余脂肪排出体外。青木瓜可作为塑身美容的佳品。

此款果汁能够改善胸部平坦。

贴心提示 木瓜也分公母，肚子大的是母的，比较甜。一般挑鼓肚子的，表面斑点很多，颜色刚刚发黄、摸起来不是很软的那种。如果木瓜表面上有胶质东西，这是糖胶，这样的会比较甜。买木瓜如果要马上吃，就要挑黄皮的，但是不可以太软，这样的木瓜才甜而不烂。

李子蛋蜜奶 缓解水肿，加速消化 ◑

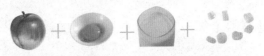

【材料】李子4颗，蛋黄1个，鲜奶200毫升，冰糖适量。

【做法】❶将李子洗净去核，切成块状；❷将准备好的李子、蛋黄、鲜奶一起放入榨汁机榨汁；❸在榨好的果汁内放入适量冰糖即可。

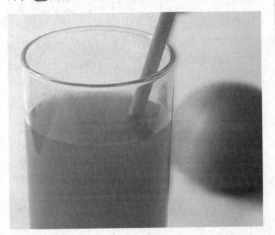

养生功效 李子有助于胃酸和胃消化酶的分泌，可以增加肠胃蠕动的作用，胃酸缺乏、食后饱胀、大便秘结者可多吃李子。

冰糖能够补充体内的水分和糖分，具有补充体液、供给能量、补充血糖、强心利尿、解毒等作用。可用于各种急性中毒，以促进毒物排泄；还可以用来缓解低血糖症等，或者是用于脑水肿、肺水肿等的治疗。

此款果汁能够消肿祛湿，缓解水肿造成的肥胖。

贴心提示 冰糖品质纯正，不易变质，除可作糖果食用外，还可用于高级食品甜味剂，配制药品浸渍酒类和滋补佐药等。一般人群均可食用，但是糖尿病患者不宜食用冰糖，所以糖尿病患者不宜过多饮用李子蛋蜜奶。

西瓜皮莲藕汁 消除水肿，清热降火 ◑

【材料】西瓜皮1片，莲藕2片（2厘米厚），蜂蜜适量。

【做法】❶西瓜皮1片，莲藕2片（2厘米厚），蜂蜜适量。❷将西瓜皮洗净切成块状；将莲藕去皮洗净，切成块状；❸将切好的西瓜皮和莲藕一起放入榨汁机榨汁；在榨好的果汁内加入适量蜂蜜搅拌均匀即可。

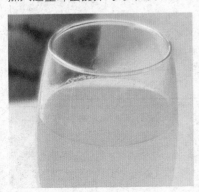
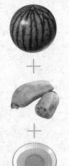

养生功效 西瓜皮具有清热解暑、泻火除烦、降低血压等功效，对贫血、咽喉干燥、唇裂、膀胱炎、肝腹水、肾炎均有一定疗效。此外，西瓜皮靠近瓜瓢的一层也可以化热除烦，去风利湿，还可以作为利尿剂，治疗肾炎浮肿、糖尿病、黄疸等症。

中医认为，莲藕生食能凉血散瘀，熟食能补心益肾，具有滋阴养血的功效。可以补五脏之虚，强壮筋骨，补血养血。藕还能凉血，散血，中医认为其止血而不留瘀，是热病血症的食疗佳品。

此款果汁有消除水肿、清热降火的功效，对于水肿引起的肥胖具有不错的疗效。

贴心提示 在挑选藕的时候，一定要注意，发黑、有异味的藕不宜食用。应该挑选外皮呈黄褐色，肉肥厚而又白的，不要选用那些伤、烂，有锈斑、断节或者是干缩变色的藕。

紫苏菠萝花生汁 软化脂肪，健胃消食

【材料】紫苏叶4片，菠萝2片，饮用水200毫升，熟花生适量。

【做法】❶将紫苏叶洗净切碎；将菠萝洗净切碎；❷将切好的紫苏叶、菠萝和熟花生，饮用水一起放入榨汁机榨汁。

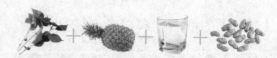

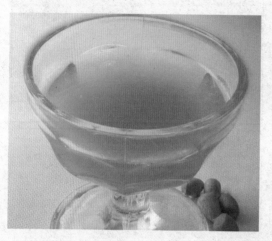

养生功效 菠萝含有菠萝蛋白酶，这种酶在胃中可分解蛋白质，补充人体内消化酶的不足，使消化不良的病人恢复正常消化功能。此外，菠萝当中的柠檬酸又可以促进胃液分泌，有助于消化。

此款果汁能够消毒、消肿，分解肠内腐败物质，实现减肥的目的。

贴心提示 在制作紫苏菠萝花生汁的时候，一定要选用熟花生，因为这样的话比较容易将花生处理成浆。由于紫苏里面含有大量的草酸，所以含有紫苏的蔬果汁不宜过多长期饮用，容易上火又气虚体弱的人也不宜饮用。

木瓜乳酸饮 排毒清肠，美白丰胸

【材料】木瓜半个，乳酸饮料200毫升。

【做法】❶将木瓜去皮去瓤，切成块状；❷将切好的木瓜和乳酸饮料一起放入榨汁机榨汁。

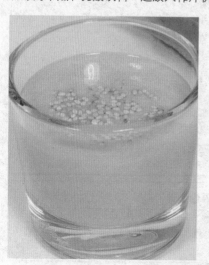

养生功效 在木瓜的乳状液汁中含有一种被称为木瓜酵素的蛋白质分解酶，能够分解蛋白质，有辅助治疗肠胃炎、消化不良的作用。常食木瓜具有平肝和胃、舒筋活络、软化血管、抗衰养颜、增强体质之保健功效。

乳酸饮料能够帮助消化、保持肠道健康，调整大、小肠的蠕动，以利肠道正常运作。此外，乳酸也能够帮助钙质吸收。乳酸菌可在肠胃道中生长，由于微生物族群的抗癌作用，会使产生致癌物的不良细菌大量减少，进而减少致癌概率。

此款果汁能够增加肠胃蠕动，丰胸美体。

贴心提示 生木瓜或半生的比较适合煲汤；作为生果食用的应选购比较熟的瓜。木瓜成熟时，瓜皮呈黄色，味特别清甜。皮呈黑点的，已开始变质，甜度、香味及营养都已被破坏了。

腹部消脂

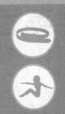

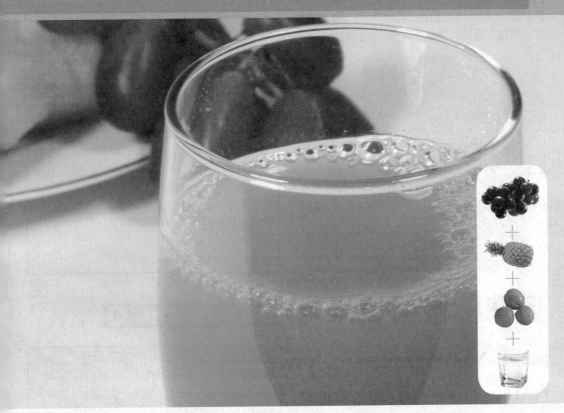

葡萄菠萝杏汁 消除腹部脂肪与赘肉

【**材料**】葡萄6颗，菠萝2片，杏4颗，饮用水200毫升。

【**做法**】❶将葡萄洗净去皮去子；将菠萝洗净切成块状；将杏洗净去核，切成块状；❷将准备好的葡萄、菠萝、杏和饮用水一起放入榨汁机榨汁。

养生功效 葡萄含多量果酸能帮助消化，清理肠胃垃圾，并对大肠杆菌、绿脓杆菌、枯草杆菌均有抗菌作用，葡萄中还含有维生素P，可降低胃酸毒性，治疗胃炎、肠炎及呕吐等。

　　苦杏仁能止咳平喘，润肠通便，可以治疗肺病，咳嗽等疾病；杏仁还含有丰富的维生素C和多酚类成分，这种成分不但能够降低人体内胆固醇的含量，还能显著降低心脏病和很多慢性病的发病率。

　　此款果汁能够润肠通便，消除腹部脂肪。

芹菜香蕉酸奶汁 润肠清肠，减去腹部脂肪

【材料】芹菜1根，香蕉1根，酸奶200毫升。

【做法】❶ 将芹菜洗净，切成块状；❷ 剥去香蕉的皮和果肉上的果络，切成块状；❸ 将准备好的芹菜、香蕉和酸奶一起放入榨汁机榨汁。

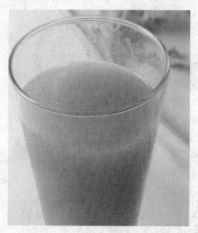
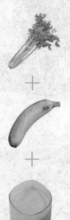

养生功效 香蕉里丰富的果胶与水溶性纤维及酵素，可以帮助排便及降低胆固醇，对于清除宿便很有帮助，解除便秘同时也让皮肤更漂亮；丰富的钾则有降血压与排水的功能，对水肿型肥胖会有些帮助；血清素可帮助消除压力。香蕉富含膳食纤维，可以刺激肠胃的蠕动。香蕉的消化、吸收良好，且能长时间保持能量。如果什么都不吃，只吃香蕉蘸蜂蜜，热量远比正餐低，自然也就瘦下来了。但若是长期靠香蕉为生，身体缺乏蛋白质、矿物质等营养成分，身体就会发出危险警报。不过，无论是作为早餐，或者是运动前的果腹食物，香蕉都是减肥人士非常好的选择。香蕉果肉甲醇提取物的水溶性部分，对细菌、真菌有抑制作用，对人体有消炎解毒之功效。

芹菜香蕉配以酸奶，能够有效清除肠道垃圾，减去腹部脂肪。

菠萝柳橙蛋黄果汁 帮助消耗腹部脂肪

【材料】菠萝2片，柳橙半个，蛋黄1个，饮用水200毫升。

【做法】❶ 将菠萝洗净，切成块状；将柳橙去皮洗净，切成块状；❷ 将准备好的菠萝、柳橙、蛋黄和饮用水一起放入榨汁机榨汁。

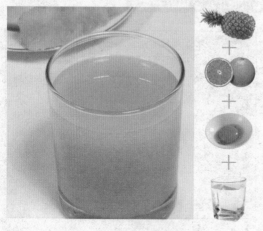

养生功效 橙子中的果胶能帮助燃烧体内脂类及排出胆固醇，同时能控制外源性胆固醇的吸收。橙子含有大量维生素C和胡萝卜素，能软化和保护血管，促进血液循环。

鸡蛋中富含蛋白质、脂肪、铁、核黄素、DHA和卵磷脂等人体所需的营养物质。其中蛋白质对肝脏组织损伤有修复作用，卵磷脂可促进肝细胞的再生。

此款果汁能够降低胆固醇，帮助腹部燃烧脂肪。

贴心提示 一些人常将煮熟的鸡蛋浸在冷水里，使蛋壳容易剥落，但这种做法不卫生。因为新鲜鸡蛋外表有一层保护膜，使蛋内水分不易挥发，并防止微生物侵入，鸡蛋煮熟后壳上膜被破坏，蛋内气腔的一些气体散出，此时鸡蛋置于冷水内会使气腔内温度骤降并呈负压，冷水和微生物可通过蛋壳和壳内双层膜上的气孔进入蛋内。

西蓝花橘子汁 消脂减脂

【材料】西蓝花2朵，橘子1个，饮用水200毫升。

【做法】❶将西蓝花洗净，在热水中焯一下，切成块状；❷将橘子去皮，分开；❸将准备好的西蓝花、橘子和饮用水一起放入榨汁机榨汁。

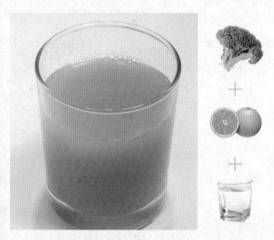

养生功效 西蓝花可能最显著的就是具有防癌抗癌的功效，菜花含维生素C较多，比大白菜、番茄、芹菜都高，尤其是在防治胃癌、乳腺癌方面效果尤佳。

在鲜柑橘汁中，有一种抗癌活性很强的物质"诺米林"，它能使致癌化学物质分解，抑制和阻断癌细胞的生长，能使人体内除毒酶的活性成倍提高，阻止致癌物对细胞核的损伤，保护基因的完好。

此款果汁有利于消减腹部脂肪。

贴心提示 橘子不宜与萝卜同食。萝卜等十字花科蔬菜摄食到人体后，可迅速产生一种叫硫氰酸盐的物质，并很快代谢产生一种抗甲状腺物质——硫氰酸。该物质产生的量与摄入量成正比。此时，如果摄入含大量植物色素的水果，如橘子、梨、苹果、葡萄等，其中的类黄酮在肠道被细菌分解后，可加强硫氰酸抑制甲状腺的作用，从而导致甲状腺肿大。

黄瓜胡萝卜汁 抗氧化，辅助减肥

【材料】黄瓜1根，胡萝卜1根，饮用水200毫升。

【做法】❶将黄瓜洗净，切成块状；将胡萝卜洗净去皮，切成块状；❷将准备好的黄瓜、胡萝卜和饮用水一起放入榨汁机榨汁。

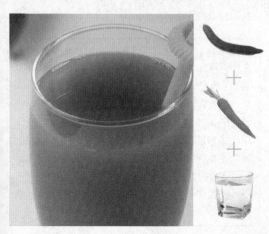

养生功效 胡萝卜含有丰富的胡萝卜素，及维生素B_1、维生素B_2、维生素K、叶酸、钙质及食物纤维等。建议每天都多喝一点胡萝卜汁，提高新陈代谢，自然地降低体重。事实上，容易发胖的人，大多是因为代谢能力低，循环功能不佳，结果就让多余的脂肪及水分累积在体内，日积月累就成了肥胖的元凶。而胡萝卜汁可以切断这种恶性循环，可说是爱美女性每天不可或缺的营养素。即使是懒散的减肥者，也可以轻而易举地进行；一面调整身材，一面维持健康。

此款果汁能够抗氧化，辅助减肥。

贴心提示 胡萝卜素的得名，则与胡萝卜的颜色有关。胡萝卜的橘红色色素后来被化学家分析出来是一种化学物，因此人们就将它命名为胡萝卜素，并一直沿用到今天。

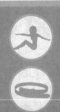

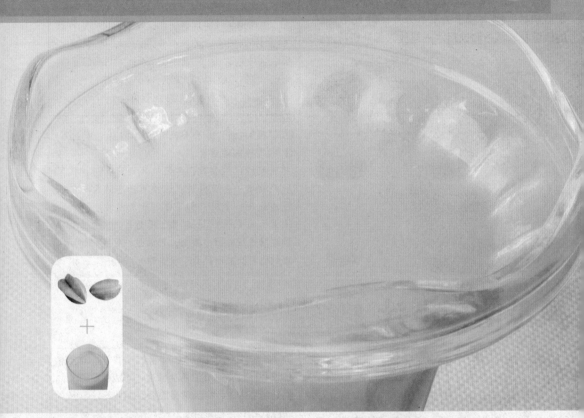

优酪星星果汁　去掉小腹脂肪，清燥润肠

【材料】杨桃 1 个，优酪乳 200 毫升。

【做法】❶将杨桃洗净切成块状；❷将切好的杨桃和优酪乳一起放入榨汁机榨汁。

贴心提示 杨桃鲜果性稍寒，吃得太多的话很容易使脾胃湿寒，便溏泄泻，影响食欲以及消化吸收。若为食疗目的，无论食生果或饮汁，最好不要冰凉及加冰饮食。同时还要注意，尽管杨桃的作用很大，但肾病患者应该尽量少吃。

养生功效 杨桃含有果酸，能够抑制黑色素的沉淀，能有效地去除或淡化黑斑，可以让肌肤变得滋润、有光泽。另外，杨桃对于减肥也具有奇效。

优酪乳不含脂肪，食用优酪乳对于限制动物脂肪的摄入是十分有益的。而优酪乳最主要的作用便是帮助有益菌抑制坏菌的生长，能够助消化和防止出现便秘的情况，进一步对肠内的菌群比例进行改善，促进肠胃蠕动的正常。

此款果汁能够消除腹部脂肪，增强肠胃蠕动力。

苹果柠檬汁 降脂降压，纤体塑形

【材料】苹果1个，柠檬2片，饮用水200毫升。

【做法】❶ 将苹果洗净去核，切成块状；将柠檬洗净切成块状；❷ 将切好的苹果、柠檬和饮用水一起放入榨汁机榨汁。

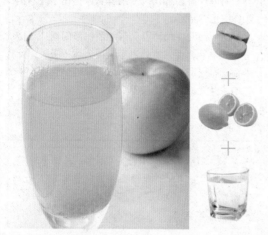

养生功效：苹果容易使人有饱腹感，因而，吃苹果减肥能使人体摄入的热量减少，当身体需要的热量不足时就需要体内积蓄的热量供给。所谓体内积蓄的热量即脂肪。将体内的多余脂肪消耗掉，自然而然，人就减掉了多余的体重。苹果可以促进血液内白细胞的生成，增强人体的免疫力。同时对改善人们的精神面貌，促进皮肤的正常生理活动具有很多益处。

柠檬能够溶解多余的脂肪，清除身体各种器官的废物和毒素，净化血液，改善血质，促进新陈代谢，清洁并修复整个消化吸收系统，增强消化能力，调整吸收平衡。

此款果汁能够消脂降压，促进血液循环。

贴心提示：柠檬果肉味极酸。主要的酸叫柠檬酸，占汁液总量的5%以上。柠檬汁富含维生素C，并含少量B族维生素。

柳橙薄荷汁 告别脂肪，重塑体型

【材料】柳橙1个，薄荷叶2片，饮用水200毫升。

【做法】❶ 将柳橙去皮去子，切成块状；将薄荷叶洗净，切碎；❷ 将切好的柳橙、薄荷叶和饮用水一起放入榨汁机榨汁。

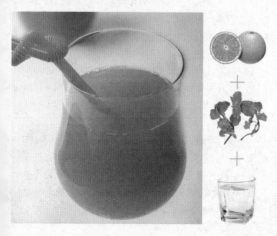

养生功效：柳橙的皮中含有欣乐芬素，这种元素能够提升体内的新陈代谢率，帮助脂肪燃烧。由于它是属于正肾上腺刺激素，所以在促进体内代谢、燃烧脂肪的同时，并不会让人产生心悸及高血压之副作用。柳橙中的橙黄素对于清除身体自由基有效，并且能够以此预防癌症。柳橙中所含的其他元素能够帮助扩张血管及降低胆固醇，以用来预防肥胖患者所可能产生的一些疾病。

薄荷可柔软肌肤，对于清除黑头粉刺及油性肤质也极具效果。收缩微血管，排出体内毒素，改善湿疹、癣，柔软皮肤，消除黑头粉刺，有益于改善油性发质和肤质。

此款果汁能够纤细腰部，改善过敏体质。

芹菜葡萄柚汁 清凉消脂

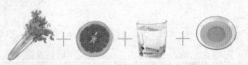

【材料】芹菜1根，葡萄柚1个，饮用水200毫升，蜂蜜适量。

【做法】❶ 将芹菜洗净，切块；将葡萄柚去皮，切块；❷ 将准备好的芹菜、葡萄柚和饮用水一起放入榨汁机榨汁；榨好后放入适量蜂蜜搅拌均匀即可。

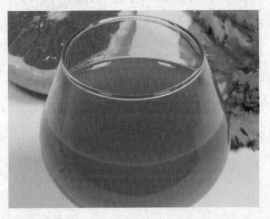

养生功效 芹菜当中的矿物质如钙、磷、铁的含量高于一般的绿色蔬菜。芹菜含酸性的降压成分，有明显降压作用。芹菜有利尿作用，能够消除体内水钠潴留。

葡萄柚酸性物质可以帮助消化液的增加，促进消化功能，而且营养也容易被人体所吸收。此外葡萄柚是减肥最佳食品水果，原因是它含有丰富的维生素C，不但能够消除疲劳，还可以美化肌肤。

此款果汁能够抑制食欲，纤细腰部。

贴心提示 《本草纲目》："旱芹，其性滑利。"《食鉴本草》："和醋食损齿，赤色者害人。"《本草推陈》："治肝阳头痛，面红目赤，头重脚轻，步行飘摇等症。"

番茄葡萄柚苹果汁 减肥塑身，预防水桶腰

【材料】番茄1个，葡萄柚半个，苹果1个，饮用水100毫升。

【做法】❶ 将番茄洗净，剥皮后切成块状；将葡萄柚去皮，切成块状；将苹果洗净去核，切成块状；❷ 将准备好的番茄、葡萄柚、苹果和饮用水一起放入榨汁机榨汁。

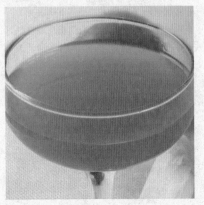

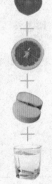

养生功效 番茄中的番茄红素可以降低热量摄取，减少脂肪积累，保持身体均衡营养。番茄红素可以有效地清除人体内的自由基，保持细胞正常代谢，预防衰老。番茄红素在体内通过消化道黏膜吸收进入血液和淋巴，分布到睾丸、肾上腺、前列腺、胰腺、乳房、卵巢、肝以及各种黏膜组织，促进腺体分泌激素，从而使人体保持旺盛的精力。

时下流行苹果减肥法，是因为苹果中所含的维生素和纤维质能够满足身体所需，不仅能使人有饱腹感利于减肥，还有嫩肤的效果。

此款果汁能够减肥塑身。

贴心提示 研究显示，如果老年女性每天食用1/4个葡萄柚，患乳腺癌的风险可能提高30%。研究者认为，这可能是因为葡萄柚会导致血液中的雌激素水平升高，而激素水平与患乳腺癌的风险有关。

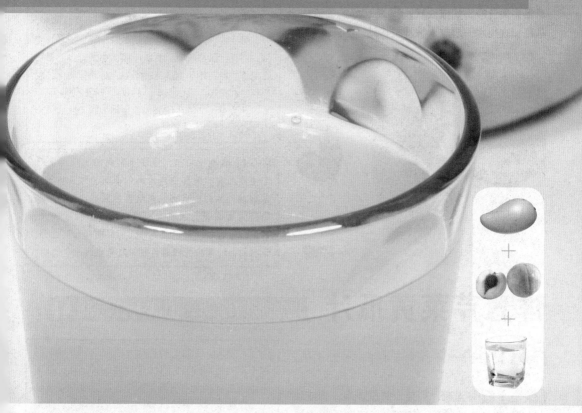

杧果蜜桃汁 消减下半身脂肪

【材料】杧果 1 个，蜜桃 2 个，饮用水 200 毫升。

【做法】❶ 将杧果去皮去核，切成块状；❷ 将蜜桃洗净去核，切成块状；❸ 将切好的杧果、蜜桃和饮用水一起放入榨汁机榨汁。

贴心提示 ● 对坏血病的治疗研究，最早始于英国医生林德。18 世纪中叶，他用柠檬治愈了坏血病。后来，英国海军采用这种方法，规定水兵入海期间，每人每天要饮用定量的柠檬叶子水。

养生功效 ● 杧果汁还能增加胃肠蠕动，使粪便在结肠内停留时间缩短，因此食杧果对防治结肠癌很有裨益。

蜜桃中的一些营养成分具有深层滋润和紧实肌肤的作用，使肌肤润泽有弹性而且能增进皮肤抵抗力。同时蜜桃还能给予头发高度保湿和滋润。苹果酸、柠檬酸、草酸及 B 族维生素、维生素 C，微量脂肪、蛋白质等多种营养成分，可以帮助体内消化、滋养和保健。多吃桃子可以解决因体内毒素堆积所引发的肥胖。

此款果汁能够防止体内毒素堆积，预防肥胖。

葡萄柚草莓汁 增加消化液，减掉大腿脂肪

【材料】葡萄柚1个，草莓6颗，饮用水200毫升。

【做法】❶将葡萄柚去皮洗净，切成块状；将草莓去蒂洗净，切成块状；❷将切好的葡萄柚、草莓和饮用水一起放入榨汁机榨汁。

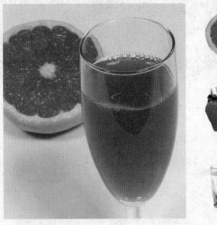
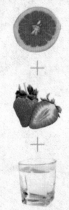

养生功效 葡萄柚是集预防、保健、美容于一身的水果。葡萄柚具有纤维含量高，抗氧化效果好和血糖指数低等特点，是一种可以天天享受的健康水果。

中医认为，草莓性味甘凉，入脾、胃、肺经，有润肺生津、健脾和胃、利尿消肿、解热祛暑的功效，适用于肺热咳嗽、食欲不振、小便短少、暑热烦渴等。草莓中丰富的维生素C，对动脉硬化、冠心病、高血压、高血脂等，都有积极的预防作用。

此款果汁能够生津润燥，甩掉大腿脂肪。

贴心提示 目前，市场上常见的葡萄柚有3个主要品种。果肉白色的马叙葡萄柚，又称无核葡萄柚，品种内也有果肉红色的品系；果肉白色的邓肯葡萄柚，果较大，果皮较厚，种子较多，果肉略带苦味；果肉红色的汤姆逊葡萄柚。此外，还有的品种果肉为淡黄色或粉红色或近无色透明。

洋葱芹菜黄瓜汁 增加肠胃蠕动，消减大腿脂肪

【材料】洋葱1/4个，芹菜半根，黄瓜半根，饮用水200毫升。

【做法】❶将洋葱、芹菜、黄瓜洗净，切成块状；❷将切好的洋葱、芹菜、黄瓜和饮用水一起放入榨汁机榨汁。

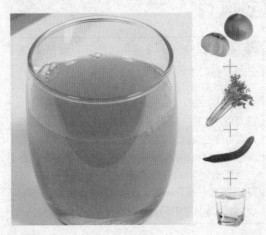

养生功效 洋葱的硫矿成分能促进肠蠕动，同时丰富的可溶性食物纤维能刺激肠胃运动，低聚糖也能抵制肠内有害细菌繁殖，有效改善便秘情况。洋葱能提高纤溶活性，达到清血作用。洋葱还具有降血糖作用，因洋葱中含有与降血糖药甲磺丁脲相似的有机物，并在人体内能生成具有强力利尿作用的皮苦素。

芹菜含有利尿成分，因而能够消除身体水肿，起到瘦身效果。

此款果汁能够利尿排毒，瘦身。

贴心提示 黄瓜食用禁忌：(1)不宜生食不洁黄瓜。(2)不宜弃汁制馅食用。(3)不宜多食偏食。(4)不宜加碱或高热煮后食用。(5)不宜和辣椒、菠菜、番茄同食。(6)不宜与花菜、小白菜、柑橘同食。

香蕉苹果汁 攻克"大象腿"

【材料】香蕉1根，苹果半个，饮用水200毫升。

【做法】❶去掉香蕉的皮和果肉上的果络，切成块状；❷将苹果洗净去核，切成块状；❸将切好的香蕉、苹果和饮用水一起放入榨汁机榨汁。

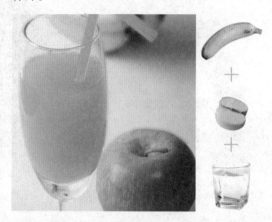

养生功效 由于香蕉易于消化、吸收，因此从小孩到老年人，都可以安心地食用，并补充均衡的营养。许多上班族不吃早餐，而一天的活力来源是早餐，因此具有长时间保持能量的香蕉，便成为最适合当早餐的食品了。

苹果含有多种营养元素，不仅能够补充人体所需的营养物质，促进骨骼生长，还能增强食欲。因为苹果营养丰富且有饱腹感，因而，有人以苹果代替食物从而达到减肥的目的。时下流行的苹果减肥法是减肥期间每天吃苹果，能按照人们习惯的早、中、晚餐进食，食量以不怎么感觉饥饿为好。3天之内不能吃别的食物。要知道什么食物都会刺激你的肠胃，使正常的消化吸收功能混乱，当然如果因为工作或其他无法抗拒的原因，也能自己做1日或2日减肥，只要做到了，也可以收到效果。

此款果汁能够润肠助消化，消肿利尿。

香蕉草莓牛奶汁 消脂瘦身

【材料】香蕉1根，草莓8颗，牛奶200毫升，蜂蜜适量。

【做法】❶剥去香蕉的皮和果肉上的果络，切成块状；❷将草莓去蒂洗净，切成块状；❸将准备好的香蕉、草莓和牛奶一起放入榨汁机榨汁；在果汁内加入适量蜂蜜搅拌均匀即可。

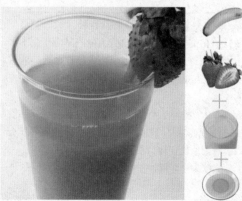

养生功效 香蕉味甘性寒，可以用来清热润肠，促进肠胃蠕动，根据"热者寒之"的原理，最适合燥热人士享用。但是，也正是因为香蕉性寒，所以体质偏于虚寒者，最好不要过多食用。例如胃寒（口淡胃胀）、虚寒（泄泻、易晕）、肾炎（也属虚寒）、怀孕期脚肿者，最好不要生吃香蕉。除非是香蕉肉经过了蒸煮，寒性减退之后才可以进食。正是因为香蕉能够清热润肠、增强肠胃蠕动力，所以说香蕉有一定的减肥功效。

此款果汁能够消减大腿脂肪。

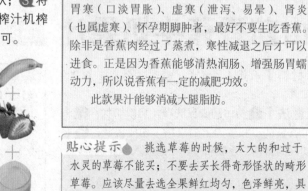

贴心提示 挑选草莓的时候，太大的和过于水灵的草莓不能买；不要去买长得奇形怪状的畸形草莓。应该尽量去选全果鲜红均匀，色泽鲜亮，具有光泽的。不宜选购没有全红或者是半红半青的果实。草莓表面的"芝麻粒"应该呈金黄色，如果"芝麻粒"也是红色的，那便有可能是染色草莓。

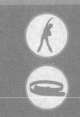
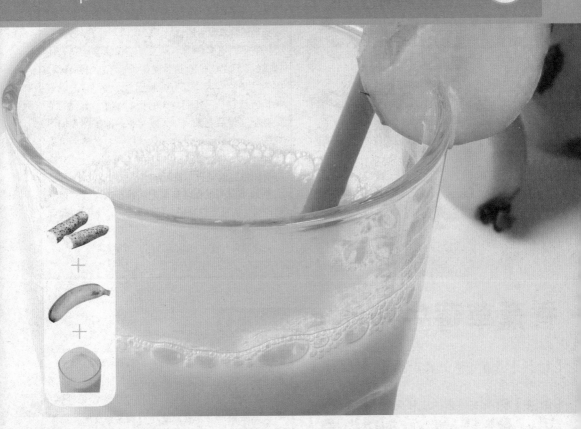

山药香蕉牛奶果汁 · 通便排毒，塑身

【材料】山药4厘米长，香蕉1根，牛奶200毫升。

【做法】❶将山药去皮洗净，切成块状；❷去掉香蕉的皮和果肉上的果络，切成块状；❸将切好的山药、香蕉和牛奶一起放入榨汁机榨汁。

贴心提示 如果购买的是切开的山药，保存时要避免接触空气，以用塑料袋包好放入冰箱里冷藏为宜。切碎的山药也可放入冰箱冷冻起来。

养生功效 山药含有多种营养素，有强健机体、滋肾益精的作用。山药含有大量的黏液蛋白、维生素及微量元素，能有效阻止血脂在血管壁的沉淀，预防心血管疾病，取得益志安神、延年益寿的功效。

香蕉富含膳食纤维中的果胶，可促进肠蠕动，使排便顺畅。坚持晚上睡觉前吃一根香蕉可以有效缓解习惯性便秘，从而起到排毒瘦身的作用。

此款果汁能够通便排毒，保持身形。

火龙果乌梅汁　清除毒素，防老抗衰

【材料】火龙果半个，乌梅6颗，水200毫升。

【做法】❶将火龙果去皮，切成块状；将乌梅去核，洗净切成块状；❷将切好的火龙果、乌梅和饮用水一起放入榨汁机榨汁。

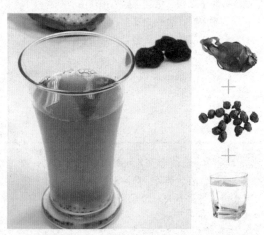

养生功效　在火龙果的果皮当中含有花青素，这是一种非常珍贵的营养物质，是一种强力的抗氧化和提升免疫力的物质，能在人体血液中保存活性75小时，通过血液被运到全身，能够起到抗氧化、抗自由基、防衰老以及抑制老年痴呆症的作用。

现代药理研究表明，乌梅有抗菌作用，对有害细菌有抑制作用。此外乌梅能影响白细胞或单核吞噬细胞，从而提高机体免疫功能。医学研究发现，食用乌梅之后，腮腺会分泌出较多的腮腺素，这种腮腺素有"回春"作用，可焕发人的青春，40岁左右的女性常食乌梅有保青春的作用。

此款果汁能够减肥瘦身，排毒美颜。

贴心提示　新鲜的乌梅不能生吃，因为乌梅中含有微量的氰酸、能够产生剧毒物质氰酸钾，食用后会引起腹泻甚至中毒。

胡萝卜瘦身汁　排出废物，丢掉脂肪

【材料】胡萝卜2个，饮用水200毫升。

【做法】❶将胡萝卜洗净去皮，切成块状；❷将切好的胡萝卜和饮用水一起放入榨汁机榨汁。

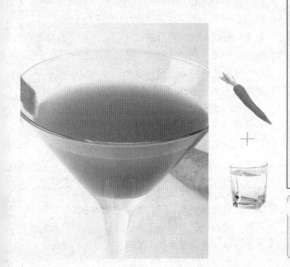

养生功效　胡萝卜含有能够诱导人体产生干扰素的多种微量元素，可以增强机体的免疫能力，并能够抑制癌细胞的生长，对于防癌、抗癌有着非常重要的意义。胡萝卜中的B族维生素和钾、镁等矿物质可以促进肠胃蠕动，有助于体内废物的排出。吃胡萝卜能够降血脂、软化血管、稳定血压，预防冠心病、动脉硬化及胆结石等。胡萝卜当中含有的糖化酵素能够将食物当中的淀粉、脂肪等成分分解掉，使之分解后为人体所充分吸收和利用，所以说胡萝卜是一种非常不错的减肥食品。

此款果汁能够帮助身体排出废物，起到塑身的效果。

贴心提示　如果觉得单饮胡萝卜汁不易入口的话，便可以加些苹果、番茄或者香蕉一起搅拌榨汁，或者用柠檬汁、蜂蜜来进行调味。

番木瓜生姜汁 防止肥胖，健脾消食

【材料】番木瓜1个，生姜2片（1厘米厚），饮用水200毫升。

【做法】❶将番木瓜洗净去皮去子，切成块状；❷将生姜去皮切成块状；❸将切好的番木瓜、生姜和饮用水一起放入榨汁机榨汁。

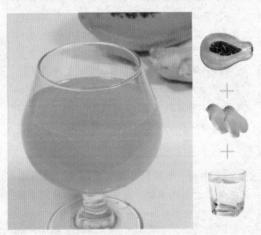

养生功效　木瓜所含的碳水化合物、脂肪、蛋白质、维生素及多种人体必需的氨基酸，能够补充人体所需的营养，增强免疫功能。番木瓜能够均衡营养，修身美体。

生姜皮有加速排汗、防止中暑的作用；还有刺激胃肠道黏膜、增加胃肠道消化液、和脾行水、利尿的功效。在炎热的夏季，适当吃些姜制食品，如酱姜、嫩姜酸、明姜糖等，对身心健康和防暑，大有益处。

此款果汁能够促进人体对食物的消化吸收，达到减肥的效果。

贴心提示　凡属阴虚火旺、目赤内热者，或患有痈肿疮疖、肺炎、肺脓肿、肺结核、胃溃疡、胆囊炎、肾盂肾炎、糖尿病、痔疮者，都不宜长期食用生姜。

火龙果猕猴桃汁 抗氧化，纤体瘦身

【材料】火龙果1个，猕猴桃1个，饮用水200毫升，蜂蜜适量。

【做法】❶将火龙果、猕猴桃去皮，切块；将切好的火龙果、猕猴桃和饮用水一起放入榨汁机榨汁；❷在榨好的果汁内加入适量蜂蜜搅拌均匀。

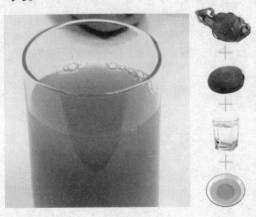

养生功效　火龙果中富含一般蔬果中较少有的植物性白蛋白，这种有活性的白蛋白会自动与人体内的重金属离子结合，通过排泄系统排出体外，从而起解毒的作用。此外，火龙果富含维生素C，可以消除氧自由基，具有美白皮肤的作用。火龙果是一种低能量、高纤维的水果，因此具有减肥、降低胆固醇、润肠、预防大肠癌等功效。

猕猴桃纤维素含量和水果纤维含量都很丰富，能增加分解脂肪酸素的速度，避免过剩脂肪让腿部变粗。因此，猕猴桃是既能减肥又能补充营养的水果。

此款果汁能够抗氧化，纤体瘦身。

贴心提示　猕猴桃的选择：看外表，体型饱满、无伤无病的果较好。表皮毛刺的多少，因品种而异。看颜色，浓绿色果肉、味酸甜的猕猴桃品质最好，维生素含量最高。果肉颜色浅些的略逊。

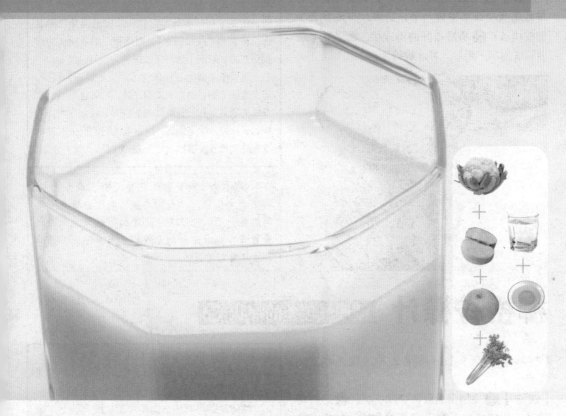

橘芹花椰汁　降压安神，亮泽皮肤

【材料】花椰菜2朵，苹果半个，橘子半个，芹菜半根，饮用水200毫升，蜂蜜适量。

【做法】❶将花椰菜洗净在水中焯一下，切成块状；❷将苹果、芹菜洗净，切成块状；❸将橘子去皮洗净，切成块状；❹将准备好的花椰菜、苹果、橘子、芹菜和饮用水一起放入榨汁机榨汁；❺在榨好的果汁内放入适量蜂蜜搅拌均匀即可。

贴心提示　花椰菜应放置在干燥、阴凉、低温、通风处储存，或包上保鲜膜放入冰箱冷藏。

养生功效　研究证明，吃苹果可以促进乙酰胆碱的产生，该物质有助于神经细胞相互传递信息。因此，吃苹果能帮老年人增强思维、促进记忆、降低老年痴呆症的发病率。苹果中所含的维生素还有美白肌肤的作用。

中医临床表明，芹菜是治疗高血压引起的一些疾病的有效食材，对防治糖尿病、贫血、小儿佝偻症、血管硬化和月经不调、白带过多等妇科病也具有一定的辅助疗效。

此款果汁能够改善视力，降压安神，美容养颜。

猕猴桃西蓝花菠萝汁　抗氧化，养颜排毒

【材料】猕猴桃2个，西蓝花2朵，菠萝2片，饮用水200毫升。

【做法】❶将猕猴桃去皮洗净，切成块状；将西蓝花洗净在水中焯一下，切碎；将菠萝洗净切成块状；❷将准备好的猕猴桃、西蓝花、菠萝和饮用水一起放入榨汁机榨汁。

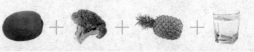

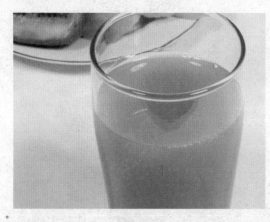

养生功效　西蓝花含蛋白质、碳水化合物、脂肪、维生素和胡萝卜，营养成分位居同类蔬菜之首，被誉为"蔬菜皇冠"。西蓝花能增强皮肤的抗损伤能力、有助于保持皮肤弹性。

菠萝中丰富的B族维生素能有效地滋养肌肤，防止皮肤干裂，滋润头发的光亮，同时也可以消除身体的紧张感和增强肌体的免疫力，经常饮用其新鲜的果汁能消除老人斑并降低老人斑的产生率。

此款果汁能够抗氧化，美白皮肤。

贴心提示　菠萝中的苷类是有害成分，它是一种有机物，对人的皮肤、口腔黏膜有一定刺激性。所以吃了未经处理的生菠萝后口腔觉得发痒，但对健康尚无直接危害。因此，菠萝一次不宜食用过多。

柳橙柠檬汁　调理气色差的症状

【材料】柳橙1个，柠檬2片，饮用水200毫升。

【做法】❶将柳橙去皮，切成块状；❷将柠檬洗净，切成块状；❸将切好的柳橙、柠檬和饮用水一起放入榨汁机榨汁。

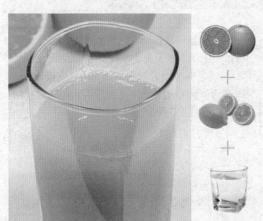

养生功效　橙子可以改善焦虑所引起的失眠，由于甜橙中含有大量的维生素C，能平衡皮肤的酸碱值、帮助胶原蛋白形成，从而改善肤质和气色。

柠檬是一种有相当高美容价值的食物，不单有美白的功效，而且其独特的果酸成分更可软化角质层，令肌肤变得美白而富有光泽。

鲜柠檬泡水喝的最直接的功效就是美容，养成每天早晨喝一杯热柠檬水的习惯，柠檬汁的份量以半只柠檬为宜，这会使眼睛更有神、皮肤更红润。

此款果汁能够调理女性气色，尤其适合在熬夜疲劳后饮用。

贴心提示　中医认为，有些人是不适合吃橙子的，比如有口干咽燥、舌红苔少等现象的人，这是由肝阴不足所导致的，橙子吃多了更容易伤肝气，发虚热。

芦荟甜瓜橘子汁 　美容护肤，补肌益体

【材料】芦荟6厘米，甜瓜半个，橘子1个，饮用水200毫升。

【做法】❶将芦荟洗净，切成块状；将甜瓜洗净去瓤，切成块状；剥去橘子的皮，分开；❷将准备好的芦荟、甜瓜、橘子和饮用水一起放入榨汁机榨汁。

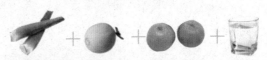

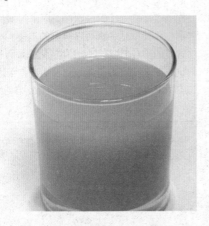

养生功效 芦荟能够调节内分泌，中和黑色素，提高胶原蛋白的合成功能。祛斑、祛痘、美白肌肤，增强皮肤亮度，使皮肤保持湿润和弹性。

甜瓜富含碳水化合物，可调节脂肪代谢，提供膳食纤维，解毒，增强肠道功能。

橘子富含维生素C与柠檬酸，前者具有美容作用，后者则具有消除疲劳的作用。

此款果汁能够美白肌肤，补充维生素。

贴心提示 甜瓜的瓜蒂有毒，误食会引起中毒，严重者死亡。如服瓜蒂过量，10~30分钟即感不适、恶心、剧烈呕吐、腹痛、腹泻、血压下降、紫绀、心音减弱、心率快，严重者昏迷、抽搐，最后因循环衰竭、呼吸麻痹而死亡。

猕猴桃菠萝苹果汁 　抗衰老，增强免疫力

【材料】猕猴桃2个，菠萝2片，苹果1个，饮用水200毫升。

【做法】❶将猕猴桃去皮洗净，切成块状；将菠萝洗净，切成块状；将苹果洗净去核，切成块状；❷将切好的猕猴桃、菠萝、苹果和饮用水一起放入榨汁机榨汁。

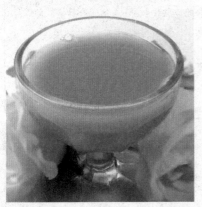

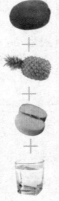

养生功效 猕猴桃属营养和膳食纤维丰富的低脂肪食品，对美容瘦身有独特的功效。猕猴桃还含有其他水果中少见的镁，镁是维持人体生命活动的必需元素，具有调节神经和肌肉活动、增强耐久力的神奇功能。

菠萝果汁中，还含有一种跟胃液相类似的酵素，可以分解蛋白，帮助消化。菠萝不仅可以减肥，而且对身体健康有着不同的功效。菠萝丰富的B族维生素能有效地滋养肌肤，防止头皮干裂，滋润头发，同时也可以消除身体的紧张感和增强机体的免疫力。

此款果汁能够抗衰老，增强抵抗力。

贴心提示 "糖心菠萝"属沙捞越种。沙捞越种又名"夏威夷"，果实重两三千克，果眼大而浅，一般削皮后即可食用。其果形端正，果肉柔滑多汁，甜酸适中，是鲜食和制罐头的优良品种。

橙子黄瓜汁 美白肌肤

【材料】橙子1个，黄瓜1根，饮用水200毫升，蜂蜜适量。

【做法】❶将橙子去皮，分开；将黄瓜洗净切成块状；❷将准备好的橙子、黄瓜和饮用水一起放入榨汁机榨汁；在果汁内加入适量蜂蜜搅匀。

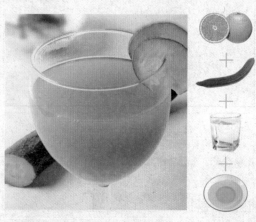

养生功效 橙子的维生素C含量丰富，能增强人体抵抗力，亦能将脂溶性有害物质排出体外，是很好的抗氧化剂。并且，橙子富含维生素C与柠檬酸，维生素C最显著的作用便是美容作用，柠檬酸则具有消除疲劳的作用。

黄瓜还含有丰富的黄瓜酶，能促进机体新陈代谢，收到润肤护发的美容效果。常用黄瓜汁洗脸，或捣烂敷面一小时后洗净，既舒展皱纹，又润肤消斑。黄瓜是一味可以美容的瓜菜，被称为"厨房里的美容剂"，经常食用或用来做面膜可有效地抗皮肤老化，减少皱纹的产生。如果因日晒引起皮肤发黑、粗糙，用黄瓜敷脸有良好的改善效果。

此款果汁能够抗氧化，美白肌肤。

贴心提示 现在黄瓜的种类很多，大致分为春黄瓜、架黄瓜和旱黄瓜。而闻名全国的品种乃是外形美观、皮薄肉厚、瓤小的北京刺瓜和宁阳刺瓜。

香蕉火龙果汁 排出毒素，美白肌肤

【材料】香蕉1根，火龙果1个，饮用水200毫升。

【做法】❶剥去香蕉的皮和果肉上的果络，切成块状；❷将火龙果去皮，切成块状；❸将切好的香蕉、火龙果和饮用水一起放入榨汁机榨汁。

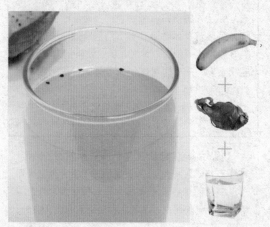

养生功效 香蕉能缓和胃酸的刺激，对胃黏膜有保护作用，对胃溃疡有改善作用。香蕉为性寒味甘之品，寒能清肠热，甘能润肠通便，常用于治疗热病烦渴、大便秘结之症，是习惯性便秘患者的良好食疗果品。

火龙果富含抗氧化剂维生素C，能美白皮肤防黑斑。火龙果富含花青素，花青素在欧洲，被称为"口服的皮肤化妆品"。尤其蓝莓花青素，营养皮肤，增强皮肤免疫力，应对各种过敏性症状，是目前自然界最有效的抗氧化物质。花青素是天然的阳光遮盖物，能够防止紫外线侵害皮肤。

此款果汁能够排毒养颜。

贴心提示 选购火龙果以外观光滑亮丽、果身饱满、颜色鲜紫红、均匀者为佳。此外，不要挑太红的。因为火龙果在果皮稍红时就采收了，所以越红越难以保存，买来后要立即食用。

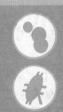

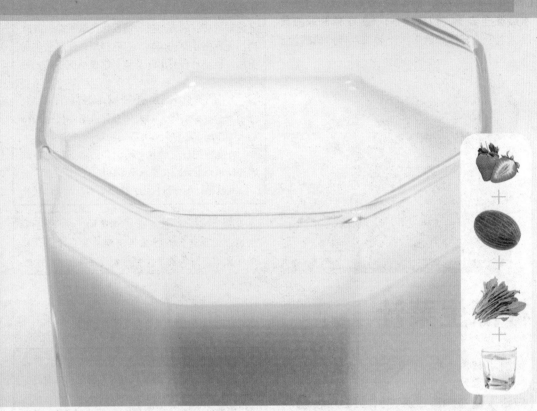

草莓哈密瓜菠菜汁

泻火下气，消除痘痘

【材料】草莓4颗，哈密瓜2片，菠菜1棵，饮用水200毫升。

【做法】❶将草莓去蒂，洗净切成块状；❷将哈密瓜去皮，洗净切成块状；❸将菠菜洗净切碎；❹将切好的草莓、哈密瓜、菠菜和饮用水一起放入榨汁机榨汁。

养生功效 草莓中含有维生素，食用草莓或用草莓敷面，可以有效地淡化痘痕，消炎消毒，让你的肌肤告别痘痘。

菠菜提取物具有促进细胞增殖的作用，既抗衰老又能增强青春活力。民间以菠菜捣烂取汁，每周洗脸数次，连续使用一段时间，可清洁皮肤毛孔，减少皱纹及色素斑，保持皮肤光洁。

此款果汁能够清热去火，抑制青春痘的出现。

贴心提示 菠菜草酸含量较高，不适宜肾炎患者、肾结石患者；另外脾虚便溏者不宜多饮。

黄瓜木瓜柠檬汁 消除痘痘，滋润皮肤

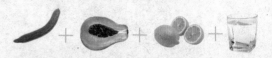

【材料】黄瓜半根，木瓜1个，柠檬2片，饮用水200毫升。

【做法】❶将黄瓜、柠檬洗净，切成块状；❷将木瓜洗净去子，切成块状；❸将准备好的黄瓜、木瓜、柠檬和饮用水一起放入榨汁机榨汁。

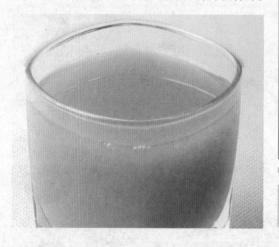

养生功效 黄瓜具有摄取身体多余热量的作用，还能消除皮肤的发热感，使发热皮肤平稳，同时排出毛孔内积存的废物，去除褐斑，使肌肤更加美丽，特别对容易出汗及脸上常长小疙瘩的人更适宜。

木瓜含大量丰富的胡萝卜素、蛋白质、钙盐、蛋白酶、柠檬酶等，对人体有促进新陈代谢和抗衰老的作用，还有美容养颜的功效。

柠檬中的柠檬酸具有防止和消除皮肤色素沉着的作用，爱美的女性应该多食用。

此款果汁能够抗氧化，排出毒素。

贴心提示 柠檬要选柠檬蒂的下方呈现绿色的，因为这代表柠檬很新鲜。拿在手上，感觉沉重的，则代表果汁含量十分丰富。

柠檬生菜汁 祛油去脂，痘痘立消

【材料】柠檬2片，草莓2个，生菜2片，饮用水200毫升。

【做法】❶将柠檬、生菜洗净，切成块状；❷将草莓去蒂，洗净切成块状；❸将切好的柠檬、生菜、草莓和饮用水一起放入榨汁机榨汁。

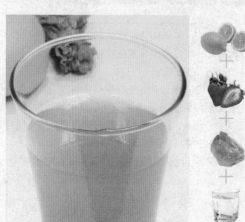

养生功效 柠檬具有很好的抗氧化作用，对促进肌肤的新陈代谢、延缓衰老及抑制色素沉着等十分有效。

生菜富含维生素，清爽利口，对于因饮食不当引起的痘痘有调节作用。

草莓中丰富的维生素C可以防治牙龈出血，促进伤口愈合，并会使皮肤细腻而有弹性。经常食用草莓对防治动脉硬化和冠心病也有益处。草莓汁还有滋润营养皮肤的功效，用它制成各种高级美容霜，对减缓皮肤出现皱纹有显著效果。

此款果汁能够排毒消痘，抑制黑色素生成。

贴心提示 挑选草莓的时候应该尽量挑选色泽鲜亮、有光泽，结实、手感较硬者；忌买太大的草莓和过于水灵的草莓；也不要去买长得奇形怪状的畸形草莓；尽量挑选表面光亮、有细小绒毛的草莓。

猕猴桃酸奶汁 消痘除印

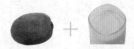

【材料】猕猴桃 3 个，酸奶 200 毫升。

【做法】❶ 将猕猴桃去皮，洗净切成块状；❷ 将切好的猕猴桃和酸奶一起放入榨汁机榨汁。

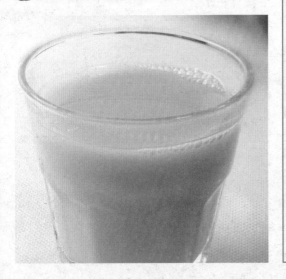

养生功效 猕猴桃有丰富的维生素 C，吃一个猕猴桃基本可以满足人体一天对维生素 C 的需求，且果肉中黑色颗粒部分，有丰富的维生素 E，可以防止发生黄斑病变。且猕猴桃属低脂低热量水果，还有丰富的叶酸、膳食纤维、钾等。猕猴桃中含有多种氨基酸，像麸氨酸及精氨酸这两种氨基酸可作为脑部神经传导物质，可促进生长激素分泌。猕猴桃含有大量的天然糖醇类物质肌醇，能有效地调节糖代谢，对防治糖尿病和抑郁症有独特功效。猕猴桃含有维生素 C、维生素 E、维生素 K 等多种维生素，属营养和膳食纤维丰富的低脂肪食品，对减肥健美、美容有独特的功效。

酸奶和猕猴桃搭配在一起，可以更加完美地发挥各自的作用，对于长痘痘的人来说，尤为适宜。

草莓柠檬汁 去除粉刺

【材料】草莓 6 颗，柠檬 2 片，饮用水 200 毫升。

【做法】❶ 将草莓洗净去蒂，切成块状；❷ 将柠檬洗净，切成块状；❸ 将准备好的草莓、柠檬和饮用水一起放入榨汁机榨汁。

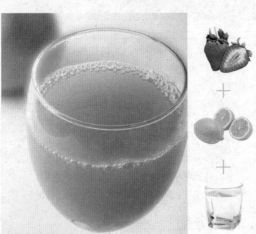

养生功效 富含纤维素或叶绿素的食物具有解毒功能，多吃有助于消除体内累积的毒性物质。草莓是不可忽略的排毒水果，热量不高，而且又含有维生素 C。草莓中丰富的维生素 C 会使皮肤细腻，富有弹性。

柠檬是维生素 C 含量最高的水果之一，维生素 C 是一种维持组织生长及修复和保护牙齿健康所必需的营养素。人体不能合成维生素 C，必须从饮食及补剂中获得。每天早晨空腹喝柠檬汁最佳，有预防感染、清洁肠道、消除脂肪、降低血脂、润白肌肤的作用。

此款果汁能够抗氧化，预防皮肤老化。

贴心提示 柠檬一般不生食，而是加工成饮料或食品，如柠檬汁、柠檬果酱、柠檬片、柠檬饼等，可以发挥同样的药物作用，如提高视力及暗适应性，减轻疲劳等。

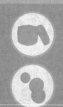
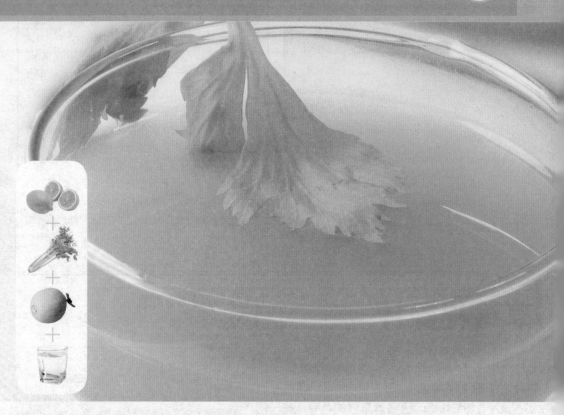

柠檬芹菜香瓜汁 淡化黑斑，清除雀斑

【材料】柠檬 2 片，芹菜半根，香瓜半个，饮用水 200 毫升。

【做法】❶ 将柠檬、芹菜洗净，切成块状；❷ 将香瓜去皮去子，洗净切成块状；❸ 将切好的柠檬、芹菜、香瓜和饮用水一起放入榨汁机榨汁。

养生功效 柠檬中所含的柠檬酸具有预防黑色素沉着和淡化色斑的作用，建议爱美的女性多食用。

食用芹菜还能改善皮肤苍白、干燥、面色无华的现象；食用芹菜还有使目光有神、头发黑亮的好处。

香瓜营养丰富，可补充人体所需的能量及营养素，并且能够保持皮肤水润，淡化黑色素。

此款果汁能够淡化黑色素，使皮肤白皙。

贴心提示 出血及体虚者，脾胃虚寒、腹胀便溏者忌饮。

猕猴桃甜橙柠檬汁 消除黑色素

【材料】猕猴桃1个，甜橙半个，柠檬2片，饮用水200毫升。

【做法】❶将猕猴桃去皮，洗净切成块状；将甜橙去皮去子，切成块状；将柠檬洗净切成块状；❷将准备好的猕猴桃、甜橙、柠檬和饮用水一起放入榨汁机榨汁。

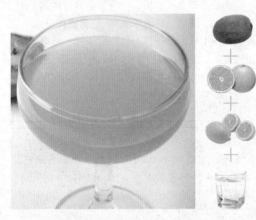

养生功效 常吃猕猴桃好处多多，尤其对女性来说，猕猴桃更是一种"美容圣果"，具有除斑、排毒、美容、抗衰老等作用，同时还是女性减肥的好帮手。猕猴桃之所以能够起到美白、祛斑的作用，原因就是其中的维生素C能有效抑制皮肤内多巴醌的氧化作用，使皮肤中深色氧化型色素转化为还原型浅色素，干扰黑色素的形成，预防色素沉淀，从而保持皮肤白皙。

橙子性味酸凉，具有行气化痰、健脾温胃、助消化、增食欲等药用功效。

此款果汁能够淡化色斑，延缓衰老。

贴心提示 葡萄柚性寒，体质较虚寒、血压较低或胃寒患者不宜食用。服药时别吃葡萄柚，尤其是心绞痛、降血压、降血脂、抗组织胺等药，因为葡萄柚汁含有黄酮类，会抑制肝脏药物的代谢，导致药效增强而发生危险。

葡萄柚甜椒汁 美白祛斑

【材料】葡萄柚半个，甜椒1个，饮用水200毫升，蜂蜜适量。

【做法】❶将葡萄柚去皮，切成块状；将甜椒洗净去子，切成块状；❷将准备好的葡萄柚、甜椒和饮用水一起榨汁；❸在榨好的果汁内加入适量蜂蜜搅匀。

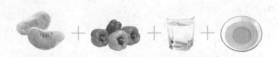

养生功效 葡萄柚含有非常丰富的营养成分，其果汁略有苦味，但是口感非常清新舒适。葡萄柚含有的维生素P，能够防止维生素C被氧化；能够强化对皮肤毛细孔的功能；可以加速受伤皮肤组织的复原，女性常吃葡萄柚是符合"自然美"原则的。

甜椒特有的味道和所含的辣椒素有刺激唾液和胃液分泌的作用，能增进食欲，促进肠蠕动，防止便秘。

此款果汁能够抗氧化，美白祛斑。

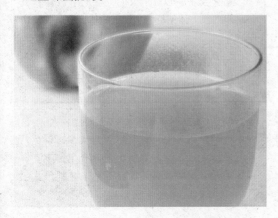

贴心提示 葡萄柚还含有天然叶酸，可以预防服用避孕药的妇女及孕妇贫血和减少生育畸形婴儿的概率。

芹菜橘子汁 改善皮肤暗沉

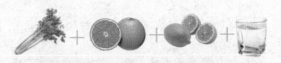

【材料】芹菜半根，橘子1个，柠檬2片，饮用水200毫升。

【做法】❶将芹菜、柠檬洗净，切成块状；将橘子去皮，分开；❷将准备好的芹菜、橘子、柠檬和饮用水一起放入榨汁机榨汁。

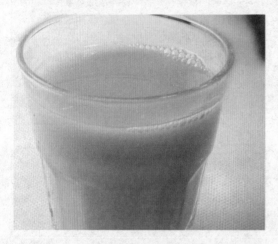

养生功效 芹菜有美白的功效，但是，在炎热的夏季，不宜过多食用芹菜，因为芹菜所含的成分能够和阳光产生作用，从而增多面部黑色素。

橘子不但营养价值高，而且还具有健胃、润肺、补血、清肠、利便等功效，可促进伤口愈合。此外，由于橘子含有生理活性物质皮苷，所以可降低血液的黏稠度，减少血栓的形成，故而对脑血管疾病，如脑血栓、中风等也有较好的预防作用。

此款果汁能够改善肤色暗沉。

贴心提示 将西芹先放沸水中焯烫（焯水后要马上过凉水），除了可以使成菜颜色翠绿，还可以减少炒菜的时间，来减少油脂对蔬菜"入侵"的时间。

胡萝卜芦笋橙子汁 抑制黑色素形成

【材料】胡萝卜1根，芦笋1根，橙子1个，柠檬2片，饮用水200毫升。

【做法】❶将胡萝卜、芦笋洗净，切成块状；将橙子去皮，分开；将柠檬洗净，切成块状；❷将准备好的胡萝卜、芦笋、橙子、柠檬和饮用水一起放入榨汁机榨汁。

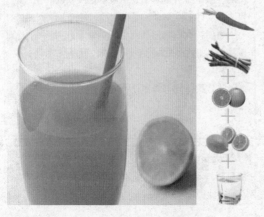

养生功效 长期吃胡萝卜及其制品，既可获得较好的强身健体效果，又可使皮肤处于健康状态，变得光泽、红润、细嫩。

芦笋对血管硬化、心血管病、肾脏疾病、胆结石、肝功能障碍和肥胖症均有益。芦笋还有利尿、消除黑色素的功效。

橙子中几乎含有水果能提供的所有营养成分，能增强人体免疫力、促进病体恢复、加速伤口愈合。

此款果汁含有丰富的胡萝卜素、维生素C、维生素E，能有效淡化雀斑，减少黑色素形成。

贴心提示 不宜食用切碎后水洗或久浸于水中的胡萝卜；食用时不宜加醋太多，以免胡萝卜素损失；不可与白萝卜同时食用；不宜与富含维生素C的蔬菜同食，否则会破坏维生素C，降低营养价值。

西蓝花黄瓜汁 淡化色斑，美白瘦身

【材料】西蓝花2朵，黄瓜1根，苹果1个，饮用水200毫升。

【做法】❶将西蓝花洗净，在热水中焯一下，切碎；将黄瓜洗净，切成块状；将苹果洗净去核，切成块状；❷将切好的西蓝花、黄瓜、苹果和饮用水一起放入榨汁机榨汁。

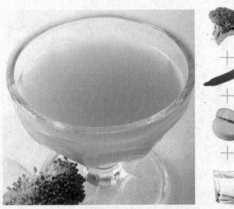
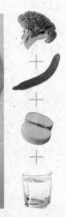

养生功效 西蓝花中的维生素C不仅能够抗氧化美白肌肤，还能消除斑点，去皱嫩肤。

黄瓜被称为"厨房里的美容剂"，经常食用或贴在皮肤上可有效地抗皮肤老化，减少皱纹的产生，并可防止唇炎、口角炎。黄瓜含有较多维生素E，可抗过氧化和抗衰老。黄瓜所含葫芦素C，能激发人体免疫功能，对原发性肝癌可消除病痛，且延长生存期；所含纤维素，可促进胃肠蠕动，易使肠道内败物残渣排泄，可预防大肠癌。黄瓜中所含元素还能够美白肌肤，淡化雀斑。

此款果汁有利于给肌肤补水，淡化色斑。

贴心提示 黄瓜是很好的减肥水果，但千万记住，一定要吃新鲜的黄瓜，而不要吃腌黄瓜，由于腌黄瓜含盐反而会引起发胖。

猕猴桃苹果柠檬汁 有效淡化色斑

【材料】猕猴桃2个，苹果1个，柠檬2片，饮用水200毫升。

【做法】❶将猕猴桃去皮，切成块状；将苹果洗净去核，切成块状；将柠檬洗净切成块状；❷将切好的猕猴桃、苹果、柠檬和饮用水一起放入榨汁机榨汁。

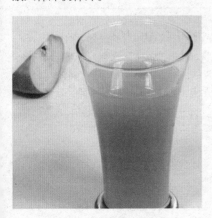
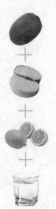

养生功效 猕猴桃中含有特别多的果酸，果酸能够抑制角质细胞内聚力及黑色素沉淀，有效地去除或淡化黑斑，在改善干性或油性肌肤组织方面也有显著的功效。

苹果中含有大量的镁、硫、铁、铜、碘、锰、锌等微量元素，可使皮肤细腻、润滑、红润有光泽。将柠檬洗净切片后，放入凉开水中3～5分钟，即可用于敷脸、擦身、洗头。长期使用，可溶蚀面部、身上的色斑，达到发如墨瀑、面如美玉、身如凝脂，光彩照人的效果。

猕猴桃、苹果和柠檬都含有大量的维生素E、维生素C以及矿物质，对于淡化色斑、美容养颜十分有效。

贴心提示 猕猴桃性寒，脾胃虚寒者应慎食，大便腹泻者不宜用。先兆性流产、月经过多和尿频者忌食。

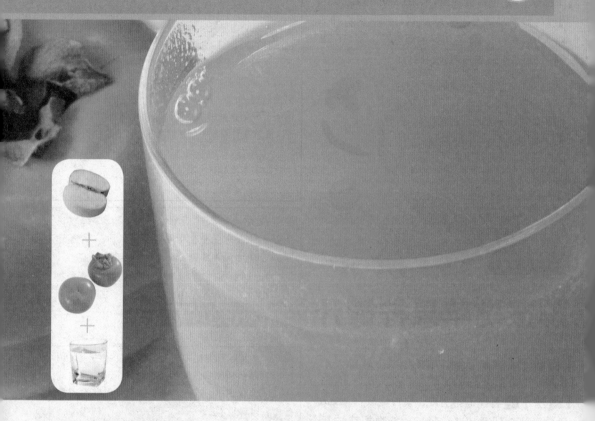

苹果柿子汁 抗氧化，晒后修复

【材料】苹果1个，柿子1个，饮用水200毫升。

【做法】❶将苹果洗净去核，切成块状；❷将柿子洗净去皮去核，切成块状；❸将准备好的苹果、柿子和饮用水一起放入榨汁机榨汁。

贴心提示　患有缺铁性贫血和正在服用铁剂的患者不能吃柿子。因为，柿子含有的一种物质会妨碍铁的吸收。如果柿子还没有成熟，可以用个纸箱，里面放点苹果，促使柿子的成熟。

养生功效　苹果是美容佳品，既能减肥，又可使皮肤润滑柔嫩。苹果中营养成分可溶性大，易被人体吸收，故有"活水"之称，有利于溶解硫元素，使皮肤润滑柔嫩。苹果中还有铜、碘、锰、锌、钾等元素，人体如缺乏这些元素，皮肤就会发生干燥、易裂、奇痒。苹果中还含有大量的抗氧化物，能够防止自由基对细胞的伤害与胆固醇的氧化，是抗癌防衰老的佳品。

　　此款果汁含有丰富的维生素，能够抗老化，改善晒后肌肤。

芝麻番茄汁 去除体内老化物质

【材料】番茄 2 个，芝麻 1 勺。

【做法】❶在番茄的表面划几道口子，在沸水中浸泡 10 秒；❷剥去番茄的表皮，将番茄切成块状；❸将番茄和芝麻放入榨汁机榨汁。

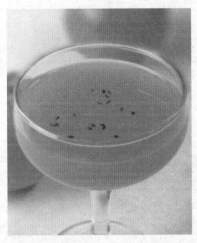

养生功效 番茄中的番茄红素有很强的抗衰老功效，并且能增强免疫力，降低眼睛黄斑的退化，减少色斑沉着。

常吃芝麻，可使皮肤保持柔嫩、细致和光滑。有习惯性便秘的人，肠内存留的毒素会伤害人的肝脏，也会造成皮肤的粗糙。芝麻能滑肠治疗便秘，并具有滋润皮肤的作用。利用节食来减肥的人，由于其营养的摄取量不够，皮肤会变得干燥、粗糙。而芝麻中含有防止人体发胖的物质——蛋黄素、胆碱、肌糖，因此芝麻吃多了也不会发胖。在节食减肥的同时，若配合芝麻的食用，粗糙的皮肤可获得改善。

此款果汁具有延缓衰老、驻颜美容的功效。

贴心提示 番茄一般以果形周正，无裂口、无虫咬，成熟适度，酸甜适口，肉肥厚，心室小者为佳。宜选择成熟适度的番茄，不仅口味好，而且营养价值高。

抹茶牛奶汁 抗氧化，亮白肌肤

【材料】牛奶 200 毫升，抹茶粉 2 勺。

【做法】将牛奶和抹茶粉放入榨汁机搅拌即可。

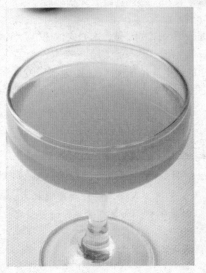

养生功效 "碧云引风吹不断，白花浮光凝碗面。"这是唐代诗人卢仝对抹茶的赞美，抹茶含有丰富的纤维素，具有消食解腻、减肥健美、去除痘痘的功效。抹茶中的茶多酚能清除机体内过多的有害自由基，能够再生人体内各种高效抗氧化物质，从而保护和修复抗氧化系统，对增强机体免疫、防癌、防衰老都有显著效果。

抹茶与牛奶相结合，对于促进血液循环，延缓衰老、抵制晒斑有十分显著的疗效。

此款果汁能够抗氧化，修复晒后皮肤。

贴心提示 抹茶是将茶叶用石磨碾磨而成的粉末，它保留了茶叶中丰富的儿茶酚和维生素，用抹茶制作果汁时，可以使用牛奶、酸奶或者冰激凌。

西蓝花杧果汁 富含维生素，美容养颜

【材料】西蓝花2朵，杧果1个，饮用水200毫升。

【做法】❶将西蓝花洗净，在热水中焯一下，切块；❷将杧果去皮去核，将果肉切成块状；❸将准备好的西蓝花、杧果和饮用水一起放入榨汁机榨汁。

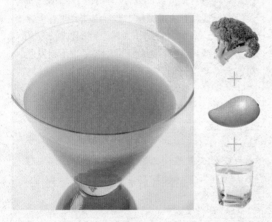

养生功效 常吃西蓝花可以抗衰老，防止皮肤干燥，是一种很好的美容佳品。西蓝花也是著名的"抗癌战士"，尤其是在防治胃癌、乳腺癌、皮肤癌方面效果尤佳。它含有丰富的维生素A、维生素C和胡萝卜素，能增强皮肤的抗损伤能力，有助于保持皮肤弹性。

由于杧果中含有大量的维生素，因此经常食用杧果，可以起到滋润肌肤的作用。杧果富含的胡萝卜素，可以活化细胞、促进新陈代谢、防止皮肤粗糙干涩。若皮肤胶原蛋白弹性不足就容易出现皱纹。杧果是预防皱纹的最佳水果，因为含有丰富的β-胡萝卜素和独一无二的酶，能激发肌肤细胞活力，促进废弃物排出，有助于保持胶原蛋白弹性，有效延缓皱纹出现。

此款果汁能够预防黑色素生成。

贴心提示 杧果性质带湿毒，若本身患有皮肤病或肿瘤，应避免进食。

草莓橙子牛奶汁 抗氧化，防止晒斑

【材料】草莓8颗，橙子1个，柠檬2片，牛奶200毫升。

【做法】❶将草莓洗净去蒂，切成块状；将橙子去皮，分开；将柠檬洗净切成块状；❷将准备好的草莓、橙子、柠檬和牛奶一起放入榨汁机榨汁。

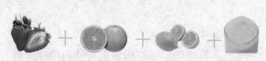

养生功效 食用草莓能促进人体细胞的形成，维持牙齿、骨、血管、肌肉的正常功能和促进伤口愈合；能促使抗体的形成，增强人体抵抗力，并且还有解毒作用。

牛奶中的维生素B$_2$能提高视力。常喝牛奶能预防动脉硬化。牛奶含钙量高，吸收好。睡前喝牛奶能帮助睡眠。牛奶中的纯蛋白含量高，常喝牛奶可美容。

此款果汁对于预防晒斑有明显效果。

贴心提示 买来的牛奶（没有煮过或微波炉加热过的）迅速倒入干净的透明玻璃杯中，然后慢慢倾斜玻璃杯，如果有薄薄的奶膜留在杯子内壁，且不挂杯，容易用水冲下来，那就是原料新鲜的牛奶。

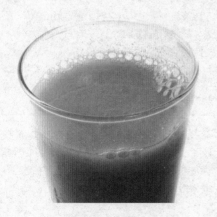

消皱嫩肤

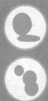

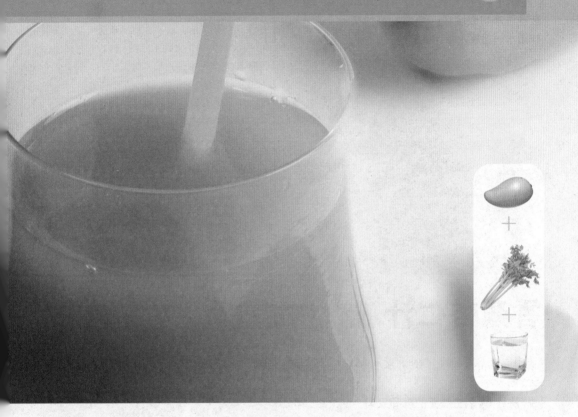

杜果芹菜汁 强化维生素吸收，抗氧化

【材料】杜果1个，芹菜1根，饮用水200毫升。

【做法】❶将杜果洗净去皮去核，切成块状；将芹菜洗净，切成块状；❷将准备好的杜果、芹菜和饮用水一起放入榨汁机榨汁；在果汁内加入适量蜂蜜并搅匀。

贴心提示🔹 过敏体质者要慎吃杜果，吃完后要及时清洗掉残留在口唇周围皮肤上的杜果汁肉，以免发生过敏反应。

养生功效，杜果富含维生素A，能有效地激发肌肤的细胞活力，可以使肌肤迅速排出废弃物，重现光彩活力。在杜果丰富的维生素影响下，可以使皮肤变得细嫩。

芹菜是高纤维食物，它经肠内消化作用产生一种木质素或肠内脂的物质，这类物质是一种抗氧化剂，高浓度时可抑制肠内细菌产生的致癌物质。

此款果汁能够去除皮肤黑色素，使肌肤保持水嫩。

橘子菠萝汁 改善循环，抗氧化

【材料】橘子1个，菠萝4片，饮用水200毫升。

【做法】❶将橘子去皮去子，切成块状；❷将菠萝洗净切成块状；❸将切好的橘子、菠萝和饮用水一起放入榨汁机榨汁。

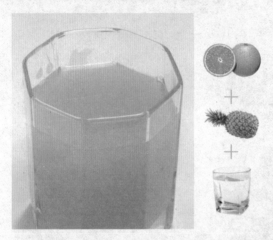

养生功效 橘子能降低人体中的血脂和胆固醇，而且还能美容护肤。但中医认为，橘子性平温，多吃易上火，会出现口舌生疮、口干舌燥、喉咙干痛和大便干结等现象。为避免吃橘子上火，不妨采用热橘子的方法：先将橘子洗干净，浸泡在40~50℃温水中，大约1分钟。然后，将橘子擦干至表皮完全无水分，放入微波炉内，热1~2分钟至微焦为止。

菠萝能有效地酸解脂肪，促进血液循环，降低血压，稀释血脂，食用菠萝，可以预防脂肪沉积。可以每天在食物中搭配食用菠萝或饮用菠萝汁。菠萝所含的B族维生素能有效地滋养肌肤，防止皮肤干裂。

此款果汁能够预防角质层老化。

贴心提示 患有溃疡病、肾脏病、凝血功能障碍的人应禁食菠萝，发热及患有湿疹、疥疮的人也不宜多吃。

香蕉杏仁汁 永葆肌肤年轻

【材料】香蕉1根，饮用水200毫升，玉米粒、杏仁粉适量。

【做法】❶剥去香蕉的皮和果肉上的果络，切成块状；❷将准备好的香蕉、玉米粒、杏仁粉和饮用水一起放入榨汁机榨汁。

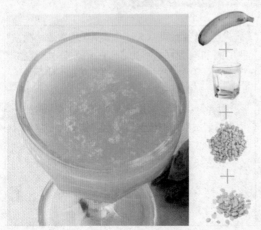

养生功效 全脂杏仁粉含有49%的杏仁油，可保养皮肤，淡化色斑，使皮肤白嫩。杏仁含天然维生素E，常吃杏仁能养颜美容，滋润皮肤。

玉米味甘性平，具有调中开胃，益肺宁心，清湿热，利肝胆，延缓衰老等功能。玉米可预防心脏病和癌症。玉米富含维生素C等，有长寿、美容作用。玉米胚尖所含的营养物质有增强人体新陈代谢、调整神经系统的功能，能使皮肤细嫩光滑，抑制、延缓皱纹出现。玉米有调中开胃、降血脂、降低血清胆固醇的功效。

此款果汁能够抗氧化，养颜美容。

贴心提示 杏仁粉主要的原料就是纯杏仁粉，由于杏仁粉是单不饱和脂肪酸的来源，就是俗称的"好脂肪"，所以可以产生医学上常说的"假温饱"现象，坚持服用可以起到明显的瘦身效果，对心脏的健康也很有利，很好地发挥了抗衰老作用。

抹茶香蕉牛奶汁 抗氧化，保养肌肤

【材料】香蕉1根，抹茶粉1勺，牛奶200毫升。

【做法】❶剥去香蕉的皮和果肉上的果络，并切成块状；❷将准备好的香蕉、抹茶粉和牛奶一起放入榨汁机榨汁。

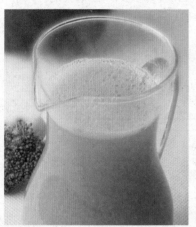
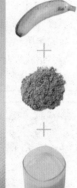

养生功效 香蕉含热量较高，但不含脂肪，可解饥饿又不会使人发胖。香蕉含多种维生素，并且胆固醇低，常吃香蕉能使皮肤细腻柔美。常用香蕉汁擦脸搓手，可防止皮肤老化，脱皮，瘙痒，皲裂。

补充足量的维生素C对防病强身极为有利，抹茶含丰富维生素C，泡抹茶水温不宜过高，这样维生素C不会遭到破坏，故饮抹茶是补充天然维生素C的最佳办法。

此款果汁能够抗氧化，保养肌肤。

贴心提示 市场上的抹茶和绿茶粉混淆，普通消费者很难区分真假，鉴别时需要注意以下几点：

（1）颜色：抹茶因为覆盖蒸青，呈深绿或者墨绿，绿茶粉为草绿。（2）味道：抹茶因为采用进口树种，所以不涩稍苦，绿茶粉略苦涩。

草莓小白菜柠檬汁 双重抗氧化效果

【材料】草莓8颗，小白菜1棵，柠檬2片，饮用水200毫升。

【做法】❶将草莓去蒂洗净，切成块状；❷将小白菜、柠檬洗净，切小块；❸将准备好的草莓、小白菜、柠檬和饮用水一起放入榨汁机榨汁。

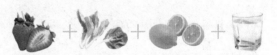

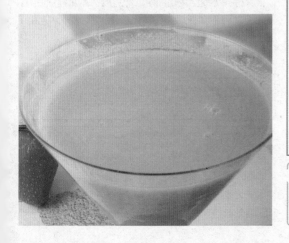

养生功效 草莓酸甜可口，香味浓郁，是水果中难得的色、香、味俱佳者，因此常被人们誉为"果中皇后"。草莓味甘、酸，性凉，无毒；具有润肺生津，健脾，消暑，解热，利尿，止渴的功效；主治风热咳嗽，口舌糜烂，咽喉肿毒，便秘，高血压等症。

小白菜中含有大量胡萝卜素，并且还有丰富的维生素C，进入人体后，可促进皮肤细胞代谢，防止皮肤粗糙及色素沉着，使皮肤亮洁，延缓衰老。

此款果汁具有双重的抗氧化功效。

贴心提示 草莓不要一次吃太多，尤其是脾胃虚寒、容易腹泻、胃酸过多的人，吃草莓更要控制量。

苹果橙子汁 温和细腻，滋养身体

【材料】苹果1个，橙子1个，饮用水200毫升。

【做法】❶将苹果洗净去核，切成块状；❷将橙子去皮，分开；❸将准备好的苹果、橙子和饮用水一起放入榨汁机榨汁。

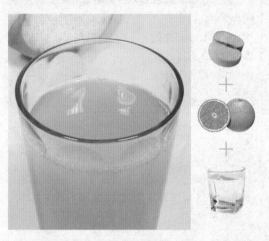

养生功效 苹果中富含粗纤维，可促进肠胃蠕动，协助人体顺利排出废物，减少有害物质对皮肤的危害。苹果中含有大量的镁、硫、铁等微量元素，可使皮肤细腻。

一个中等大小的橙子可以提供人一天所需的维生素C，提高身体抵挡细菌侵害的能力。橙子能清除体内对健康有害的自由基，抑制肿瘤细胞的生长。所有的水果中，柑橘类所含的抗氧化物质最高，具有抗炎症、强化血管和抑制凝血的作用。

此款果汁能够充分补充身体所需的维生素，对抗老化。

贴心提示 过多食用橙子等柑橘类水果会引起中毒，出现手、足乃至全身皮肤变黄，严重者还会出现恶心、呕吐、烦躁、精神不振等症状，医学上称为"胡萝卜素血症"。一般不需治疗，只要停吃这类食物即可好转。

胡萝卜西瓜汁 抗衰老，增强皮肤弹性

【材料】胡萝卜1根，西瓜2片，饮用水200毫升。

【做法】❶将胡萝卜洗净去皮，切成块状；❷将西瓜去皮去子，切成块状；❸将切好的胡萝卜、西瓜和饮用水一起放入榨汁机榨汁。

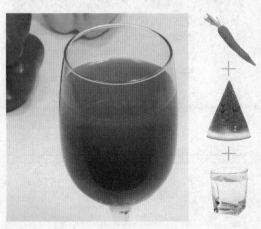

养生功效 新鲜的西瓜汁和鲜嫩的瓜皮可以为肌肤补水，增加皮肤弹性。把西瓜肉放在碗里压碎，然后小心地过滤出汁来，便是最好最天然的皮肤调色剂了。每天早晚在化妆之前将它当化妆水使用，清新而不刺激，坚持下去能使脸色更佳，妆容持久亮丽。用剩的西瓜汁可放在冰箱内保存，三天之内不会变质。这种化妆水天然纯粹，随做随用，非常适合敏感肤质的人。

胡萝卜所含的胡萝卜素可消除色素沉着、减少脸部皱纹。

此款果汁能够抗氧化，消除皱纹。

贴心提示 中医认为，口腔溃疡的主要原因是阴虚内热，虚火上扰，灼伤血肉脉络。西瓜有利尿作用，口腔溃疡者若多吃西瓜，会使体内所需正常水分通过西瓜的利尿作用排出一些，这样会加重阴液偏虚的状态。阴虚则内热益盛，加重口腔溃疡。

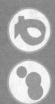

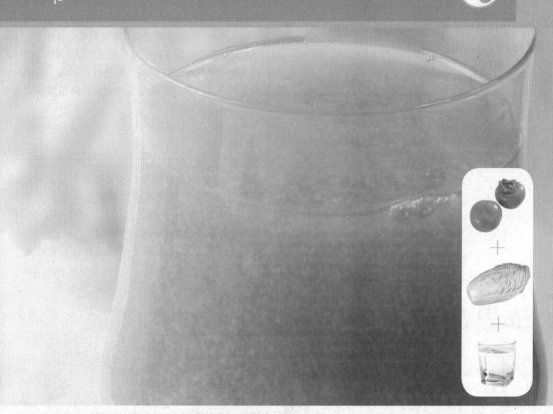

白菜柿子汁 防治头发干燥

【材料】柿子1个，白菜2片，饮用水200毫升。

【做法】❶将柿子洗净去皮去核，切成块状；❷将白菜洗净，切成块状；❸将准备好的柿子、白菜和饮用水一起放入榨汁机榨汁。

贴心提示 白菜柿子汁空腹不能饮用，因柿子含有较多的鞣酸及果胶，在空腹情况下会滞留在胃中形成胃柿石。

养生功效 柿子含有较多的鞣酸和维生素，有降压止血、清热滑肠的作用；柿子含丰富的维生素C和胡萝卜素，可清热、润肺，还有解酒作用。柿饼表面的一层白霜称柿霜，含有甘露醇、葡萄糖、果糖等，其性凉味甘，为利肺之良药，且有乌发、美容之效。

白菜的药用价值也很高，经常食用具有养胃生津、除烦解渴、利尿通便、清热解毒之功效。白菜洗净下锅煮水，然后用白菜水洗头发，能够营养发根，滋养头发。

此款果汁能够生津润发，呵护头发。

黄豆粉香蕉汁 改善脱发、须发早白

【材料】香蕉1根，饮用水200毫升，黄豆粉1勺。

【做法】❶去掉香蕉的皮和果肉上的果络，将香蕉切成块状；❷将切好的香蕉和饮用水、黄豆粉一起放入榨汁机榨汁。

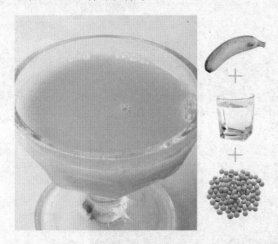

养生功效 香蕉果肉营养价值颇高，每100克果肉含碳水化合物20克、蛋白质1.2克、脂肪0.6克；此外，还含多种微量元素和维生素，能抗脚气病、促食欲、助消化；香蕉所含的核黄素能够促进人体的生长和发育，对于生发养发亦有好处。

吃黄豆对皮肤干燥粗糙、头发干枯大有好处，可以提高肌肤的新陈代谢，促使机体排毒，令肌肤常葆青春；黄豆中的皂苷类物质能降低脂肪吸收功能，促进脂肪代谢。

此款果汁能够细嫩皮肤，改善干枯发质。

贴心提示 黄豆性偏寒，胃寒者和易腹泻、腹胀、脾虚者以及常出现遗精的肾亏者不宜多食。有肾脏疾病及痛风的病人，应该少喝豆浆，患有严重肾脏疾病的人不能喝豆浆。

未成年的儿童也不宜多喝豆浆，以免诱发性早熟。

苹果胡萝卜汁 滋养肌肤，生津润发

【材料】苹果1个，胡萝卜半根，饮用水200毫升，蜂蜜适量。

【做法】❶将苹果洗净去核，切成块状；将胡萝卜洗净切成块状；❷将切好的苹果、胡萝卜和饮用水一起放入榨汁机榨汁；在榨好的果汁内加入蜂蜜搅匀。

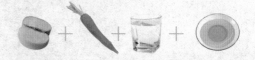

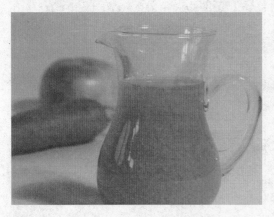

养生功效 苹果营养丰富，是一种广泛使用的天然美容品。苹果中所含的大量水分和各种保湿因子对皮肤有保湿作用，维生素C能抑制皮肤中黑色素的沉着，常食苹果可淡化面部雀斑及黄褐斑。另外，苹果中所含的丰富果酸成分可以使毛孔通畅，有祛痘作用。

中医认为胡萝卜味甘，性平，有健脾和胃、补肝明目、清热解毒、壮阳补肾、透疹、降气止咳等功效，适用于肠胃不适、便秘、性功能低下、麻疹、百日咳、小儿营养不良等症状。胡萝卜富含维生素，能够促进机体的新陈代谢，胡萝卜的发汗作用对乌发养发也有独到功效。同时，皮肤干燥、粗糙或患黑头粉刺、角化型湿疹者也适宜多吃胡萝卜。

此款果汁能够紧致皮肤，促进头发生长。

胡萝卜苹果姜汁 保持头皮健康

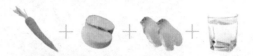

【材料】胡萝卜1根，苹果1个，生姜2片（2厘米长），饮用水200毫升。

【做法】❶将胡萝卜洗净去皮，切成块状；将苹果洗净去核，切成块状；将生姜洗净去皮，切成块状；❷将切好的胡萝卜、苹果、生姜和饮用水一起放入榨汁机榨汁。

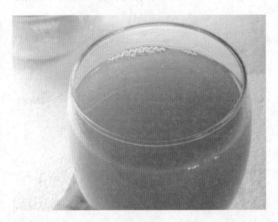

养生功效 苹果中含有大量的矿物质，能够改善粗糙肤质，使皮肤细腻润滑，红润有光泽。头发的生长与脱落、润泽与枯槁，均与肾的精气盛衰有关，食用苹果能够增强肾脏功能，从而有利于头发的保养。

生姜中所含的姜辣素和二苯基庚烷类化合物均具有很强的抗氧化和清除自由基作用，吃姜能抗衰老，养发美颜。

此款果汁能够保持头皮健康。

贴心提示 β-胡萝卜素会被人体转换成维生素A。如果人体摄入过量的维生素A会造成中毒。所以只有当有需要时，人体才会将β-胡萝卜素转换成维生素A。这一个特征使β-胡萝卜素成为维生素A的一个安全来源。

苹果芥蓝汁 治疗脱发

【材料】苹果2个，芥蓝1棵，饮用水200毫升。

【做法】❶将苹果洗净去核，切成块状；❷将芥蓝洗净切成块状；❸将切好的苹果、芥蓝和饮用水一起放入榨汁机榨汁。

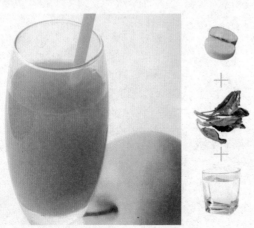

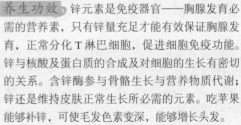

养生功效 锌元素是免疫器官——胸腺发育必需的营养素，只有锌量充足才能有效保证胸腺发育，正常分化T淋巴细胞，促进细胞免疫功能。锌与核酸及蛋白质的合成及对细胞的生长有密切的关系。含锌酶参与骨骼生长与营养物质代谢；锌还是维持皮肤正常生长所必需的元素。吃苹果能够补锌，可使毛发色素变深，能够增长头发。

芥蓝富含纤维素、糖类等，能够起到生发的作用。

苹果中的锌元素能够促进头发生长；芥蓝则能够去除肠胃湿热，养神补血。

此款果汁能够祛除湿热，生津养血，养发护发。

贴心提示 芥蓝味甘，性辛，除有利水化痰、解毒祛风作用外，还有耗人真气的副作用。久食芥蓝，可抑制性激素的分泌。